U0245784

患者照护
实用手册

主　编　娄湘红　黄桂玲

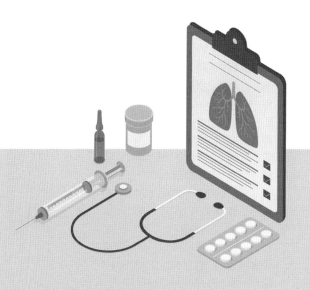

人民卫生出版社

·北 京·

图书在版编目（CIP）数据

患者照护实用手册 / 娄湘红，黄桂玲主编 . —北京：
人民卫生出版社，2023.11
ISBN 978-7-117-35094-5

Ⅰ. ①患… Ⅱ. ①娄…②黄… Ⅲ. ①护理学 – 手册
Ⅳ. ①R47-62

中国国家版本馆 CIP 数据核字（2023）第 143439 号

人卫智网	**www.ipmph.com**	医学教育、学术、考试、健康，
		购书智慧智能综合服务平台
人卫官网	**www.pmph.com**	人卫官方资讯发布平台

患者照护实用手册
Huanzhe Zhaohu Shiyong Shouce

主　　编：娄湘红　黄桂玲
出版发行：人民卫生出版社（中继线 010-59780011）
地　　址：北京市朝阳区潘家园南里 19 号
邮　　编：100021
E - mail：pmph @ pmph.com
购书热线：010-59787592　010-59787584　010-65264830
印　　刷：北京顶佳世纪印刷有限公司
经　　销：新华书店
开　　本：889 × 1194　1/32　　印张：11.5
字　　数：297 千字
版　　次：2023 年 11 月第 1 版
印　　次：2023 年 12 月第 1 次印刷
标准书号：ISBN 978-7-117-35094-5
定　　价：39.00 元
打击盗版举报电话：010-59787491　**E-mail**：WQ @ pmph.com
质量问题联系电话：010-59787234　**E-mail**：zhiliang @ pmph.com
数字融合服务电话：4001118166　**E-mail**：zengzhi @ pmph.com

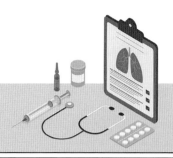

编者名单

主　编　娄湘红　黄桂玲
副主编　林　玲　张　艳　王　璇　陈智敏

编　者
华中科技大学同济医学院附属协和医院
娄湘红　林　玲　王娇娇　闫　芳　袁　颖　岳明叶
张　丽　宋小燕　谢　芬
华中科技大学同济医学院附属协和医院西院
张　艳　余　毅　葛　琳　谌　晶
华中科技大学同济医学院护理学院
毛奕文
武汉大学中南医院
黄桂玲　王　璇　陈智敏　江哲珍　杨文婷　王　琼
马欣欣　李　雯　李依扬　徐　文　陈　珺　张银平
柯　洁　张英英　张　晴　胡　琴　卢俊伟　聂古月
刘　倩　董　江
中国人民解放军中部战区总医院
王　敏
武汉中南安馨健康咨询有限公司
杨圣千
武汉一生康宁家政服务有限公司
邹颜西

编写秘书　林　玲　王娇娇　刘　倩

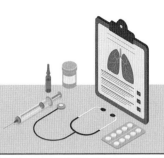

前　言

　　随着老龄化社会的到来,医院、社区、家庭对于照护者的需求不断增长。专业化陪护理念逐渐深入人心,照护者的照护范围也不断扩大,服务的内容也不再局限于患者的生活护理,还会负责服务对象的慢病管理、健康促进等,因此建立专业化、规范化的照护者培训体系及考核标准将是当下的行业发展趋势。重视照护者基本的专科疾病理论及操作培养,可改善服务对象的康复效果及提高服务对象满意度。

　　本书共包括4个部分,18个章节,第一部分为概论,主要讲解照护者的基本素质、职业规范、人际沟通及医院感染控制等,为照护者进入执业状态做好准备;第二部分为照护基础技能培养,涉及皮肤、排泄、营养、转运、生命体征观察及管道护理的基础知识及技能培养;第三部分为照护专科技能培养,从妇儿、呼吸系统、运动系统、消化系统、循环系统、血液系统、神经系统、泌尿系统、内分泌系统及肿瘤的常见症状及疾病的照护进行叙述,进行理论及专科技术拔高,体现照护者培养的专业性;第四部分为常见应急预案及处理流程,涉及医院及居家常见紧急事件的处理。

　　本书不仅包含基础照护理论及操作技能相关知识,还增加了专科疾病照护内容,并对专科疾病照护要点进行梳理。内容上注重照护者专科疾病照护理论及技能提升,更加系统、完整,更加符合社会对于照护者的需求。本书采用一问一答的形式,解决照护者在工作过程中可能遇到的各种疑点难点,内容充实、浅显易懂;操作部分结合视频示范及操作标准,方便读者进行示教与考核,形式实用、生动;设立全真应急预案脚本,将照护者带入其中,使其可身临其境进行应急事件的演练与考核,全面提升照护者专业水平。综上所述,本书既可作为照护者的培训素材,也可以作为医院照护者的答疑手册,还可以作为居家照护者的自学读本,以保障患者的安全。

　　本书凝聚了编委们多年来丰富的临床经验及教学心得,但由于时间及水平有限,错误和疏漏之处难免,恳请读者们予以谅解和指正。

娄湘红
2023 年 6 月

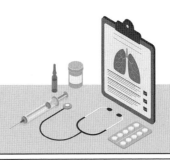

目　录

第一部分　概　　论

第二部分　照护基础技能培养

第三部分　照护专科技能培养

第四部分　常见应急预案及处理流程

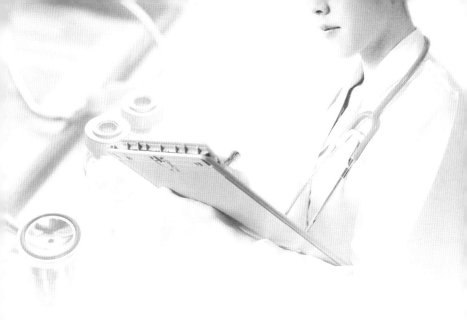

第一部分

概　　论

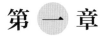

第一章

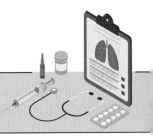

照护者的职业要求

照护者以整洁的仪表、亲切的语言、专业的服务,可以营造一种积极健康向上的人文环境,给患者留下一个美好的印象,并且取得患者的信任和尊重,帮助患者达到良好的治疗、康复效果。

第一节 照护者的职业素质

☆ 照护者应具备哪些要求才能上岗工作

(1)身心健康。

(2)知晓护工相关法律知识、劳动法等。

(3)有职业道德,愿意全心全意为患者服务,不可有违法行为如偷窃、伤人等。

(4)有敏锐的观察能力,发现问题时沉着冷静,做到心中有数。

(5)能掌控自己的情绪,学会与患者沟通。不能把坏情绪带到工作中,给患者造成不良影响。

(6)须经过专业的培训学习后才能上岗工作。

☆ 在工作中我们应当遵守哪些职业守则

(1)尊重患者,时时刻刻为患者着想,以实际行动帮助患者,使患者感受到关怀与爱护。

（2）遵纪守法，树立法治观念，遵守国家法律法规，严格要求自己，努力学习、掌握工作技能。

（3）爱岗敬业，以服务患者为中心，把工作落到实处。

☆ 日常工作中照护者仪容应注意哪些

（1）面部需保持自然、清洁，不能浓妆艳抹。

（2）头发需保持清洁、干爽。女性照护者，长发需梳理整齐盘于脑后，不可披肩散发；短发不能遮住眉毛、耳朵。男性照护者不可留长发，不可剃光头。

（3）需经常修剪指甲，不可留长指甲、涂彩色指甲油。

（4）手部不宜佩戴戒指、手链等饰品，以防划伤患者。

☆ 照护者的服装要求有哪些

（1）服装简单朴素、干净整齐、无污渍或血渍等。

（2）衣着合体，活动自如，衣扣全部扣齐。

（3）穿衣不可过于暴露或紧身。

☆ 照护者应注意的言谈举止有哪些

（1）说话态度要真诚、和蔼，礼貌待人，不能使用尖酸刻薄的语言伤害他人。

（2）保持微笑可悦人悦己，嘴角微微上扬，嘴唇呈弧形，轻轻一笑，面带笑意。

（3）站姿挺拔，头颈直立，两肩放松，双手垂放于身体两侧或交叉放于腹前。

（4）坐姿端正，上身挺直，不能随意靠坐或躺坐。

（5）走姿轻快，走路时目视前方，昂首挺胸，行走时速度均匀，步调一致。

（余毅　张艳）

第二节 照护者的职责

☆ **照护者的职责是什么**

（1）遵守国家法律、法规，尊重患者生命、权利，保护患者隐私。

（2）在陪护公司领导及病区护士长指导下工作。

（3）照护患者的生活起居，清洁、整理患者床单位，保持患者衣裤整洁，帮助患者生活所需如协助进餐、协助洗漱、协助排泄等。

（4）保护患者的安全，协助患者上下床、帮助患者摆放适合的体位、协助患者活动关节等。

（5）协助护士做好患者的基础护理、健康教育、康复训练、日常保健等。

（6）坚守岗位，履行职责，关心、呵护患者，对待患者态度友好，缓解患者焦虑。

☆ **生活照护中应注意哪些**

（1）日常生活的照护包括护理患者早晚洗脸、刷牙，擦身或洗澡，更换衣裤；对于不能活动的患者，要定时协助患者翻身，保持患者皮肤干燥、清洁。

（2）饮食照顾要周到，需根据患者自身情况合理搭配，对于不能自理的患者需帮助其进食。

（3）做好患者周围环境的安全保护，以防患者受到损伤。

（4）及时进行患者床单位整理，确保床单位平整、无渣，床周无杂物，保持患者胡须、指甲及衣着干净。

（5）随时观察患者的身体情况，如发现异常一定要引起重视，及时向医务人员汇报患者的不适及异常情况，与家属做好沟通。

☆ **在工作中要做好哪些安全防护**

（1）预防患者跌倒、坠床，如对于老年患者、术后患者、行动不便患者，要预防其跌倒、坠床等，可依据需要使用床挡、拐杖、助行器、轮椅等。

（2）防止危险物品对患者造成伤害，如玻璃制品、刀片、热水瓶等，以防止患者出现外伤或烫伤。

（3）长期卧床的患者易发生压疮，照护时应注意定时协助患者翻身、检查受压皮肤是否有破溃。

（4）照护患者时，应注意患者的情绪，如发现患者情绪不稳定，应立即通知家属及医护人员，以防止患者走失、自杀等意外发生。

（5）注意用药安全，勿随意调节患者输液速度，随时关注患者输液情况，如出现异常需及时呼叫护士；协助患者服用口服药时，须严格遵循医嘱，服用前仔细核对。

☆ **照护者应如何关注患者心理状态**

（1）照护时应了解患者所患疾病的相关知识，及早发现患者存在和潜在的心理问题，疏导患者的不良情绪。

（2）对于患者因受病痛折磨所致的各种不良的情绪甚至不礼貌的言行，照护者应忍让克制，始终保持沉着稳定的心理状态，在沟通中努力安慰、帮助和鼓励患者，让患者宣泄内心的忧虑和恐惧。

（余毅　张艳）

第三节　照护者的沟通技巧

☆ **第一次见面如何给患者留下好印象**

（1）与患者第一次见面时，应热情相迎、目光正视、微笑问候,并进行自我介绍,如"您好,我叫××,很高兴认识您。"使患者感到温暖、亲切。

(2)简短介绍自己的工作经历,增加患者及家属对自己的信任感。

(3)对待患者应态度温和,认真询问患者病情并聆听家属交代的注意事项。

☆ 常用的礼貌用语有哪些

(1)沟通时应使用文明用语,以表达恭敬之意。常用的礼貌用语包括:"您好""请""谢谢""对不起""再见"等。

(2)见面时,应主动问候以表示友好,如"早上好""下午好"。

(3)征求意见时,可以说:"您好,我可以这样做吗?"

(4)在别人遇到困难时,可以说:"请保重""别着急"。

(5)向他人道歉时,可以说:"请原谅""很抱歉"。

☆ 在工作中应如何倾听患者要求

(1)学会倾听是一个人的修养,认真倾听是对患者的尊重。

(2)在与患者日常交谈中,谈话距离应保持1米左右,眼睛应注视对方,表情保持亲切、自然。

(3)耐心倾听时,不要随意打断患者说话,要让患者时时刻刻感受到你在关注他。

☆ 沟通中的禁忌有哪些

(1)在沟通中,照护者要注意自己的言行举止。不可以采用叉腰、耸肩、无精打采、摇头晃脑等不良姿势与患者交谈。

(2)应注意自己的语气和态度。

(3)禁止不规范行为、不尊重语言极不负责、不耐烦的语气。

☆ 怎样应对工作中的冲突

（1）发生冲突时，应巧妙地使用多种方式合理应对。

（2）如果是自身的错误，不要刻意回避问题，要真诚、虚心地接受并予以改正，如"对不起，我知道是我的问题，以后一定予以改正"。

（3）如果不是自身的错误，也要用心平气和地方式去解决问题，要让患者觉得照护者稳重大方、和蔼可亲，如"您不要生气，我以后会更加注意"。

☆ 日常应如何与患者进行沟通

（1）在日常交谈沟通中，照护者要自然诚恳、礼貌待人、举止规范，让患者感受到温暖、舒适、被关怀，如"早上好，昨晚睡得好吗？""今天的天气真好，我打开窗换下空气好吗？"

（2）真诚的关爱才能更好地融洽相处，才能使患者更加依赖照护者，如"您今天感觉怎么样？""我扶您下床活动一下好吗？""您长时间卧床，需要我帮您按摩一下吗？"

（余毅 张艳）

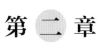

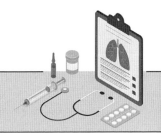

第二章

医院感染控制

医院是患者聚集的场所,患者体内的病原体能以各种形式排出体外污染医院周围环境,若不及时采取相应的措施,极易发生医院感染,不仅危害患者健康,同时还会对照护者的身心健康造成影响。因此,医院感染的预防与控制涉及医院内所有人员,需要进入医院内所有人员的共同防控。照护者也同样应该了解基本的感染控制要求和方法。

第一节 医院感染的预防

☆ 什么是医院感染

医院感染是指住院患者在医院内获得的感染,包括在住院期间发生的感染和在医院内获得出院后发生的感染,但不包括入院前已开始或入院时已存在的感染。医院工作人员在医院内获得的感染也属医院感染。

☆ 什么是清洁和消毒

(1)清洁:指清除物体表面可见的尘埃、污渍、有机物及无机物的过程。主要通过清洗的方式进行处理。

(2)消毒:指清除或杀灭物体表面上除芽孢外的病原微生物,使其达到无害化的处理。可以通过煮沸、消毒剂处理等方式进行。

☆　医院内消毒的方法有哪些

医院内消毒的方法包括物理消毒、化学消毒及生物消毒，但由于生物消毒作用缓慢，且灭菌不彻底，故医院内消毒方法主要使用物理消毒及化学消毒。

（1）物理消毒：指通过物理学手段对传播媒介进行消毒的方法。使用方法包括高压蒸汽、燃烧、煮沸、紫外线、电离辐射杀菌等。

（2）化学消毒：指利用化学消毒剂作用于物体表面的病原微生物，使其蛋白质变性，失去正常功能而死亡的一种消毒方法。使用方法包括浸泡、擦拭、喷雾、熏蒸。

☆　医院内常用物表消毒用物品有哪些

（1）含氯消毒制剂：用于物体表面、呕吐物、排泄物等消毒，可浸泡、擦拭、喷洒使用，根据污染程度不同，使用浓度不同，佩戴手套使用，防止皮肤损伤。使用过程中注意开窗通风。

（2）消毒湿巾：用于物表消毒，擦拭使用，在规定效期内使用。消毒湿巾必须符合 T/WSJD 001—2019《载体消毒剂卫生要求》。

（3）75% 乙醇消毒液：用于皮肤及物体表面消毒，浸泡、擦拭使用。皮肤破损不可使用。

☆　如何进行物品表面清洁与消毒

（1）无明显污染时，使用一次性卫生湿巾擦拭干净。

（2）有明确污染的，应根据病原体抗力选择适当的消毒剂（如一次性含氯消毒湿巾擦拭或 500~1 000mg/L 的含氯消毒剂擦拭、喷洒物体表面）。

☆　如何做好患者日常生活用品和洁具的清洁与消毒

（1）患者的日常生活用品（餐具、茶杯等）及洁具（便器、痰杯等),要严格执行一洗、二涮、三冲、四消毒、五保洁的工作程序。

(2)常规消毒的方法:①采用热力消毒,燃烧、干烤、煮沸、压力蒸汽灭菌;②不能使用热力消毒的可采用化学消毒法,用500mg/L的含氯消毒剂擦拭、浸泡或一次性含氯消毒湿巾擦拭,作用时间不少于30分钟后,清洗、干燥备用;③肝炎等传染病患者的口杯、碗筷、毛巾、牙刷、刮脸刀、脸盆、便盆等生活用具必须专用,定期进行消毒处理。患者的碗筷和口杯可煮沸消毒30分钟以上或使用75%乙醇消毒液擦拭、浸泡30分钟;衣物可进行暴晒6小时以上日光消毒,或1 000mg/L的含氯消毒剂浸泡30分钟;使用后的痰杯、便盆应用1 000~2 000mg/L的含氯消毒剂浸泡不少于30分钟后,清洗、干燥备用。

☆　患者的呕吐物及排泄物该如何处理

(1)普通患者的呕吐物及排泄物,可直接倒入马桶内冲入下水道。

(2)传染病患者呕吐物及排泄物应装在固定的容器内,用0.2%含氯消毒剂搅拌静置2小时后倒入下水道,使用后的容器用1 000~2 000mg/L的含氯消毒液浸泡不少于30分钟后清洗、干燥备用。

(3)传染病患者的呕吐物如果吐在地面,应佩戴手套,使用吸水材料(如纱布或抹布)蘸取1 000~2 000mg/L的含氯消毒液完全覆盖呕吐物,作用时间不少于30分钟后使用过氧化氢消毒湿巾进行消毒,清理干净。使用后的纱布或抹布应放入黄色垃圾袋,按医疗垃圾来处理。

☆　如何做好多重耐药菌感染患者环境和物品的清洁与消毒

(1)环境清洁与消毒:①采用浓度为60mg/m³的臭氧消毒,作用时间60~120分钟;使用时要求空间密闭,且房间内相对湿度不低于 70%;②紫外线灯照射消毒,作用时间 60~120分钟;③空气消毒机消毒,作用时间 60~120 分钟。

（2）物品清洁与消毒:①增加物品表面消毒的频次,一次性消毒湿巾擦拭,每日不少于 3 次;②有效氯 1 000mg/L 消毒剂擦拭或喷洒,作用时间不少于 30 分钟;③ 1 000mg/L 二氧化氯消毒剂擦拭或喷洒,作用时间不少于 30 分钟;④ 75% 乙醇擦拭或喷洒,作用时间 3 分钟;⑤ 1 000~2 000mg/L 过氧乙酸消毒剂擦拭或喷洒,作用时间不少于 30 分钟。

☆ 医院内垃圾如何分类

医院内垃圾主要分为生活垃圾、医疗废物及可回收废物。照护者主要接触的医院内垃圾为生活垃圾及医疗废物。

☆ 医院内垃圾丢到哪里

（1）生活垃圾:应丢弃于黑色垃圾袋内。主要包括日常生活产生的垃圾、各种外包装袋等。

（2）医疗废物:应丢弃于黄色医疗垃圾袋内。主要包括被患者体液、血液、呕吐物等污染的废物;被患者使用后的棉纤维类等材质的废物;传染病患者及疑似传染病患者的生活垃圾。

☆ 医院内垃圾处理注意要点

（1）医疗废物不得混放。
（2）放入医疗垃圾袋内的垃圾不得取出。
（3）隔离患者的生活垃圾按医疗废物处理,放入黄色医疗垃圾袋内。

（谌晶 张艳）

第二节　照护者的自我防护

☆ 什么是手卫生

手卫生是指所有手部清洁行为的统称,包括洗手、卫生手消毒及外科手消毒。

☆ 什么情况下需要洗手

照护者洗手应遵循"三前""四后"的原则。

(1)"三前":①需要接触、触碰患者之前;②为患者整理衣物、床单、床头桌等操作前;③为患者取餐、配餐、喂饭前。

(2)"四后":①与患者接触、触碰患者之后;②接触患者周围环境(病床、私人用品)后;③接触到患者血液、体液、分泌物后;④脱手套后。

洗手操作步骤及评分标准

操作步骤	操作要点	分值
1. 操作前评估洗手时机(10分)		
(1)接触患者前后(2分) (2)接触患者周围环境及物品后(2分) (3)处理药物或配餐前(2分) (4)接触患者血液、体液、分泌物后(2分) (5)戴手套前后(2分)	时机评估正确	10
2. 操作前准备(10分)		
(1)环境准备:宽敞明亮、洗手台台面清洁(2分) (2)物品准备:洗手设施、洗手液(肥皂)、擦手毛巾(擦手纸巾)(3分) (3)操作员准备:着装整洁、手上无戒指等饰品(5分)	擦手毛巾应严格一用一消毒	10

续表

操作步骤	操作要点	分值
3. 正确进行七步洗手法(70分)		
(1)内:流水湿润双手,涂抹洗手液,掌心相对,手指并拢相互揉搓(10分) (2)外:洗背侧指缝,手心对手背沿指缝相互揉搓,双手交换进行(10分) (3)夹:洗掌侧指缝,掌心相对,双手交叉沿指缝相互揉搓(10分) (4)弓:洗指背,弯曲各手指关节,半握拳把指背放在另一手掌心旋转揉搓,双手交换进行(10分) (5)大:洗拇指,一手握另一手大拇指旋转揉搓,双手交换进行(10分) (6)立:洗指尖,弯曲各手指关节,把指尖合拢在另一手掌心旋转揉搓,双手交换进行(10分) (7)腕:一手掌环住另一手腕旋转揉搓,双手交换进行(5分) (8)干手:取擦手纸,擦干双手,将干手纸丢弃于生活垃圾桶内(5分)	水温合适,水流不可过大,避免溅湿衣物 全过程每一步都要认真揉搓双手15秒以上 彻底清洗指背、指尖、指缝等部位 必要时增加手腕的清洗 冲洗双手时注意指尖朝下,避免污染	70
4. 其他操作要求(10分)		
(1)操作速度(3分) (2)操作时仪表(2分) (3)操作注意事项(5分)	2分钟内完成操作要求衣帽、鞋、头发整洁并符合要求,指甲长短适宜	10

评分依据

1. 操作程序缺项或不符合要求按各项实际分值扣分
2. 操作顺序颠倒一处扣1分
3. 操作时间不足2分钟扣2分,操作时间不足1分钟扣3分。操作时间超过规定时间的30%扣1分;超过30%~40%时扣2分;超过40%时扣3分并终止操作,未完成项及操作速度项得分全部扣除
4. 仪表一项不符合扣1分,扣完为止
5. 注意事项回答不全,漏一项扣1~2分,扣完为止

【操作注意事项】

（1）洗手前应摘除手表、戒指等手部饰物。

（2）洗手时应彻底清洗指背、指尖、指缝等容易污染的部位；彻底冲净双手时注意指尖朝下。

（3）注意调节水流大小，避免污染周围环境。

（4）使用接触式水龙头洗手时，应用避污纸或擦手纸关闭水龙头。

请扫描二维码观看演示视频

☆　什么是卫生手消毒

卫生手消毒是指用速干手消毒剂按照七步洗手法揉搓双手，以减少或消除手部细菌的过程。

☆　什么情况下可以进行卫生手消毒

当手部没有肉眼可见污染物，又不便于洗手时，可使用手消毒剂进行卫生手消毒代替洗手。

☆　进行卫生手消毒时应注意什么

（1）手消毒剂在有效期内。

（2）用相对清洁的手侧或手背按压取用足量手消毒剂于掌心。

（3）按照七步洗手步骤揉搓双手，每步用时不少于15秒。

（4）揉搓时保证双手皮肤完全覆盖手消毒剂，直至双手干燥。

☆　医院内使用口罩分类

医院内使用口罩可分为医用外科口罩及医用防护口罩。

☆ 如何选择口罩

（1）照护者进行生活照料一般选择医用外科口罩。

（2）照料经空气、飞沫传播的呼吸道感染患者,应选择佩戴医用防护口罩。

医用外科口罩佩戴步骤及评分标准

操作步骤	操作要点	分值
1. 操作前准备（20分）		
（1）环境准备:宽敞明亮、清洁（5分） （2）物品准备:检查口罩是否在保质期内、是否干燥、破损、有污渍等（10分） （3）操作员准备:着装整洁、面部清洁（5分）	检查口罩质量与有效期	20
2. 戴口罩（30分）		
（1）洗手（按照七步洗手法洗手）（5分） （2）辨别口罩内外面,有颜色的一面向外,白色面朝向自己,有金属条的一边向上（5分） （3）将口罩罩住鼻、口及下巴,口罩下方带系于颈后,上方带系于头顶中部;若是耳套式,分别将系带于左右耳后（10分） （4）调整系带松紧度,保证方正、舒适（5分） （5）双手平拉推向面部,捏紧鼻夹使口罩紧贴面部（5分）	严格落实七步洗手法 分清口罩内外面及上下,正确佩戴 完全遮住口鼻	30
3. 脱口罩（40分）		
（1）洗手（按照七步洗手法洗手）（5分） （2）先解口罩下方系带,后解口罩上方系带,耳套式无先后（10分） （3）用手捏住口罩系带,不要接触口罩外面,取下口罩（10分） （4）将口罩丢至医疗废物容器内（10分） （5）洗手（按照七步洗手法洗手）（5分）	勿接触口罩外面 正确丢弃口罩	40

续表

操作步骤	操作要点	分值
4. 其他操作要求(10分)		
(1)操作速度(3分) (2)操作时仪表(2分) (3)操作注意事项(5分)	5分钟内完成操作 要求衣帽、鞋、头发整洁并符合要求,指甲长短适宜	10

评分依据

1. 操作程序缺项或不符合要求按各项实际分值扣分
2. 操作顺序颠倒一处扣1分
3. 操作时间超过规定时间的30%扣1分;超过30%~40%时扣2分;超过40%时扣3分并终止操作,未完成项及操作速度项得分全部扣除
4. 仪表一项不符合扣1分,扣完为止
5. 注意事项回答不全,漏一项扣1分,扣完为止

【操作注意事项】
(1)口罩不能重复使用,每隔4小时更换一次。
(2)规范佩戴口罩,应完全遮住口鼻。
(3)使用口罩时,避免用手接触口罩。
(4)口罩被污染、浸湿、破损时应立即更换。
(5)使用后的口罩丢弃于黄色医疗垃圾桶内。

☆ 如何佩戴医用防护口罩

洗手→检查防护口罩包装→检查口罩效期→取出口罩→丢弃口罩外包装于生活垃圾桶内→分清口罩上下及内外面→一手托住防护口罩,一手将口罩上方系带拉到脑后中部→将口罩下方系带拉到颈后→按压鼻夹塑形、调整口罩系带,使口罩贴合面部,完全覆盖口鼻→双手按压于口罩前部,检查口罩

密闭性→口罩气密性良好,无漏气方可使用。

请扫描二维码观看演示视频

☆ **如何脱医用防护口罩**

洗手→解开系带→先取下口罩下方系带,再取下口罩上方系带→用手捏住系带→脱下防护口罩→丢弃于医疗垃圾桶→洗手。

☆ **使用医用防护应该注意什么**

(1)检查外包装是否完整,有无破损,是否在有效期内。

(2)分清楚口罩的内外、上下。

(3)戴好后检查口罩是否紧贴面部、是否漏气。

(4)在使用时,避免触摸口罩。

(5)医用防护口罩不能重复使用。有效使用时间为6~8小时,如在使用过程中受潮或被污染,应及时更换。

(6)接触呼吸道传播疾病患者后,在脱防护用品时,应确保口罩在所有防护用品脱掉后再摘掉。

☆ **照护者在工作中常使用的手套**

照护者在进行普通照护时无须佩戴手套,必要时佩戴一次性橡胶手套。

☆ **什么时候戴手套**

(1)整理患者床单位、被服、周围用物时可佩戴手套。

(2)照顾接触性传播的感染性疾病患者时应佩戴手套。

(3)接触患者的血液、体液、分泌物等污染物品时应佩戴手套。

<h3 style="text-align:center">戴、脱手套步骤及评分标准</h3>

操作步骤	操作要点	分值
1. 操作前评估（5分）		
评估是否会接触患者血液、体液、分泌物、呕吐物及污染物品时，若是，则应戴手套	须评估手套使用时机	5
2. 操作前准备（15分）		
（1）环境准备：宽敞明亮、清洁（5分） （2）物品准备：检查手套是否在保质期内、是否干燥、破损、有污渍等（5分） （3）操作员准备：着装整洁、洗手，必要时修剪指甲（5分）	指甲不可过长 选择合适大小的手套，检查手套质量 七步洗手法	15
3. 戴手套（40分）		
（1）打开手套外包装（5分） （2）捏住手套的翻边处拎起手套（5分） （3）看准左右手，将手伸进手套，每个手指都伸进手套中，戴上第一只手套（10分） （4）戴好手套的手指捏住另一只手套的翻边处，将另一只手套戴上（10分） （5）翻转手套翻边处，分别包住工作服袖口（5分） （6）整理手套，使手套服帖（5分）	手套包住工作服袖口 手套无卷边，破损	40
4. 脱手套（30分）		
（1）用戴着手套的手捏住另一只手套翻边处的外面，将手套摘下顺势将内面翻折出来（10分） （2）将脱下手套的大拇指伸进另一只手套内侧，顺势翻转手套脱下，包裹已经摘下的手套（10分） （3）捏住手套内侧将手套丢弃于医疗垃圾桶内（5分） （4）洗手（按照七步洗手法洗手）（5分）	脱手套前后要落实洗手 注意脱手套时的手法 丢弃于医疗垃圾桶内	30

操作步骤	操作要点	分值
5. 其他操作要求（10 分）		
（1）操作速度（3 分） （2）操作时仪表（2 分） （3）操作注意事项（5 分）	3 分钟内完成操作 要求衣帽、鞋、头发整洁并符合要求，指甲长短适宜	10

评分依据

1. 操作程序缺项或不符合要求按各项实际分值扣分
2. 操作顺序颠倒一处扣 1 分
3. 操作时间超过规定时间的 30% 扣 1 分；超过 30%~40% 时扣 2 分；超过 40% 时扣 3 分并终止操作，未完成项及操作速度项得分全部扣除
4. 仪表一项不符合扣 1 分，扣完为止
5. 注意事项回答不全，漏一项扣 1~2 分，扣完为止

【操作注意事项】

（1）手套出现破损应及时更换。

（2）佩戴手套的手不可触碰手套内部，未佩戴手套的手（脱下手套的手）不可触碰手套的外面。

（3）接触不同患者时，应更换手套，并且在脱手套后立即进行手卫生。

（4）佩戴手套不能取代洗手和手消毒。

☆ 为什么要佩戴一次性医用工作帽

正确佩戴一次性医用工作帽可以达到防止头发或头屑脱落，污染医疗工作环境的目的。

☆ 佩戴一次性医用工作帽步骤

洗手→选择合适大小的帽子→查看帽子有效期→取出帽

子→丢弃帽子外包装于生活垃圾桶内→展开折叠的帽子→分辨帽子前后→将头发全部纳入帽子内→帽檐遮盖住前后发际线及两侧耳朵上方,确保帽檐边缘整齐,不遮挡视线。

☆ 脱一次性医用工作帽步骤

洗手→双手伸进帽子耳后两旁的内侧边缘→将帽子内面朝外取下→帽子丢至黄色医疗垃圾袋内→洗手。

☆ 佩戴一次性医用工作帽应该注意什么

（1）头发较长者佩戴工作帽前应将头发束好,便于将头发全部扣进帽子内。
（2）佩戴工作帽时注意双手不接触面部。
（3）被患者血液、体液污染时,应立即更换。
（4）一次性工作帽不得重复使用。
（5）佩戴工作帽前后应洗手。

☆ 照护者为什么要穿隔离衣

（1）照护者在照护接触传播性感染性疾病患者时,隔离衣可以保护照护者避免受到患者血液、体液、分泌物及其他感染性物质的污染。
（2）照护者在照护保护性隔离患者时（如烧伤、白血病、免疫缺陷）,隔离衣用于避免患者受到感染。

穿、脱隔离衣步骤及评分标准

操作步骤	操作要点	分值
1. 操作前评估（3分）		
（1）评估是否为接触传播性感染性疾病患者（1分） （2）评估是否为保护性隔离患者（1分） （3）评估是否会接触患者血液、体液、分泌物、呕吐物及污染物品（1分）	评估使用时机	3

续表

操作步骤	操作要点	分值
2. 操作前准备（12分）		
（1）环境准备：宽敞明亮、清洁（2分） （2）物品准备：检查隔离衣是否在保质期内、是否干燥、破损、有污渍等（3分） （3）操作员准备：着装整洁、操作前佩戴好口罩帽子、洗手（7分）	检查隔离衣大小及质量 操作前佩戴好口罩、帽子 七步洗手法	12
3. 穿隔离衣（40分）		
（1）打开隔离衣外包装，取出隔离衣，丢弃隔离衣外包装于生活垃圾桶内（5分） （2）展开折叠的隔离衣，分辨隔离衣前后（5分） （3）右手提衣领，左手伸入袖内，右手在衣领处将左袖向上拉，穿好左手（10分） （4）更换左手提衣领，右手伸入袖内，左手在衣领处将右袖向上拉，穿好右手（10分） （5）双手持衣领，顺着领子边缘向后系好颈带（5分） （6）双手在背后将衣边对齐后重叠，隔离衣完全包裹住自身衣物，系好腰部系带（5分）	隔离衣完全包裹住工作服 除衣领外，双手不可接触隔离衣任何部位 腰带系好后长度不可超过隔离衣 隔离衣衣袖外侧不可塞入袖内 穿好隔离衣后，双臂保持在腰部以上	40
4. 脱隔离衣（35分）		
（1）解开腰部系带、脱手套、洗手后解开颈后系带（5分） （2）双手持颈后系带将隔离衣从胸前向下拉（5分） （3）右手伸入左手腕部袖内，将左手衣袖往下拉，左手在隔离衣内拉住右手隔离衣的外面，将右手衣袖往下拉（10分） （4）双手在隔离衣内相互将袖口向下拉，双手退出后将隔离衣向外翻转，隔离衣外面朝内卷起来后丢弃于黄色医疗垃圾	注意衣袖不可污染手及手臂 手消毒时防止沾湿隔离衣	35

续表

操作步骤	操作要点	分值
桶内(10分) (5)洗手(按照七步洗手法洗手)(5分)		
5. 其他操作要求(10分)		
(1)操作速度(3分) (2)操作时仪表(2分) (3)操作注意事项(5分)	5分钟内完成操作要求衣帽、鞋、头发整洁并符合要求,指甲长短适宜	10

评分依据

1. 操作程序缺项或不符合要求按各项实际分值扣分
2. 操作顺序颠倒一处扣1分
3. 操作时间超过规定时间的30%扣1分;超过30%~40%时扣2分;超过40%时扣3分并终止操作,未完成项及操作速度项得分全部扣除
4. 仪表一项不符合扣1分,扣完为止
5. 注意事项回答不全,漏一项扣1~2分,扣完为止

【操作注意事项】

(1)隔离衣大小要合适,必须全部遮盖工作服。

(2)保持衣领清洁,除衣领外,双手不可接触隔离衣任何部位。

(3)一次性隔离衣脱下时应该使清洁面朝外,卷好后丢弃于医疗垃圾桶内。隔离衣如有潮湿及污染时应立即更换。

☆ 照护接触隔离患者的注意要点有哪些

(1)接触隔离患者包括多重耐药菌感染、肠道感染、皮肤感染等传染病患者。

(2)照护者接触患者及周围环境前后应洗手、手消毒。

(3)照护者接触患者的血液、体液、分泌物、排泄物等物质时应佩戴手套。

(4)照护者接触有血液、体液、分泌物、排泄物飞溅风险

的患者时应穿着隔离衣。

（5）照护者及患者应限制活动区域，减少不必要的进出。

（6）加强通风设施，每日开窗通风30分钟，做好空气消毒。

（7）与患者接触的体温计、听诊器、血压计，以及抹布、拖把等需要专人专用。不可将患者用物不经消毒灭菌处理随意带离病房。

☆ 照护空气隔离患者注意要点有哪些

（1）空气隔离患者包括新型冠状病毒感染、肺结核、水痘等传染病患者。

（2）患者置于单间隔离，限制在房间内活动，保持门窗关闭（环境条件允许时定期通风），不可离开病房，定期进行严格的空气消毒。

（3）照护者进入患者房间时，应佩戴一次性医用工作帽、医用防护口罩，不可随意取下。

（4）照护者接触患者及周围环境前后应洗手，并进行手消毒。

（5）在患者病情允许情况下应佩戴一次性外科口罩，并定期更换。

（6）患者的体温计、听诊器、血压计、抹布、拖把等需要专人专用。

☆ 照护飞沫隔离患者注意要点有哪些

（1）飞沫隔离患者包括百日咳、白喉、流行性感冒、病毒性腮腺炎等传染病患者。

（2）患者应安排单间隔离，照护者及患者应限制活动区域，减少不必要的进出。

（3）照护者接触患者及周围环境前后应洗手、手消毒。

（4）照护者进入患者房间时，应佩戴一次性医用工作帽、医用防护口罩，不可随意取下。

（5）加强通风设施，每日开窗通风30分钟，做好空气消毒。

（6）在患者病情允许情况下应佩戴一次性外科口罩,并定期更换。

（7）探视者应佩戴外科口罩,患者与探视者之间相隔距离应在1米以上。

（8）与患者接触的体温计、听诊器、血压计,以及抹布、拖把等需要专人专用。不可将患者用物随意带离病房。

（谌晶 娄湘红 杨圣千 张艳）

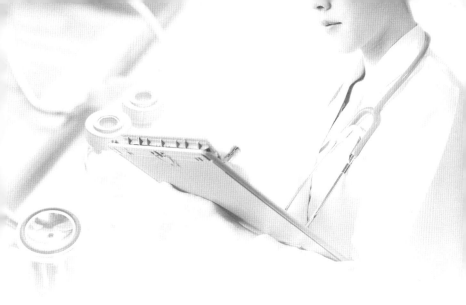

第二部分

照护基础技能培养

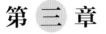

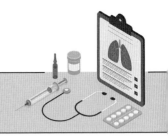

第 三 章

基础的生活照护

随着社会的发展和人口老龄化趋势的加剧,人们生活质量不断提高,患者不仅需要有效的治疗,也向往有品质的生活,渴望陪伴和细致的生活照护,优质的基础生活照护成为越发重要的社会需求。为患者提供更全面、到位的基础生活照护不仅可以最大程度保障患者的治疗、康复效果,还能改善患者的认知状态和生活能力,进而提高患者及家属的满意度。

第一节 \ 常见皮肤问题的预防与照护

一、压力性损伤

☆ 哪些患者容易发生压力性损伤

当患者存在下列情况时,表明他 / 她是发生压力性损伤的高危人群,照护者应引起警惕,加强这些患者预防压力性损伤的照护。

（1）重症、昏迷或躁动的患者。

（2）糖尿病、心血管疾病、癌症晚期、截瘫、偏瘫或肢体麻痹的患者。

（3）营养不良、体质虚弱、消瘦 / 肥胖、发热、水肿的患者。

（4）长期卧床的患者。

（5）老年人、儿童。

（6）大小便失禁、大量出汗和皮肤潮湿的患者。

（7）因疼痛不敢活动的患者。

（8）因病情需要,使用相关器械的患者,如输氧的患者、使用监护仪的患者、使用各类支具的患者等。

☆　哪些物品会造成压力性损伤

患者在住院期间会使用或接触到各类医疗设备和生活用品,当以下物品使用不当时会导致压力性损伤的发生。

（1）医疗设备:包括氧气面罩、鼻导管、胃管、尿管、监护仪血氧探头、约束带、石膏、夹板、支具及下肢皮肤牵引带等医疗用品。长时间使用医疗设备时,其施加在身体局部的压力会导致压力性损伤的发生。

（2）生活用品:包括床栏、便盆、毛巾、指甲剪、手机、笔、饭勺、衣扣等生活用品。生活用品长时间置于身体下面,也会对局部产生压迫而导致压力性损伤的发生。

☆　患者的哪些部位容易发生压力性损伤

压力性损伤好发在身体的骨突部位,当患者取不同体位时,压力性损伤好发部位也各有不同。

（1）仰卧位:当患者平躺或半卧时,好发部位是后枕部、肩部、肘部、骶尾部、脊椎体的隆突处、足跟。

（2）侧卧位:当患者侧躺时,好发部位是耳部、肩部、肋骨、髋部、膝部内外侧、内外踝。

（3）俯卧位:当患者俯卧（趴睡）时,好发部位是耳部、颊部、女性乳房、男性生殖器、髂峰、膝部、脚趾。

（4）坐位:当患者坐在轮椅或椅子上时,压力性损伤的好发部位是骶尾部、坐骨结节。

☆　哪些减压用品可以用于压力性损伤预防

照护者可选择适用的减压用品以预防压力性损伤的发生。常用的减压用品包括以下几种。

（1）交替充气床垫：平铺于护理床上，充气后使用。使用时，气垫床的充气量以照护者能双手顺利插入气垫下为宜，避免因过度充气使接触面压力过高而降低减压效果，照护者每天检查充气量，保持气垫床 24 小时处于循环交替充气状态。

（2）翻身枕：也叫三角垫或护理体位垫，均是海绵材质。当缺少翻身枕时，照护者可选用普通软枕。

（3）脚圈：是高密度海绵材质，外层包裹棉布。脚圈可使长期卧床患者的足部悬空，照护者给患者带脚圈时应注意足跟离开床面 1~2 厘米。

（4）U 型枕：材质多为海绵或其他慢回弹材质，较柔软。U 型枕不妨碍局部血液循环，放在骨隆突部位如骶尾部、髋部和足部时，可提供柔和支撑。照护者使用时应注意保持患者骨隆突部位是悬空状态。

（5）液体敷料：照护者使用时可将液体敷料喷洒在患者压力性损伤风险区域的皮肤表面，但患者皮肤有破损时不能使用、皮肤过敏时立即停用。

☆ **压力性损伤可以预防吗**

压力性损伤可以预防，照护者采取检查皮肤、保护皮肤、改变体位、减轻受压等措施，可降低患者发生压力性损伤的危险。

☆ **检查患者皮肤，照护者应该怎么做**

（1）每天至少 3 次查看患者全身皮肤状况。

（2）重点查看骨突处和使用器械或留置管道处的皮肤，如颈托、夹板、血氧监测探头、吸氧管等。当发现患者皮肤有异常时如发红、硬结、水泡等，应立即报告护士。

☆ **保护患者皮肤，照护者应该怎么做**

（1）使用温水清洁患者皮肤，每天 1~2 次。

（2）选用棉质毛巾，擦洗动作要轻柔。

（3）清洁后及时擦干皮肤，尤其是皱褶部位。

（4）不使用碱性肥皂,不按摩或用力擦洗患者发红的皮肤。

（5）患者大小便失禁时:①及时清洁患者的皮肤;②喷涂液体敷料、橄榄油或润肤油保护皮肤;③给患者用纸尿裤或护理垫快速吸收尿液或粪水;④不能让患者在便盆上停留过长时间。

（6）发现患者敷料有破损、污染、松动、移位或潮湿时,应及时通知护士。

☆ 患者常见体位及摆放要点有哪些

患者常见体位有平卧位、侧卧位、俯卧位、半坐卧位、30°斜侧卧位。

（1）平卧位:也称仰卧位,是最自然的体位。摆放要点如下:①维持患者的头、颈部、脊柱保持一条直线;②双手自然放在身体两侧,肩关节稍外展,肘部伸直,手掌心向上,可让患者手握小物品,防止手指过度弯曲挛缩;③大腿自然伸直,膝关节呈轻度屈曲状态;④小腿下垫长形软枕,注意不要直接垫在腘窝和跟腱处,避免腘窝处的血管和神经受压,也避免引起跟腱受压坏死;⑤足跟悬空,不接触床面。

（2）侧卧位:包括左侧卧位和右侧卧位。摆放要点如下:①维持患者头、颈部和脊柱保持一条直线;②患者双手放在胸前,抱软枕;③维持患者上腿弯曲、下腿伸直。

（3）俯卧位:患者面向床,头偏向一侧。摆放要点如下:①在患者胸部、大腿及小腿下方垫软枕,防止胸部、髋部及膝部受压;②协助患者双上肢向两侧外展,手掌握毛巾卷;③协助患者保持大腿伸直,膝关节微弯曲状;④脚趾不接触床面。

☆ 患者平卧位时,应注意什么

（1）长期卧床患者,可穿着足托板、防旋鞋,也可用软枕保持患者踝关节呈90°,以预防足下垂。

（2）协助患者抬高床头时不超过30°。

（3）每天重点检查患者枕骨、肩胛骨、肘部、骶尾部和足跟部的皮肤。

☆ 患者取侧卧位时,应注意什么

每天重点检查患者耳廓、肋骨、髋部、膝关节内外侧、脚踝处的皮肤。

☆ 患者取俯卧位时,应注意什么

每天重点检查患者脸颊、耳廓、肩部、乳房(女性)、膝盖和脚趾处的皮肤。

☆ 如何协助患者取半坐卧位

(1)先摇高床尾,再抬高床头。

(2)在膝关节垫软枕支撑,避免患者躯体下滑。

☆ 如何协助患者取 30° 斜侧卧位

(1)在患者背部垫三角枕或软枕做支撑,并让身体离开床面呈 30°。

(2)两腿之间放置软枕,双腿稍屈曲,避免大腿粗隆、膝关节间和脚踝间受压。

☆ 如何协助患者坐椅子或轮椅

可提前在椅子或轮椅上放置减压坐垫,然后协助患者按下列要点摆放坐姿。

(1)臀部坐正,身体向后靠近椅背。

(2)头稍向前倾约 5°~10°。

(3)双手放在椅子的扶手上,便于支撑。

(4)双足平放于轮椅踏板或地板上。

(5)躯干控制能力较差的患者,在腋下放枕头支撑,预防身体倾斜。

☆ 如何预防患者局部组织长时间受压

(1)经常改变患者体位。改变体位可变换受压点,除非医护人员告知疾病存在禁忌证,否则照护者应该定期协助存在压力性损伤风险的患者改变体位。

(2)对于长期卧床的患者,一般间隔 2~3 小时翻身一次,协助患者交替取平卧位和左/右侧卧位。消瘦、水肿或发热的高危患者适当将翻身的间隔时间缩短。

(3)对于长期坐位(轮椅或椅子)的患者,一般每间隔 30 分钟协助患者抬高臀部一次,以缓解臀部的压力。

(4)使用防护用品进行局部减压。在患者骨隆突部位放置防护减压用品,以改变重量支撑,减轻局部的压力。照护者可根据患者具体情况合理的选用防压用品,如背部垫三角枕、骶尾部垫 U 型枕、足跟用脚圈悬空,不建议使用气圈。

(5)在不影响病情的情况下,经医护允许后,照护者可重新放置某些器械,如血氧探头每 2 小时更换一次部位。

☆ 协助患者翻身有哪些注意事项

(1)翻身前移除枕头、棉被等杂物,预留翻身的空间。

(2)翻身时需抬起患者身体,同时避免拖、拉、拽的动作,患者体重过大或存在其他导致翻身困难时,可使用辅助设备如翻身床单或普通床单协助完成翻身。

(3)翻身后检查床单与衣物是否平整,确认患者体位舒适。

请扫描二维码观看演示视频

☆ 如何采用抚摸法给压力性损伤患者进行肢体按摩

(1)照护者掌心放在患者肢体的离心端,保持掌心和患者皮肤完全贴合。

(2)由照护者手掌发出适当压力,从肢体的离心端往近心端作单一方向的缓慢移动。

☆　用抚摸法给患者进行肢体按摩时,需要注意什么

（1）照护者手掌不要离开患者肢体表面。

（2）照护者手掌施加压力的方向应垂直于患者皮肤。

（3）照护者手掌应和患者肢体保持平行进行移动按摩。

（4）治疗过程中避免来回方向按摩、避免因手掌与皮肤之间产生过大的摩擦力而损伤皮肤。

（5）可使用润滑剂,如按摩油或乳液,以增加润滑度。

（6）每次按摩时间不宜过久,5~10分钟后可接续其他按摩手法。

☆　如何用揉捏法给患者做肢体按摩

照护者将指腹放在患者的皮肤上,指腹画圆圈并沿着肢体平行方向移动。重复操作 2~3 次。

☆　用揉捏法给患者进行肢体按摩时,需要注意什么

（1）操作前照护者应修剪指甲,避免损伤患者皮肤。

（2）照护者用手指发力进行揉捏时避免用力过度和在患者皮肤上留下按压的痕迹。

二、失禁相关性皮炎

在临床工作中,常会遇到一些患者由于大小便失禁或者反复腹泻,会阴部的皮肤很快发红、水肿甚至出现皮肤破损,这时患者皮肤出现了什么问题? 应该如何正确照护? 下面内容会详细解答。

☆　什么是失禁相关性皮炎

失禁相关性皮炎是指由于暴露于尿液或粪便所造成的皮肤损伤,是一种发生在大小便失禁患者身上的接触性刺激性皮炎,任何年龄阶段均可发生,其影响的皮肤范围不限于会阴部位。

☆ **哪些患者易发生失禁相关性皮炎**

当患者存在下列情况时,表明他/她是发生失禁相关性皮炎的高危人群,照护者应引起警惕,加强这些患者预防失禁相关性皮炎的照护。

(1)全身情况较差的患者如严重疾病(如癌症)、糖尿病的患者,使用类固醇或免疫抑制剂的患者,营养不良的患者,衰老的患者,发热、疼痛、缺氧状态的患者。

(2)个人卫生无法自理或不能正常如厕的患者。

(3)使用某些药物后出现肠道不良反应的患者,如使用抗生素、免疫抑制剂后腹泻。

☆ **哪些部位容易发生失禁相关性皮炎**

当患者出现大小便失禁后,接触了尿液或粪便的皮肤都有可能会发生失禁相关性皮炎,皮肤损伤的范围并不限于会阴部位,还包括骶尾部、臀部、腹股沟、阴囊/阴唇、腹股沟褶皱、大腿内侧及下侧。

☆ **发生失禁后,如何检查患者的皮肤**

失禁患者的局部皮肤脆弱,很容易发生失禁相关性皮炎,照护者需加强检查,及早发现存在的问题。应做到以下几点。

(1)照护者需每天至少检查患者皮肤1次,当有严重/频繁失禁时,应增加检查次数。

(2)检查患者易潮湿部位的皮肤,包括会阴部、生殖器周围、臀部、臀部皱褶处、大腿、下背、下腹和腹股沟皮肤皱褶处。

(3)当发现患者皮肤有红斑、水疱、丘疹、脓疱、溃烂等情况或者患者自诉有烧灼、瘙痒或刺痛感时,应及时向护士汇报。

☆ **发生失禁后,如何清洁患者的皮肤**

及时清除患者皮肤上的尿液或粪便,以减少排泄物对皮肤的刺激。同时,温和的皮肤清洗方法可减少对失禁患者皮肤的损伤,照护者需要掌握正确的皮肤清洁方法。

（1）每天至少 1 次或在患者每次大便失禁后,清洗患者的皮肤。

（2）选用温和的皮肤清洁剂或一次性失禁护理湿巾来清洁患者皮肤,在条件允许时,可使用质地柔软的一次性无纺布。

（3）使用恰当力度清洁失禁患者的皮肤,擦拭动作要轻柔,勿用力擦/搓皮肤,如患者皮肤潮红,可用轻轻拍打方法来清洁,以免加重皮肤损伤。

（4）清洗后要仔细检查患者皮肤皱褶处,避免尿液或粪液残留。

☆ **发生失禁后,怎样保护患者的皮肤**

（1）在失禁患者的皮肤上涂抹/喷洒皮肤保护剂,给皮肤提供一层密闭或半透性保护屏障,避免或减少失禁患者的皮肤暴露在尿液、粪便和摩擦中。皮肤保护剂有乳液、乳霜、软膏、液体敷料或薄膜等。

（2）照护者可根据患者不同的失禁类型选择不同的皮肤保护剂,常见有:①片剂类皮肤保护剂,使用时均匀涂抹在皮肤上,可快速在皮肤表面形成保护膜;②喷剂类皮肤保护剂,使用时直接喷洒在皮肤上,等待约 30 秒后,在皮肤表面形成一层保护膜。

☆ **喷涂皮肤保护剂时要注意什么**

照护者在为患者使用皮肤保护剂时应注意以下几点。

（1）当患者皮肤存在破损或过敏时,不能使用液体敷料。

（2）在患者皮肤皱褶部位喷涂皮肤保护膜时,照护者应先用手"撑开"皮肤皱褶,再均匀进行喷涂。

（3）避免使用爽身粉,以防止被尿液或粪便浸湿后增加对皮肤的刺激。

（江哲珍　娄湘红　黄桂玲）

第二节 \ 患者清洁

一、面部清洁

良好的面部卫生状况,可协助患者维持良好形象,促进舒适,具有重要意义。

面部清洁操作步骤及评分标准

操作步骤	操作要点	分值
1. 操作前准备（17分）		
（1）评估解释:评估患者病情、理解配合程度、心理状况,做好解释取得配合（5分） （2）环境准备:调节合适室温,保证光线充足（4分） （3）患者准备:评估脸部皮肤状况（5分） （4）用物准备:清洁的脸盆,毛巾一条,润肤乳（3分）	选择实施面部清洁的时间	17
2. 进行面部清洁（70分）		
（1）洗手,携用物至患者床旁（5分） （2）给予患者解释,取得配合（5分） （3）关闭门窗,拉好屏风,调节室温至22~24℃,水温50~52℃（5分） ①将一条浴巾铺于患者枕上,另一条浴巾盖于患者胸部（5分） ②将毛巾叠成手套状,包于照护者手上（5分） ③将包好的毛巾浸湿并拧至不滴水（10分） （4）由内侧至外侧擦洗患者眼部,再更换毛巾部位轻轻擦干（10分）	严格七步洗手法 避免擦浴时弄湿床单和被套 毛巾折叠可保持温度,避免边缘过凉刺激患者皮肤 防止眼部分泌物进入鼻泪管 注意擦净耳廓、耳后及皮肤皱褶处	70

操作步骤	操作要点	分值
（5）按顺序洗净并擦干前额、面颊、鼻翼、耳后、下颌直至颈部。根据患者病情及实际情况使用浴皂，必要时涂抹润肤乳（10分） （6）整理床单位，协助患者取舒适卧位，询问患者需要（10分） （7）洗手（5分）	除眼部外，其他部位一般采用清水和浴皂各擦洗一遍后，再用清水擦洗并用浴巾擦干	
3. 其他操作要求（13分）		
（1）操作速度（3分） （2）操作时仪表（2分） （3）服务态度（3分） （4）操作注意事项（5分）	10分钟内完成操作 要求衣帽、鞋、头发整洁并符合要求，指甲长短适宜 注意观察患者反应，询问患者感受，态度友好，注重人文关怀	13

评分依据

1. 操作程序缺项或不符合要求按各项实际分值扣分
2. 操作顺序颠倒一处扣 1 分
3. 操作时间超过规定时间的 30% 扣 1 分；超过 30%~40% 时扣 2 分；超过 40% 时扣 3 分并终止操作，未完成项及操作速度项得分全部扣除
4. 仪表一项不符合扣 1 分，扣完为止
5. 态度生硬，沟通不足，缺乏人文关怀，扣 1~3 分，扣完为止
6. 注意事项回答不全，漏一项扣 1~2 分，扣完为止

【操作注意事项】

（1）控制水温，防止烫伤。

（2）擦拭时避开伤口，防止敷料浸湿。

（3）注意保暖，清洁完毕需涂抹润肤乳及润唇膏，以防止患者皮肤皲裂。

请扫描二维码观看演示视频

二、口腔清洁

维持良好的口腔卫生状况,可预防感染,促进口腔正常功能的恢复,提高患者的生活质量。

口腔清洁操作步骤及评分标准

操作步骤	操作要点	分值
1. 操作前准备(5分)		
(1)评估解释:评估患者自理能力及口腔黏膜有无破溃,告知患者操作的目的,获得理解与配合(2分) (2)环境准备:调节室温至24~25℃(1分) (3)患者准备:在晨起和就寝前,协助患者取半坐卧位或侧卧位(1分) (4)用物准备:牙刷、牙膏(有口腔问题的患者,可选相应的漱口液)、漱口杯、脸盆一个、护理垫、毛巾、润唇膏(1分)	跟患者交流时,注意言语要温柔,要有耐心	5
2. 给部分自理的患者清洁牙齿(30分)		
(1)协助患者取坐位,将护理垫铺在患者面前,放稳脸盆(2分) (2)在牙刷上挤好牙膏,水杯中盛清水2/3满,递给患者水杯以及牙刷,嘱患者身体前倾,先含一小口水漱口,湿润口腔,再进行刷牙(10分) (3)协助患者刷牙,刷牙时间不少于3分钟,刷牙完毕,含水再次漱口,用毛巾擦净患者口角水渍(10分)	口唇干裂的患者应先用湿毛巾湿润其口唇	30

操作步骤	操作要点	分值
（4）撤去用物，根据患者需要保持坐位或变换其他体位，必要时涂擦润唇膏（8 分）		
3. 给生活不能自理的患者清洁牙齿（32 分）		
（1）不能坐起的患者让其头偏向一侧或侧卧，颈下垫一护理垫，口角处放一小碗（10 分） （2）协助患者刷牙，在牙刷上挤好牙膏，水杯中盛清水 2/3 满，嘱患者上下牙齿咬合→张开口腔刷洗牙齿外侧面（上牙从上向下刷，下牙从下向上刷）→刷洗牙齿内侧面→螺旋形刷洗牙齿咬合面（10 分） （3）刷完牙齿后，再由内向外刷洗舌面，嘱患者伸出舌头，握紧牙刷并与舌面呈直角，用较小力量先刷向舌面尖端，再刷舌的两侧面。而后嘱患者彻底漱口，清除口腔内的食物碎屑和残余牙膏。必要时可重复刷洗和漱口，直至口腔完全清洁。最后用清水洗净牙刷，甩去多余水分后控干、待用（10 分） （4）撤去用物，必要时涂擦润唇膏（2 分）	口唇干裂的患者应先用湿毛巾湿润口唇。再嘱患者张开口腔刷洗过程动作轻柔，防止碰伤黏膜和牙龈牙刷勿过深，以免触及咽部引起患者恶心	32
4. 清洁患者的义齿（20 分）		
（1）另外需准备水杯两个、清洗液一瓶、冷开水（5 分） （2）饭后需要将全口义齿取下，用牙刷蘸取清洗液分别刷洗义齿外侧面、咬合面、内侧面。每天 2~3 次，清洁过程需要彻底清洁每一颗义齿（10 分） （3）刷洗干净以后，将义齿放入大口的杯子中，用冷开水加以浸泡保存，防止义齿的变形（5 分）	不可使用消毒剂或开水浸泡	20
5. 其他操作要求（13 分）		
（1）操作速度（3 分） （2）操作时仪表（2 分）	10 分钟内完成操作	13

续表

操作步骤	操作要点	分值
（3）服务态度（3分） （4）操作注意事项（5分）	要求衣帽、鞋、头发整洁并符合要求，指甲长短适宜 注意观察患者反应，询问患者感受，态度友好，注重人文关怀	

评分依据

1. 操作程序缺项或不符合要求按各项实际分值扣分

2. 操作顺序颠倒一处扣 1 分

3. 操作时间超过规定时间的 30% 扣 1 分；超过 30%~40% 时扣 2 分；超过 40% 时扣 3 分并终止操作，未完成项及操作速度项得分全部扣除

4. 仪表一项不符合扣 1 分，扣完为止

5. 态度生硬，沟通不足，缺乏人文关怀，扣 1~3 分，适当扣分，扣完为止

6. 注意事项回答不全，漏一项扣 1 分，扣完为止

【操作注意事项】

（1）协助刷牙时切忌引起患者呛咳。

（2）昏迷的患者及不能配合的患者，由护士进行口腔护理。

（3）使用义齿患者白天持续佩戴，晚上摘除。

（4）暂不用的义齿，泡于冷开水杯中，不可将义齿泡在热水或有腐蚀性消毒剂（酒精）内，每日更换一次清水。

（5）操作过程中，密切观察患者呼吸频率和节律。如果患者出现躁动或病情变化，暂停此操作，报告医护人员。

（6）针对有口腔疾患的患者，可选用相应的漱口水进行漱口。

漉口液的选择

口腔问题类别	漱口水种类
口腔溃疡	1%~3% 过氧化氢溶液（100 毫升生理盐水 +1~3 毫升过氧化氢溶液）
真菌感染	1%~4% 碳酸氢钠溶液（100 毫升生理盐水 +1~4 毫升碳酸氢钠溶液）
厌氧菌感染	0.08% 甲硝唑溶液（1 000 毫升生理盐水 +0.8 毫升甲硝唑溶液）
铜绿假单胞菌感染	0.1% 醋酸溶液（100 毫升生理盐水 +0.1 毫升醋酸溶液）

请扫描二维码观看演示视频

三、床上洗头

协助长期卧床、关节活动受限、肌肉张力降低的患者清洁和梳理头发，可去除头皮污垢，促进头部血液循环，预防头部皮肤感染，增加患者舒适感，维持患者形象。

床上洗头操作步骤及评分标准

操作步骤	操作要点	分值
1. 操作前准备（12 分）		
（1）评估解释：评估患者的头发卫生状况、头发长短及有无头皮损伤等情况（5 分） （2）环境准备：调节室温至 24~25℃（2 分） （3）患者准备：患者未治疗或进餐，协助患者取去枕平卧位（3 分）	照护者可先在自己手腕内侧面淋水，感觉水温是否合适，再用少量水淋湿于患者头部，	12

续表

操作步骤	操作要点	分值
(4)用物准备:洗发液、洗头器、水桶、盛有温水的量杯(水温40~45℃)、干毛巾2条、护理垫、浴巾1条、梳子、棉球2个、眼罩或纱布及吹风机(2分)	并询问水温是否合适	
2. 给卧床患者洗头(45分)		
(1)放平床头,让患者取去枕平卧位,取下床头挡板(5分) (2)洗手,放置物品,患者头下依次垫护理垫和浴巾(浴巾垫在护理垫上),洗头器放于浴巾上,污水桶放于地上(15分) (3)清洗头发 移开床旁座椅,照护者站在患者床头(5分) 将患者衣领松开向内反折,用干毛巾围于颈下,颈部至胸前盖一条干毛巾(5分) 用纱布盖住患者眼睛,用棉球塞至患者耳道口,松开头发(5分) 用温水淋湿头发,让温水充分浸湿头发,取适量洗发液于掌心,均匀涂抹于头发上,由额部向脑后部反复揉搓,同时用指腹轻轻按摩头皮(5分) 再用温水淋洗头发,直至泡沫洗净为止(5分)	洗发液不宜直接涂抹干发后按摩头皮,防止洗发液中的原料渗入皮肤而伤害头皮 揉搓力适中,避免指甲搔抓,以防损伤头皮 避免洗头水流入患者眼睛及耳部	45
3. 给卧床患者吹头发(30分)		
(1)取下患者眼睛上纱布和耳内棉球,撤下患者胸前毛巾,用毛巾擦干患者面部,擦头发,用毛巾包裹头发(10分) (2)撤去洗头用品,解下包头毛巾,用浴巾擦干头发(5分) (3)为患者吹干头发,由发根处吹向发尾,先吹额部,再吹头部两侧,最后协助患者侧卧位吹患者脑后。彻底吹干头发,以防	脊柱受伤的患者注意轴线翻身,使头肩部和腰、腿保持在一条线上翻身 给患者吹头发时,避免吹到患者眼睛	30

操作步骤	操作要点	分值
着凉,解下患者颈部毛巾(10 分) (4)梳理患者头发,协助患者取舒适卧位,整理床单位(5 分)		
4. 其他操作要求(13 分)		
(1)操作速度(3 分) (2)操作时仪表(2 分) (3)服务态度(3 分) (4)操作注意事项(5 分)	15 分钟内完成操作 要求衣帽、鞋、头发整洁并符合要求,指甲长短适宜 注意观察患者反应,询问患者感受,态度友好,注重人文关怀	13

评分依据

1. 操作程序缺项或不符合要求按各项实际分值扣分
2. 操作顺序颠倒一处扣 1 分
3. 操作时间超过规定时间的 30% 扣 1 分;超过 30%~40% 时扣 2 分;超过 40% 时扣 3 分并终止操作,未完成项及操作速度项得分全部扣除
4. 仪表一项不符合扣 1 分,扣完为止
5. 态度生硬,沟通不足,缺乏人文关怀,扣 1~3 分,,扣完为止
6. 注意事项回答不全,漏一项扣 1~2 分,扣完为止

【操作注意事项】

(1)身体尽量靠近床边,保持良好姿势,避免疲劳。

(2)饭后半小时内不宜进行头部清洗。

(3)避免打湿衣物和床铺,及时吹干头发,防止患者着凉。

(4)清洁过程中,要注意观察患者反应,皮肤有无异常。如果患者出现发抖、面色苍白、呼吸变快或变慢等情况应立刻停止操作。

请扫描二维码观看演示视频

四、床上擦浴

协助长期卧床、不能到浴室洗澡的患者,在床上进行皮肤清洁工作,可去除皮肤污垢,促进血液循环,增加皮肤的排泄功能,预防皮肤感染,防止压力性损伤及其他并发症的发生;同时还可维护患者自身形象,使患者舒适。

床上擦浴操作步骤及评分标准

操作步骤	操作要点	分值
1. 操作前准备(10分)		
(1)评估解释:评估患者的自理能力及合作程度,评估患者皮肤情况及伤口情况。告知患者操作的目的(2分) (2)环境准备:关门窗,调整温度(1分) (3)患者准备:患者体位舒适,协助患者排净大小便,擦洗在进食1小时后进行(2分) (4)用物准备:脸盆3个、水桶2个(1个盛温水,另1个盛污水)、温水(水温45~50℃)、毛巾3条、浴巾2条、浴毯、护理垫、肥皂或沐浴液、身体乳、清洁衣物(5分)	预防患者着凉,保护患者隐私	10
2. 协助患者擦洗上肢(10分)		
(1)铺浴巾于一侧手臂下,为患者脱下上衣,盖好浴毯(2分) (2)用浸湿的小毛巾由手部→腕部→前臂→肘部→上臂向上擦洗,直至腋窝,重复以上步骤再擦洗一遍(2分)	先脱近侧,后脱远侧,如有外伤,先脱健肢再脱患肢	10

续表

操作步骤	操作要点	分值
（3）最后用浴巾边按摩边擦干，擦洗时动作快捷，注意保暖（2分） （4）将浴巾对折，放于患者床边处，置脸盆于浴巾上。协助患者将手浸于脸盆中，洗净并擦干。根据情况修剪指甲（2分） （5）操作后移至对侧，同法擦洗对侧上肢（2分）		
3. 协助患者擦洗胸腹部（11分）		
（1）换水，将浴巾盖于患者胸部，将浴毯向下折叠至患者脐部。照护者一手掀起浴巾，一边用另一包有毛巾的手擦洗患者胸部。擦洗女性患者乳房时应环形用力，注意擦净乳房下皮肤皱褶处。必要时，可将乳房抬起以擦洗皱褶处皮肤（先展平皱褶处皮肤，然后将皮肤污垢擦洗干净，再擦干皮肤）。重复以上操作再擦洗一遍，彻底擦干胸部皮肤（6分） （2）将浴巾横向盖于患者胸、腹部（可使用两条浴巾）。将浴毯向下折叠至会阴部。照护者一手掀起浴巾，一边用另一包有毛巾的手擦洗患者腹部，腹部以脐为中心，顺时针擦洗，彻底擦干腹部皮肤（5分）	保护患者隐私，并避免着凉	11
4. 协助患者擦洗背部（10分）		
（1）协助患者翻身侧卧，背向照护者，将浴巾纵向铺于患者身下，将浴毯盖于患者肩部和腿部（2分） （2）从上往下，依次擦患者后颈→背部→臀部。重复以上步骤再擦洗一遍（4分） （3）为患者换上清洁上衣，协助患者平卧，先穿远侧，后穿近侧，如有外伤先穿患肢，后穿健肢（4分）	先穿患肢，可减少肢体关节活动，便于操作	10

续表

操作步骤	操作要点	分值
5. 协助患者擦洗腿部（20分）		
（1）将浴毯盖于患者胸、腹部,换盆换水（2分） （2）将浴毯从下往上撤至床中线处,盖于远侧腿部,确保遮盖会阴部位。将浴巾纵向铺于近侧腿部下面（3分） （3）脱下患者裤子并用浴巾覆盖。依次擦洗脚踝部→膝关节→大腿,擦洗两遍。同法擦另一侧,注意擦净腹股沟（5分） （4）移盆于足下,盆下依次垫好浴巾及护理垫(浴巾垫在护理垫上)（3分） （5）手托起患者小腿部,将足部轻轻置于盆内,浸泡10~15分钟后擦洗足部。根据情况修剪趾甲。彻底擦干足部。若足部过于干燥,可使用身体乳（5分） （6）照护者移至床对侧,将浴毯盖于洗净腿,同法擦洗近侧下肢。擦洗后,浴毯盖好患者。换盆换水（2分）	先脱近侧,后脱远侧,如有外伤,先脱健肢再脱患肢确保足部接触盆底,以保持稳定注意洗净并擦干趾间部位	20
6. 协助患者清洗会阴（26分）		
（1）用浴巾盖好上肢和胸部,浴毯盖好下肢,只暴露会阴部,将护理垫垫于患者臀下（2分） （2）协助患者取屈膝仰卧位,两腿外展（2分）	注意保护患者隐私	4
（3）男性:①擦洗大腿内侧,由外向内擦至阴囊边缘（2分）;②擦洗阴茎头部,轻轻提起阴茎,手持毛巾将包皮后推露出冠状沟,由尿道口向外环形擦洗阴茎头部。搓洗毛巾,反复擦洗,直至擦净（3分）;③擦洗阴茎体部,沿阴茎体由上向下擦洗,特别注意阴茎下（3分）;④擦洗阴囊部,擦洗阴囊及阴囊下皮肤皱褶处（2分）	每擦一处,更换毛巾的不同部位,擦洗顺序为由上到下,由对侧至近侧擦洗过程中注意力量柔和、适度,避免过度刺激动作轻柔,防止阴囊受压引起疼痛	10

续表

操作步骤	操作要点	分值
（4）女性：①擦洗大腿内侧，由外向内擦洗至大阴唇边缘（2分）；②擦洗阴阜，由对侧至近侧擦洗（2分）；③擦洗阴唇部位，擦洗顺序为由上到下，由对侧至近侧，注意皮肤皱褶处（2分）；④擦洗尿道口和阴道口，分开阴唇，暴露尿道口和阴道口。由上到下从会阴部向肛门方向轻轻擦洗各个部位，彻底擦净阴唇、阴蒂及阴道口周围部分（3分）	每擦一处，更换毛巾的不同部位特别注意肛门部位的皮肤情况。必要时在擦洗肛门前，可先用卫生纸擦洗	9
（5）协助患者取侧卧位，擦洗肛周及肛门部位（2分）（6）协助患者换上清洁裤子（1分）	先穿患侧，可减少肢体关节活动，便于操作	3
7. 其他操作要求（13分）		
（1）操作速度（3分）（2）操作时仪表（2分）（3）服务态度（3分）（4）操作注意事项（5分）	30分钟内完成操作 要求衣帽、鞋、头发整洁并符合要求，指甲长短适宜 注意观察患者反应，询问患者感受，态度友好，注重人文关怀	13

评分依据

1. 操作程序缺项或不符合要求按各项实际分值扣分
2. 操作顺序颠倒一处扣1分
3. 操作时间超过规定时间的30%扣1分；超过30%~40%时扣2分；超过40%时扣3分并终止操作，未完成项及操作速度项得分全部扣除
4. 仪表一项不符合扣1分，扣完为止
5. 态度生硬，沟通不足，缺乏人文关怀，扣1~3分，扣完为止
6. 注意事项回答不全，漏一项扣0.5~1分，扣完为止

【操作注意事项】

（1）擦洗背部翻身时应注意采取轴线翻身(具体操作见第六章)。

（2）照护者给患者擦洗身体时要掌握节力原则,并注意拉起床栏,防止患者坠床等。

（3）擦洗身体、会阴、足部分别需要使用单独的水盆及毛巾,避免交叉感染。

（4）清洁患者身体时要注意为患者保暖,要随时观察水温,水温保持在 45~50℃。

（5）擦洗的过程中要加强皮肤皱褶部位的清洗,注意擦干腋窝、乳房下、腹股沟等皮肤皱褶处。

（6）清洁身体时要注意多与患者沟通交流,关注患者的反应及病情变化,如有发抖、面色苍白、呼吸急促,应立即停止操作,报告医护人员。

（7）擦洗过程中注意观察患者皮肤有无异常,如出现红肿、皮疹、破溃、水泡等,及时告知医护人员。

床上擦浴　　足部清洁　　会阴部清洁

请扫描二维码观看演示视频

五、修剪指甲

修剪指甲不仅防止指甲处藏污纳垢,还可以防止患者抓挠,引起皮肤损伤,一般每周修剪一次。

修剪指甲操作步骤及评分标准

操作步骤	操作要点	分值
1. 操作前准备(17分)		
(1) 评估解释:评估患者病情、理解配合程度、心理状况并解释操作目的取得配合(6分) (2) 环境准备:照护者调节室温,保证光线充足(3分) (3) 患者准备:了解患者指甲长短及硬度(3分) (4) 用物准备:指甲刀,护理垫,污物桶1个,锉刀,必要时备脸盆及毛巾(5分)	询问有无足部溃疡及过敏,便于选择合适的工具	17
2. 修剪指甲(70分)		
(1) 洗手,携用物至患者床旁(5分) (2) 给予患者解释,取得配合(5分) (3) 保持病房光线充足(5分) (4) 垫护理垫于手下,指甲刀沿着拇指近侧剪至远侧,剪平整(4分),其余各指及对侧手指同法(6分) (5) 将双脚下垫护理垫(2分),再用指甲刀依次剪近侧脚趾甲,远侧脚趾甲(8分) (6) 再用锉刀将双手指甲及双脚趾甲磨平整(10分) (7) 撤去护理垫(5分) (8) 整理床单位,协助患者取舒适卧位,询问患者需要(10分) (9) 清理用物(5分) (10) 洗手(5分)	严格七步洗手法 避免棱角过尖,避免划伤皮肤 避免修剪过短,边缘过深,以免引起甲沟炎 折叠撤去护理垫 指甲刀用后清洗,消毒 指甲过硬时可提前温水浸泡或湿敷1分钟	70
3. 其他操作要求(13分)		
(1) 操作速度(3分) (2) 操作时仪表(2分)	5分钟内完成操作 要求衣帽、鞋、头发整洁并符合要求,指甲长短适宜	13

续表

操作步骤	操作要点	分值
（3）服务态度（3分） （4）操作注意事项（5分）	注意观察患者反应，询问患者感受，态度友好，注重人文关怀	

评分依据

1. 操作程序缺项或不符合要求按各项实际分值扣分
2. 操作顺序颠倒一处扣 1 分
3. 操作时间超过规定时间的 30% 扣 1 分；超过 30%~40% 时扣 2 分；超过 40% 时扣 3 分并终止操作，未完成项及操作速度项得分全部扣除
4. 仪表一项不符合扣 1 分，扣完为止
5. 态度生硬，沟通不足，缺乏人文关怀，扣 1~3 分，扣完为止
6. 注意事项回答不全，漏一项扣 1~2 分，扣完为止

【操作注意事项】

（1）选择适合患者使用的指甲钳；儿童需使用小儿专用指甲钳。

（2）修剪时动作易轻柔，勿修剪过短。

（3）修剪完毕，应适当打磨，防止因指甲锋利造成皮肤抓伤。

请扫描二维码观看演示视频

六、协助患者剃胡须

为保持男性患者面部整洁，维护患者形象，照护者应每日晨间为其剃须。

协助患者剃胡须操作步骤及评分标准

操作步骤	操作要点	分值
1. 操作前准备（17分）		
（1）评估解释：评估患者病情、理解配合程度、心理状况，做好解释取得配合（8分） （2）环境准备：调节室温，光线充足（3分） （3）患者准备：了解患者胡须长度（2分） （4）用物准备：清洁的脸盆一个，毛巾一个，剃须刀，剪刀，护理垫（4分）	询问有无宗教信仰	17
2. 为患者剃须（70分）		
（1）洗手，戴口罩，携用物至患者床旁（5分） （2）给予患者解释，取得配合（5分） （3）调节室温至22~24℃，水温50~52℃（5分） （4）协助患者床头摇高45°；嘱患者侧卧头偏向照护者（2分），下颌处铺护理垫（2分）。将毛巾放温水中湿润，拧干后敷在患者胡须处1分钟，再用剪刀剪去长的部分（6分） （5）检查电动剃须刀备用状态（5分） （6）嘱患者抿唇（5分），在唇上胡须处左右移动剃须刀，拉平腮部皮肤，再同法剃下颌及腮（15分） （7）协助清水洗脸擦净，去除护理垫（5分） （8）整理床单位，协助患者取舒适卧位。询问患者需要（10分） （9）洗手，脱口罩（5分）	严格七步洗手法 根据患者情况，胡须过长可先用剪刀剪短 嘱患者勿动，避免划伤皮肤 避免长时间在一个地方停留 检查有无剃干净	70
3. 其他操作要求（13分）		
（1）操作速度（3分） （2）操作时仪表（2分）	5分钟内完成操作要求衣帽、鞋、头发整洁并符合要求，指甲长短适宜	13

续表

操作步骤	操作要点	分值
（3）服务态度（3分） （4）操作注意事项（5分）	注意观察患者反应，询问患者感受，态度友好，注重人文关怀	

评分依据

1. 操作程序缺项或不符合要求按各项实际分值扣分
2. 操作顺序颠倒一处扣1分
3. 操作时间超过规定时间的30%扣1分；超过30%~40%时扣2分；超过40%时扣3分并终止操作，未完成项及操作速度项得分全部扣除
4. 仪表一项不符合扣1分，扣完为止
5. 态度生硬，沟通不足，缺乏人文关怀，扣1~3分，扣完为止
6. 注意事项回答不全，漏一项扣1~2分，扣完为止

【操作注意事项】

（1）询问患者及家属有无特殊信仰需蓄胡须，若有，应尊重患者的信仰。

（2）为确保安全，应选择电动剃须刀为宜。

（3）剃须完毕，检查患者脸部及唇周皮肤有无破损。

（宋小燕　杨文婷　邹颜西　娄湘红）

第三节 床单位整理

照护者应维持病房及床单位的整齐与美观，让患者感到舒适并防止压力性损伤及其他并发症的发生。其中床单位整理包括更换污染的床单被套等、整理病房及床旁、床下生活用品等，本节重点讲解床单更换和床上、床下整理。

床单位整理操作步骤及评分标准

操作步骤	操作要点	分值
1. 操作前准备(7分)		
(1)评估解释:对患者当前病情,意识状态,自理能力,皮肤及管道情况进行评估;评估床单位是否安全清洁,向患者说明操作目的并获得配合(2分) (2)环境准备:关闭门窗、床帘以保护患者隐私;调整室温(2分) (3)患者准备:患者体位舒适,未治疗或进餐(1分) (4)用物准备:床单1条、被套1个、枕套1个、必要时准备大浴巾及一次性护理垫(2分)	注意保护患者隐私 避开治疗、进食时固定床刹	7
2. 协助卧床患者更换床单(55分)		
(1)照护者协助患者侧卧在床的对侧(背向照护者),观察检查患者肩胛、枕部及骶尾部等易出现压力性损伤部位皮肤是否完整,若出现红肿破溃等情况须及时告知医护人员。松开床尾盖被,将枕头移向对侧(10分) (2)解开近侧的床单、护理垫及浴巾,将护理垫卷入患者的身下,将浴巾上的渣屑清理干净后搭在患者身上(10分) (3)将床单卷入患者身下后清理床垫上的渣屑(5分) (4)将清洁的床单中线与床的中线对齐,按顺序打开一半塞于患者身下,将近侧半边床单,自床头、床尾中间,先后展平,折成斜角塞于床垫下(10分) (5)放平浴巾,铺上一次性护理垫,把护理垫一半塞于患者身下,另一半拉平与浴巾一同塞在床垫下(5分) (6)协助患者侧卧在铺好的近侧床单上(5分)	翻身时嘱患者扶好床栏注意安全 密切关注患者病情,询问患者是否舒适	55

操作步骤	操作要点	分值
（7）照护者转至床的对侧,将患者身下脏的护理垫卷好放至床脚架上,清理浴巾后搭于患者身上,把污床单卷至床尾,放在床脚架上（5分） （8）扫净床上渣屑,依顺序将清洁床单、浴巾、护理垫逐层拉平同上法铺好并帮助患者取平卧位（5分）		
3. 协助卧床患者更换被套（15分）		
（1）将清洁被套展开,解开污被套端（或侧端）系带后将被絮在脏被套内折好（5分） （2）将被絮套入清洁套内,对好上端两角,自上而下理平被絮,对好下端两角,系好系带,取出脏被套放在床尾脚架（5分） （3）同法将套好的枕头放回至患者头下（5分）	注意更换过程时刻保护患者的颈椎	15
4. 整理床上、床下用物（10分）		
（1）照护者协助患者取舒服姿势（2分） （2）还原床旁桌、椅（2分） （3）整理床头柜:摆放整齐,床头柜表面只能放碗、漱口杯、药杯、开水壶等（2分） （4）整理床下用物:生活用品放至个人柜子,便盆、尿壶放至床底置物架,洗漱盆放至卫生间（2分） （5）开门窗,把污被服送至污物间（2分）	清理床单位附近杂物,保持整洁	10
5. 其他操作要求（13分）		
（1）操作速度（3分） （2）操作时仪表（2分）	15分钟内完成操作 要求衣帽、鞋、头发整洁并符合要求,指甲长短适宜	13

续表

操作步骤	操作要点	分值
(3)服务态度(3分) (4)操作注意事项(5分)	注意观察患者反应,询问患者感受,态度友好,注重人文关怀	

评分依据

1. 操作程序缺项或不符合要求按各项实际分值扣分
2. 操作顺序颠倒一处扣 1 分
3. 操作时间超过规定时间的 30% 扣 1 分;超过 30%~40% 时扣 2 分;超过 40% 时扣 3 分并终止操作,未完成项及操作速度项得分全部扣除
4. 仪表一项不符合扣 1 分,扣完为止
5. 态度生硬,沟通不足,缺乏人文关怀,扣 1~3 分,扣完为止
6. 注意事项回答不全,漏一项扣 1~2 分,扣完为止

【操作注意事项】

(1)照护者应正确运用人体力学原理,避免操作过程中多次走动,节省体力。

(2)根据患者的病情、年龄、体重、意识、活动和合作能力,是否有引流管、伤口,是否大小便失禁等,采用相对应的整理床单位方法。①卧床时间较长或合并感染等病情危重患者要注意观察其生命体征变化;②如有颈椎损伤时,必须轴线翻身,不能扭转患者头部,避免加重神经损伤而引起呼吸肌麻痹导致死亡等严重后果;③术后患者,应检查伤口处敷料是否脱落,当发现患处有分泌物、血迹等浸润敷料时,应通知医生换药后再翻身;④行牵引的患者翻身时不放松牵引且保持牵引的稳定性;⑤患者带有引流管时先要检查管路固定是否牢固;引流装置要妥善放置在正确位置,不可高于引流管口平面;预留适宜长度,防止牵拉;必要时,夹闭管路。

(3)避免患者着凉并注意隐私保护。

请扫描二维码观看演示视频

（李依扬 娄湘红 黄桂玲）

第四节 协助更衣

协助患者更衣是照护的日常工作,看似简单,但实际用到卧床和病情危重患者身上时,或当遇到患者身上有伤口、引流袋,或者肢体活动障碍等情况时,照护者如何正确且舒适地协助患者更衣十分重要。

协助更衣操作步骤及评分标准

操作步骤	操作要点	分值
1. 操作前准备(9分)		
（1）评估解释:评估患者的病情,生活自理能力,合作程度,解释操作目的并获得配合(2分) （2）环境准备:将室温调节到24~25℃,视情况关闭门窗,拉好窗帘及床帘,注意保护患者隐私(2分) （3）照护者准备:服装整洁,修剪指甲,洗手,戴口罩(2分) （4）患者准备:照护者协助患者移至近侧并取患者舒适体位,保持身体的平稳;根据患者病情选用不同的更衣方式,半坐或坐位适用于病情稳定患者;轴式翻身法适用于手术或长期卧床患者(2分)	出汗多,衣裤被血液、分泌物、体液污染时随时更换 冬季更换衣服时注意保暖	9

续表

操作步骤	操作要点	分值
（5）用物准备：根据患者的体型，选择合适、清洁的衣服（1分）		
2. 协助患者更换上衣（39分）		
（1）脱上衣：①照护者根据患者病情选择合适姿势，询问患者是否舒适后妥善安置患者的所有管道（3分）；②照护者帮助患者解开衣扣，脱掉健侧的衣袖后卷好压于患者身下（3分）；③患者手扶床栏，照护者帮助其转身侧卧于健侧后转至床对侧（5分），检查患者肩胛、枕部及骶尾部等易出现压力性损伤部位皮肤是否完整，若出现红肿破溃等情况须及时告知医护人员（5分）；④照护者一手伸进患者衣袖内，扶住患侧的手臂，另一手脱下患侧衣袖（5分） （2）穿上衣：①照护者取清洁上衣后，协助患者手扶床栏，帮助其转身侧卧于健侧（5分），一手从袖口处套入并握住患侧手臂，另一只手将衣袖向上牵拉穿至肩部（3分）；②将衣服和袖子卷起后压在患者的身下（2分）；③协助患者恢复仰卧位（3分），拉出健侧衣袖并协助患者穿上（5分）	原则：无肢体障碍时，先脱近侧，后脱对侧；如肢体有伤口或活动障碍时，先脱健侧，后脱患侧 注意保护伤口，防止管路扭曲、受压或扯脱	39
3. 协助患者更换裤子（39分）		
（1）脱裤：①照护者站在患者患侧，打开下半身被子，引导患者患侧腿部轻微弯曲（5分）；②轻轻抬起患者的臀部并把裤子拉到大腿根部。轻抬患者脚跟将裤子脱下（5分）；③检查下肢、会阴处皮肤黏膜有无损伤，骨节突出处有无压伤（5分） （2）穿裤：①照护者拿取清洁衣裤，将两裤腿从裤脚由裤脚成"s"形套到一侧手臂上，先套近侧裤腿，再套远侧裤腿（10分）；②套裤腿的手	注意保护患者隐私 原则：如肢体有伤口或活动障碍时，先穿患侧，后穿健侧	39

续表

操作步骤	操作要点	分值
托起患者脚跟部,两手分别将两裤腿穿好,先穿远侧腿,再穿近侧腿(5分);③轻抬患者臀部,双手将裤子向上穿至患者腰部,系好腰带(5分);④协助患者取舒适体位,确保患者衣袖平整,并盖好棉被(4分)		

4. 其他操作要求(13分)

操作步骤	操作要点	分值
(1)操作速度(3分) (2)操作时仪表(2分) (3)服务态度(3分) (4)操作注意事项(5分)照护	15分钟内完成操作 要求衣帽、鞋、头发整洁并符合要求,指甲长短适宜 注意观察患者反应,询问患者感受,态度友好,注重人文关怀	13

评分依据

1. 操作程序缺项或不符合要求按各项实际分值扣分
2. 操作顺序颠倒一处扣1分
3. 操作速度:共3分。操作时间超过规定时间的30%扣1分;超过30%~40%时扣2分;超过40%时扣3分并终止操作,未完成项及操作速度项得分全部扣除
4. 仪表一项不符合扣1分,扣完为止
5. 态度生硬,沟通不足,缺乏人文关怀,扣1~3分,扣完为止
6. 注意事项回答不全,漏一项扣1~2分,扣完为止

【操作注意事项】

(1)更衣过程中,注意保护及观察患者的伤口和各种管道,注意患者病情变化。

(2)更衣过程中,注意观察皮肤及伤侧的肢体活动情况。

（3）不可强行牵拉强直或痉挛的肢体,保持关节在功能位范围内活动。

（4）减少患侧活动与牵拉程度,避免疼痛和影响治疗。卧床患者行动不便,尽量选择开衫,减少对患者的翻动。

请扫描二维码观看演示视频

（王琼　林玲　黄桂玲）

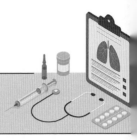

第 四 章

营 养 照 护

　　由于相当一部分患者在入院前就因为年龄、疾病等原因而出现营养风险或者营养不良,住院之后随着病情发展,营养摄入减少或者营养需求的增加会进一步导致营养不良的发生和并发症风险提高,因此照护者需要予以重视并规范落实住院患者的营养评估和营养干预。食物可提供人体各类营养素,不同食物含有不同营养素及作用,可通过合理搭配膳食满足个人的营养需求,以维持机体的生理功能、生长发育及健康。照护者需掌握不同疾病患者的营养需求及饮食禁忌,才能更好地促进患者的康复。

第一节　营养素的种类与作用

☆　食物中的营养素有哪些

　　食物中富含各类营养素,而人类所需营养素有 40 多种,主要分为蛋白质、脂类、碳水化合物、矿物质和维生素,也就是我们身体所必需的五大营养素。

☆　如何理解五大营养素以及它们的作用

　　(1)蛋白质:主要参与机体的构建和修复,也是重要的能量来源,其中鱼奶蛋肉及大豆为优质蛋白质。

　　(2)脂类:我们熟知的脂肪就是主要的脂类,起到储存和提供能量、保温及润滑等作用。

（3）碳水化合物：主要为机体储存和提供能量，比如我们常吃的糖。

（4）矿物质：是一类无机盐，参与生理功能的维持和人体组织的构成，不能在体内合成，只能从外界摄取，比如钙、铁、锌等。

（5）维生素：主要用于维持机体的正常代谢，大多不能在体内合成，需要从食物中获取。

（马欣欣　王璇）

第二节　常见的营养评估方法

☆ 常见的营养评估方法有哪些

有膳食调查、人体测量、临床检查、实验室检查及多项综合营养评价方法等。照护者主要需要掌握的是膳食调查的方法，同时协助医务人员完成人体测量、临床检查、实验室检查及多项综合营养评价等。

☆ 照护者如何进行膳食调查

（1）照护者应评估患者每天进食的时间、种类和量，了解患者的饮食习惯和禁忌，比如饮食的地域特点，以及食物的软烂、口味、烹制方法等。

（2）对食欲减退、进食少、有胃肠道反应等异常情况，照护者须及时向医务人员反馈。

（马欣欣　王璇）

第三节 \ 不同生理时期的营养需求

☆ **妊娠期**（怀孕后至生产前）**如何加强营养**

（1）总的原则是保证孕期体重适宜增长，不超过 25~30 公斤。

（2）应鼓励患者常吃含铁丰富的食物，如动物肝脏及血制品、蔬菜、水果、海产品。

（3）食用碘盐，合理补充叶酸和维生素 D。

（4）孕吐严重时可少量多餐，吃含碳水化合物的食物，如面条、米粥等。

（5）孕中晚期（孕 13 周至 40 周）适量增加鱼、奶、蛋、肉等优质蛋白的摄入。

☆ **哺乳期**（从开始哺乳至停止哺乳）**如何加强营养**

（1）总的原则是保证营养均衡，食物种类多样但不过量。

（2）在此基础上，增加优质蛋白质和维生素 A（动物内脏、深海鱼类、蔬菜类如胡萝卜、南瓜等）的摄入，选用碘盐，合理补充维生素 D。

☆ **婴幼儿**（出生至 1 周岁之前）**如何保证营养均衡**

（1）母乳是婴幼儿最理想的食物，条件允许下坚持婴儿 6 月龄内采取纯母乳喂养。

（2）通常生后 1 小时内开奶，重视尽早吮吸，什么时候喂养则由婴儿进食意愿和需求决定。

（3）视情况适当补充维生素 D，若为母乳喂养无需额外补充。

（4）照护者在宝宝满 6 月龄时可开始添加辅食，从富含铁元素的泥糊状食物开始（如米糊、蛋黄等），注意不是吃不吃得饱，而是训练咀嚼肌的功能，为今后咀嚼食物做准备。

（5）照护者在准备辅食时,应注意食物种类多样化,重视动物性食物的添加,少加糖和盐,油脂适当,保持食物原味。

☆ **学龄前（3 周岁至 6 周岁小学前）及学龄儿童（6 周岁至 13 周岁）有什么营养需求,该如何吃**

（1）食物种类多样化,定时进餐、自主进食。

（2）每天喝牛奶 300~400 毫升,合理选择零食,不喝含糖饮料,禁止饮酒。

（3）让孩子参与食物选择与制作,增进对食物的认知和喜爱,注意烹调方式,少调料、少油炸。

☆ **老年人（60 岁及以上）有什么营养需求,该如何吃**

（1）最好能够共同进餐,保持良好的食欲和愉悦的心情,享受美食。

（2）食物品种丰富,动物性食物充足,多吃鱼禽肉蛋奶,常吃大豆类制品,适量蔬菜和水果。

（3）依据个人情况,选择食物质地细软,能量和营养素密度高的食物（如蛋黄、鱼虾贝类、油菜、小米等）。

（徐文 黄桂玲）

第四节 膳食种类与特殊疾病膳食

☆ **医院膳食有哪些**

（1）主要分两种,一种是医院常规膳食,另一种是治疗膳食。

（2）医院常规膳食也称医院基本膳食,按其质地分为 4 种形式,即普通膳食、软食、半流质膳食和流质膳食。其他几类膳食都是以基本膳食为基础制定的。

（3）治疗膳食是指根据患者的疾病状态进行的饮食方

式,包括低盐低脂饮食、糖尿病饮食、低嘌呤饮食等。

☆ 什么是普食,哪些患者可进普食

(1)普食即普通膳食,与正常健康人每日所用膳食相同。

(2)适用于在治疗上无特殊膳食要求的患者,每日建议三餐,每餐间隔 4~6 小时。

(3)大部分无口腔及胃肠道损伤的患者、无慢性疾病的患者,可进食普食。

☆ 什么是软食,哪些患者需进软食

(1)软食是指比普通膳食质地软、少渣、易咀嚼、易消化的饮食。

(2)每日建议 3~5 餐,如米饭、面条的制作比普食更加软而烂;肉类选择细嫩的瘦肉等。

(3)适用于咀嚼功能下降的老年人及胃肠道手术患者的恢复期。

☆ 什么是半流质饮食,哪些患者需进半流质饮食

(1)半流质饮食是比较稀软、易咀嚼吞咽、易消化,且外观是半流体状态的饮食。

(2)每日建议 5~6 餐,每餐间隔 2~3 小时,可选择食用小米粥、肉泥等。

(3)适用于手术后的过渡期或吞咽障碍的患者。

☆ 什么是流质饮食,哪些患者需进流质饮食

(1)流质饮食特别容易消化且少渣,呈流体状态。

(2)每餐供给量约 200~250 毫升,每日建议 6~7 餐,可选择食用汤、羹、奶等。

(3)适用于手术后的早期,肛门排气后,或者吞咽障碍的患者。

☆ **什么是高蛋白饮食,适用于哪些患者**

(1)高蛋白饮食即饮食种类中蛋白含量较高的饮食。

(2)可选择食用鱼、奶、蛋、肉及大豆等优质蛋白,适当添加蛋白粉等。

(3)适用于长期消耗性疾病,如结核病、甲状腺功能亢进症、大面积烧伤以及营养不良、严重贫血、烧伤和恶性肿瘤、大手术前后、低蛋白血症等患者。

☆ **什么是低盐饮食,适用于哪些患者**

(1)低盐饮食指限制钠盐的摄入,而食盐是钠的主要来源,故限钠实际上是以限制食盐为主。

(2)如少盐或不用盐,不用酱油等制作食物。

(3)主要适用于高血压、心力衰竭、肾病患者。

☆ **什么是低脂饮食,适用于哪些患者**

(1)低脂饮食即减少脂肪摄入的饮食。

(2)可选择食用谷类、不用油煎炸的肉、禽、鱼、蛋等,不吃肥肉。

(3)适用于脂肪肝、肝硬化、胆囊疾患、高脂血症、心脏疾病、肥胖患者。

☆ **什么是低嘌呤饮食,适用于哪些患者**

(1)低嘌呤饮食指少食嘌呤含量高的食物。

(2)可选择食用黄豆、豆芽、动物内脏、带鱼、紫菜、香菇、肉汤等。

(3)适用于痛风的患者。

☆ **患者进行糖耐量检查时饮食要注意什么**

(1)糖耐量试验膳食主要用于协助诊断糖尿病。

(2)在试验前数日,患者可正常饮食。

（3）试验前 1 天照护者应告知患者晚餐后遵医嘱禁食，忌喝咖啡和茶。

（4）试验当天患者清晨需空腹抽血，然后协助患者遵医嘱将葡萄糖 75 克溶于 300 毫升水中口服，在服用后 30 分钟、60 分钟、120 分钟和 180 分钟各抽血 1 次，测定血糖情况。

☆　患者进行胆囊造影检查前的饮食要注意什么

（1）照护者在患者行胆囊造影检查的前一天午餐应为患者提供高脂肪膳食，如油炒或煎制鸡蛋 2 个、肥肉等。

（2）晚餐时协助患者进食无脂肪高碳水化合物的少渣膳食，即除主食外，不食用烹调油和含蛋白质的食物。

（3）晚餐后协助患者口服造影剂，之后监督患者禁食和禁止吸烟。

（4）检查当天早晨禁食，服造影剂 14 小时后开始摄片；检查过程遵医嘱协助患者按指定时间进食高蛋白膳食。

（徐文　黄桂玲）

第五节　协助进餐

营养的摄入对于患者疾病的康复起着至关重要的作用，照护者除了照顾患者的个人起居外，根据患者的自理能力还需协助患者进食。

协助卧床患者进食操作步骤及评分标准

操作步骤	操作要点	分值
1. 操作前准备（17 分）		
（1）评估解释：评估患者病情、理解配合程度、心理状况，做好解释取得配合（5 分）	保护患者隐私，避免着凉	17

续表

操作步骤	操作要点	分值
（2）环境准备:调节温湿度,病房整洁（5分） （3）照护者准备:衣帽整洁、洗手、戴口罩(3分) （4）用物准备:温开水、粥、勺子、纸巾、隔水巾、手电筒、垃圾桶(4分)		
2. 协助患者进餐(70分)		
（1）向患者做好解释,评估患者口腔情况,有无义齿(5分) （2）洗手,戴口罩(5分),携用物至患者床旁(5分) （3）协助患者取半卧位(30°~45°)或坐位(5分),有义齿者为其妥善置入口腔 （4）在患者下颌铺一层隔水巾(5分) （5）测量水温(5分),嘱患者张嘴,用勺子将水慢慢沿着嘴角喂入(5分)。嘱患者吞咽,评估患者的吞咽能力;用勺子喂食少量的食物(5分);待患者咀嚼咽下食物后再继续喂食(5分) （6）协助患者清洁口腔及面部,撤去隔水巾(5分) （7）整理床单位,询问患者需要(5分) （8）清理用物(5分) （9）洗手,脱口罩(5分)	使用手电筒评估患者口腔黏膜是否完整无破损 有体位要求的患者应询问医务人员 水温控制在38~40℃ 吞咽功能正常:能顺利饮水,无呛咳 注意患者病情变化,如遇患者呛咳停止操作 动作轻柔 嘱患者保持半坐卧位30分钟,以防呕吐 消化性疾病患者应对餐具进行消毒	70
3. 其他操作要求(13分)		
（1）操作速度(3分) （2）操作时仪表(2分)	15分钟内完成操作 要求衣帽、鞋、头发整洁并符合要求,指甲长短适宜	13

续表

操作步骤	操作要点	分值
（3）服务态度（3分） （4）操作注意事项（5分）	注意观察患者反应,询问患者感受,态度友好,注重人文关怀	

评分依据

1. 操作程序缺项或不符合要求按各项实际分值扣分
2. 操作顺序颠倒一处扣 1 分
3. 操作时间超过规定时间的 30% 扣 1 分;超过 30%~40% 时扣 2 分;超过 40% 时扣 3 分并终止操作,未完成项及操作速度项得分全部扣除
4. 仪表一项不符合扣 1 分,扣完为止
5. 态度生硬,沟通不足,缺乏人文关怀,扣 1~3 分,扣完为止
6. 注意事项回答不全,漏一项扣 1~2 分,扣完为止

【操作注意事项】

（1）协助患者取半卧位或坐位。

（2）评估患者的吞咽能力及病情,遵医嘱为患者准备合适的饮食,温度适宜。

（3）喂食速度不宜过快。

（4）喂食结束协助患者半卧位,以防呕吐。

协助喂药

请扫描二维码观看演示视频

（宋小燕　林玲　娄湘红）

第六节 ＼ 鼻饲

☆ 什么是鼻饲

鼻饲是一种人工把胃管置入鼻腔和食道中,并通过从管内输注食物、水分和药物,以维持患者的营养治疗的技术。主要包含胃管和空肠管。

☆ 观察鼻饲管道

每日协助医务人员一起检查管道是否在位(有无脱出移位)、是否通畅(有无堵管)、喂养管固定处皮肤和黏膜受压(皮肤压红等)情况等。

☆ 保存和使用营养制剂

(1)肠内营养制剂必须现配现用,配制的肠内营养剂保存不宜超过 4 小时,超过 4 小时应该放在冰箱冷藏;24 小时内未用完应丢弃;成品肠内营养制剂要根据产品说明来保存。

(2)营养液需加温至 37~40℃再使用。

(3)若为自行准备的食物,须打碎成糊状,才可为患者注入。

☆ 肠内营养液输注过程中需要关注哪些重要数值

(1)体位:如果没有特殊体位禁忌,喂养时照护者需协助患者抬高床头 30°~45°,喂养结束后要保持半卧位 30~60 分钟。

(2)喂养量:经鼻胃管用注射器分次喂养时,知晓每次推注量不超过 400 毫升。

(3)冲管间隔时间:每 4 小时冲管 1 次。

(4)冲管水量:知晓每次喂养前后需用 20~30 毫升温开水冲管。

☆ 患者出现什么情况时需要及时呼叫医务人员

（1）固定鼻胃或肠管的胶布出现松散脱落。

（2）出现喂养管堵塞、误吸，或者患者有拔管倾向或行为。

（3）鼻饲过程中，患者出现恶心、呕吐、腹痛、腹泻。

（张银平　黄桂玲）

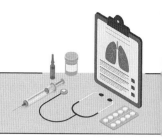

第 五 章

排 泄 照 护

　　排泄是机体将新陈代谢的产物排出体外的生理过程,如排尿、排便。照护者应掌握与排泄有关的照护知识与技术,根据患者不同的排泄情况,给予正确的照护措施,使患者获得最佳的健康和舒适状态。

第一节　常见的排泄问题及处理

☆　当患者出现哪些情况时,照护者应警惕患者排尿异常

　　当患者发生尿潴留或尿失禁时,应考虑患者排尿异常,及时通知医生处理。

☆　什么是尿潴留

　　指尿液大量存留在膀胱内而不能自主排出,患者自觉憋尿感明显。

☆　如何照护尿潴留的患者

　　(1)为患者提供单独、隐蔽的排尿环境,单间病房关闭门窗,多人间病房用屏风遮挡,以避免寒冷和羞耻感。

　　(2)协助患者取合适的排尿姿势。在病情允许情况下,摇高床头,使患者上身抬高或坐起,尽可能使其以习惯的姿势排尿。对需要绝对卧床的患者,应事先有计划地训练床上

排尿。

（3）协助护士为患者进行诱导排尿。

（4）若患者憋尿感明显，诱导排尿无效时，应立即告知护士。

☆ 诱导患者排尿的 4 种方法

（1）听流水声：制造流水声，利用条件反射缓解排尿抑制，使患者产生尿意。

（2）温水冲洗会阴：取温水（40~45℃）慢慢地、小量地冲洗会阴诱导排尿。

（3）热敷法：将 50℃以下的热毛巾或热水袋置于患者下腹部膀胱膨隆区，利用热力刺激膀胱收缩，促进排尿。

（4）按摩法：轻轻按摩下腹部膀胱膨隆区，力量要适中，由轻到重，以患者能接受为原则，切记不可强力按压，以防患者膀胱破裂。

☆ 为尿潴留患者导尿后，照护者应如何放尿

注意第一次放尿量不可超过 1 000 毫升，应少量多次排尿。不可一次性将膀胱内的尿液排空，避免因排尿量过快、过多，引起膀胱过度收缩，导致血尿、头晕，甚至休克的发生。

☆ 什么是尿失禁

指尿液不受意识控制从尿道口溢出或流出。

☆ 为尿失禁患者清洗会阴及肛周时，照护者需要注意些什么

（1）清洗会阴部时取平卧屈膝位，两腿分开，清洗肛周皮肤则取侧卧位。

（2）尽量采用冲洗或轻拍打的方式清洁。避免用力擦洗，使用温和方式蘸干皮肤。

（3）动作要轻柔，不可强行拖拽，尽量减少摩擦导致皮肤

损伤。

☆ 你会用接尿装置为尿失禁患者引流尿液吗

（1）女性患者可用女式尿壶紧贴外阴部接取尿液。

（2）男性患者可使用尿壶接尿，也可用阴茎套连接集尿袋，接取尿液，但此方法不宜长时间使用，每天要定时取下阴茎套和尿壶，清洗会阴部和阴茎，并将局部暴露于空气中。

☆ 为了减少尿失禁的发生，患者要少喝水吗

这种观念是错误的，但是尿失禁患者一般对饮水有顾虑，认为多喝水会增加排尿次数，往往自行限制液体的摄入，从而导致尿量减少，继而发生尿路感染，加重尿失禁。因此，对于尿失禁的患者而言，应保证正常的饮水量。白天应多饮水，不仅可以促进排尿反射还可预防泌尿系统感染；夜间睡前要少饮水，以减少夜间尿量，保证睡眠。

☆ 怎样帮助尿失禁的患者重建正常的排尿功能

在病情允许情况下，鼓励患者每日白天饮水量达 2 000~3 000 毫升，协助护士为患者进行盆底肌训练和膀胱训练，具体方法如下文。

☆ 什么是盆底肌训练

盆底肌训练又称提肛运动，以增强患者控制排尿的能力。

☆ 如何正确找到盆底肌

小便时为让尿液中断而收缩的这块肌肉就是盆底肌。

☆ 照护者应怎样帮助患者进行盆底肌训练

指导患者试做排尿排便动作，先慢慢将肛门向上收紧并保持 10 秒，再放松 10 秒，收放为一组训练，连续 10 组，每日可进行数次，以患者不觉疲乏为宜，平躺、站、坐、行均可进行。

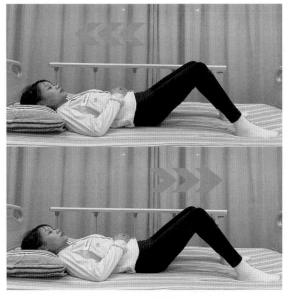

盆底肌训练

☆ 什么是膀胱训练

包括排尿习惯训练、定时排尿、延时排尿、间断排尿。

☆ 膀胱训练前要做哪些准备

训练前,照护者须观察患者的排尿习惯,记录 3 天排尿日记,以确定患者初始排尿间隔,制定排尿时间表。

☆ 照护者应怎样帮助患者进行膀胱训练

指导患者运用抑制尿急的方法,如坐下来做 5 次深呼吸;做 5 次快速有力的盆底肌收缩运动;转移注意力等,逐渐延长排尿间隔,以逐步减少排尿次数,增加膀胱容量,最后达到 2~4 小时排尿 1 次。排尿过程中,可用手按压患者膀胱,协助排尿,注意用力适度。

☆ 当患者出现哪些情况时,照护者应警惕患者出现排便
异常

当患者发生便秘、粪便嵌塞、腹泻、大便失禁、肠胀气时,
应考虑患者排便异常,及时通知医生处理。

☆ 什么是便秘

便秘指正常的排便形态改变,排便次数减少,排出过干、
过硬的粪便,且排便不畅、困难或者有排便不尽感。

☆ 如何帮助便秘患者养成定时排便的好习惯

协助并鼓励患者每日晨起或餐后两个小时内,固定时间
排便,即使无便意,亦可稍等,形成条件反射。

☆ 你会通过饮食调理来改善便秘吗

(1)便秘的患者可以多摄取高纤维、高维生素食物,如蔬
菜(韭菜、芹菜、豆芽、菠菜、南瓜)、新鲜水果(火龙果、香蕉、猕
猴桃)、粗粮(玉米、红薯、豆类)等,因纤维难以消化,形成对大
肠的刺激,从而促进肠蠕动,增加便量。

(2)同时可食用一些软化粪便的食物如梅子汁、蜂蜜、黑
芝麻、酸奶、无花果等。

(3)病情允许情况下,每日饮水量不少于2 000毫升,清
晨空腹饮一杯温水,无糖尿病患者可饮蜂蜜水,以促进肠蠕
动,刺激排便反射。

☆ 你知道运动和按摩可以缓解便秘吗

(1)在病情允许情况下,适当下床活动,避免久坐、久站,
对长期卧床患者应勤翻身。

(2)每日双手沿结肠走向环形按摩患者腹部,即以肚脐
为中心顺时针方向转圈按摩,力度适中,每次不少于30圈,促
使结肠的内容物向下移动,并可增加腹压,促进排便。

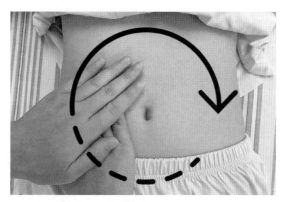

腹部环形按摩

☆　如何协助便秘的患者排便

（1）为患者提供单独隐蔽的排便环境和充裕的时间,关闭门窗,拉上窗帘及床帘或屏风遮挡。

（2）在患者病情允许情况下,摇高床头,使患者上身抬高或坐起,协助患者采取最佳的排便姿势,利用重力作用增加腹压促进排便。对需要绝对卧床的患者,应事先有计划地训练床上排便。必要时照护者可协助患者行腹部环形按摩。

（3）如患者大便干结无法自行排出,对于老年患者,照护者应叮嘱患者不要用力排便,以防诱发心脑血管意外。

（4）协助护士给予患者灌肠。

☆　开塞露灌肠剂你会使用吗

遇到患者排便困难无法自行排便时,可在护士指导下使用开塞露,使用时将封口前段拧开,先挤出少许液体湿润开口处,协助患者取左侧卧位,将开塞露前段轻轻插入肛门后将药液全部挤入,嘱患者保留 5~10 分钟后排便。在灌肠的过程中注意询问患者有无不适,若有,应及时停止。

☆ 什么是粪便嵌塞

粪便嵌塞指粪便持久滞留堆积在直肠内,坚硬不能排出,形成粪块,常发生于慢性便秘的患者。

☆ 如何照护粪便嵌塞的患者

早期可遵医嘱在护士的指导下给予口服缓泻剂(如乳果糖、通便茶)、简易通便剂(开塞露、甘油栓),必要时遵医嘱协助护士先灌肠,通常清洁灌肠无效后实施人工取便。

☆ 如何为患者实施人工取便

若患者出现粪便嵌塞,同时排便感强烈时,照护者可为患者行人工取便,协助患者取左侧卧位,照护者戴上手套,左手将患者臀部分开,将涂了润滑剂的右手示指轻轻插入直肠内,在此过程中嘱患者深呼吸,询问患者有无不适,当触及大便硬结时,慢慢地由浅入深将粪便取出。动作轻柔,避免用力损伤肠黏膜。但是对于有心脏病、脊椎受损者,照护者不可自行操作,以免出现意外。

☆ 什么是腹泻

俗称"拉肚子",是指正常排便形态改变,频繁排出松散稀薄的粪便甚至水样便。通常而言,一天内排便超过 3 次及以上,伴随粪便形态改变,照护者即可判断患者出现腹泻。

☆ 腹泻的患者饮食上要注意什么

(1)在病情允许的情况下,照护者可鼓励患者多饮水,酌情提供淡盐水。

(2)以清淡易消化的流质或半流质为主,如米汤、粥、米糊、软面条等。

(3)忌食凉性水果,如柿子、梨等;高纤维食物,如香蕉、玉米、红薯等;以及辛辣、油腻的食物。

☆　对腹泻的患者,照护要点有哪些

（1）发生腹泻时,照护者应及时告知医护人员,遵医嘱及时治疗。

（2）协助患者卧床休息,减少肠蠕动,注意腹部保暖。

（3）正确观察和记录排便的次数、颜色、气味、量、混入物等,必要时配合护士留取粪便标本送检,协助查明病因,为诊疗提供有效的依据。

（4）每次便后及时用一次性无纺布蘸取温水擦洗肛周皮肤,如遇污渍,及时更换干净衣物及床单被套,保持皮肤清洁干燥,预防失禁性皮炎。

☆　什么是大便失禁

大便失禁指肛门括约肌不受意识的控制而不自主地排便。

☆　如何帮助大便失禁的患者培养定时排便的习惯

（1）照护者可观察记录患者的排便习惯,掌握排便规律,定时给予便盆。

（2）一般为饭后排便,可提前做好准备,协助患者饭后排便,尽量减少不自主排便情况发生。

（3）如排便无规律可循,可每隔 2~3 小时给予便盆协助其排便,减少患者因无意识排便,导致自卑愧疚心理。

☆　大便失禁的患者可以正常饮食水吗

患者往往会因大便失禁主动减少水和食物的摄取,时间长了会导致便秘及营养不良。因此照护者要主动安慰、帮助患者,协助患者正常饮水吃饭,以保证患者摄入足够的水分和能量。

☆　对长期大便失禁的患者,照护者应如何给予心理照护

（1）长期大便失禁的患者容易产生自卑、低落、孤独、抑

郁、社交障碍等异常心理状态,应及时发现,并主动告知护士。

（2）在日常照护中,照护者应多给予患者一些关爱、尊重、理解和同情,鼓励其积极面对,配合治疗。

（3）经护士评估,心理问题严重者,须进行心理干预。

☆ 怎样保持大小便失禁患者的皮肤清洁干燥,预防失禁性皮炎的发生

（1）选用合适的护理用具,床上垫一次性护理垫或使用纸尿裤。

（2）每日使用一次性无纺布温水为患者清洗。

（3）选用含有润肤剂或保护剂的皮肤清洁产品,均匀涂抹于会阴及肛周,使之形成保护皮肤的屏障,以减少排泄物对于皮肤的刺激。

（4）若患者尿湿护理用具、衣裤和床单,及时更换。

（5）根据患者的疾病特点,在护士指导下进行盆底肌训练和膀胱训练。

☆ 什么是肠胀气

肠胀气指胃肠道内有过量气体积聚,不能排出。

☆ 如何照护肠胀气的患者

（1）对患者饮食进行调整,忌食产气食物（豆类、甘蓝菜、绿花椰菜、洋葱、白花椰菜、全麦面粉、白萝卜、香蕉等）和碳酸饮料,逐渐培养细嚼慢咽的饮食习惯。

（2）病情允许情况下,鼓励患者适当运动,卧床患者,勤翻身,以促进肠蠕动。

（3）协助护士行腹部热敷和腹部环形按摩。

（4）若患者是因低钾导致的胃肠蠕动减慢,应遵医嘱指导患者正确补钾。

（王娇娇 娄湘红）

第二节 协助大小便

当患者出现排泄问题时,照护者应根据不同的排泄情况,采取相应的处理方法协助患者大小便。以下主要介绍协助患者使用尿壶、便盆、一次性护理垫、成人纸尿裤等护理器具辅助排泄;协助便秘患者使用简易通便剂(开塞露)以减轻痛苦。

一、协助患者使用尿壶排尿法

对于行动不便或需要严格卧床的患者,照护者可协助患者使用尿壶排尿。

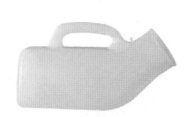 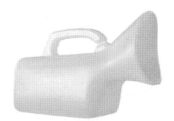

男式尿壶　　　　　　　　　　　女式尿壶

协助患者使用尿壶操作步骤及评分标准

操作步骤	操作要点	分值
1. 操作前准备(7分)		
(1)评估解释:照护者评估患者性别、病情、排尿情况、生活自理能力、理解配合程度、心理状况并解释操作目的取得配合(3分) (2)环境准备:照护者调节合适室温,酌情关闭门窗,拉好床帘,为患者营造良好的私密环境(2分) (3)照护者准备:服装整洁,修剪指甲,洗手,戴口罩(1分)	根据性别选择合适尿壶 保护隐私 室温22℃以上,防止受凉	7

操作步骤	操作要点	分值
(4)用物准备:手套、卫生纸、一次性护理垫、选择男式尿壶或女式尿壶(1分)		
2. 协助女性患者使用尿壶(40分)		
(1)垫一次性护理垫:一手准备好护理垫,一手协助患者抬高臀部,将护理垫垫于患者臀下(5分)	观察患者排尿的反应,有无排尿困难等不适症状 女性从前往后擦拭会阴部,避免引起泌尿系感染 观察尿液的颜色、性质、量	40
(2)体位:患者呈平卧位,协助患者双膝屈曲,两腿分开,脱裤至膝部(2分)		
(3)洗手、戴手套,选择女式尿壶(3分)		
(4)掀开盖被,照护者手持尿壶,将开口边缘紧贴会阴部,盖好被子,嘱患者自行排尿(5分)		
(5)排尿完毕后,再将被子掀开取出尿壶,暂放于地上。用卫生纸协助患者擦拭会阴部,注意观察会阴部皮肤有无红肿、破溃等情况(10分)		
(6)撤走一次性护理垫,协助患者穿好裤子,盖好被子(3分)		
(7)整理床单位,为患者取舒适卧位。开窗通风,保持室内空气清新(2分)		
(8)处理用物,倾倒尿液,冲洗尿壶,待干备用(5分)		
(9)脱手套,洗手(5分)		
3. 协助男性患者使用尿壶(40分)		
(1)垫一次性护理垫:一手准备好护理垫,一手协助患者抬高臀部,将护理垫垫于患者臀下(5分)	翻身侧卧,拉起对侧床栏,防止坠床 观察患者有无排尿困难等不适症状	40
(2)协助患者脱裤暴露阴茎(3分)		
(3)洗手,戴手套,选择男式尿壶(2分)		
(4)体位:①掀开盖被,照护者协助患者取侧卧位时,将壶身置于大腿与腹部之间(5分);		

续表

操作步骤	操作要点	分值
②照护者协助患者取平卧位时,将壶身置于会阴部,底部靠床(5分) (5)将阴茎放入尿壶开口,照护者手持尿壶,盖好被子,嘱患者自行排尿(2分) (6)排尿完毕后,再将被子掀开取出尿壶,暂放于地上。用卫生纸协助患者擦拭尿道口,注意观察会阴部皮肤有无红肿、破溃等情况(5分) (7)撤走一次性护理垫,协助患者穿好裤子,盖好被子(3分) (8)整理床单位,为患者取舒适卧位。开窗通风,保持室内空气清新(2分) (9)处理用物,倾倒尿液,冲洗尿壶,待干备用(3分) (10)脱手套,洗手(5分)	观察尿液的颜色、性质、量	
4. 其他操作要求(13分)		
(1)操作速度(3分) (2)操作时仪表(2分) (3)服务态度(3分) (4)操作注意事项(5分)	15分钟内完成操作 要求衣帽、鞋、头发整洁并符合要求,指甲长短适宜 注意观察患者反应,保护患者隐私,询问患者感受,态度友好,注重人文关怀	13

评分依据

1. 操作程序缺项或不符合要求按各项实际分值扣分
2. 操作顺序颠倒一处扣1分

续表

操作步骤	操作要点	分值
3. 操作时间超过规定时间的30%扣1分;超过30%~40%时扣2分;超过40%时扣3分并终止操作,未完成项及操作速度项得分全部扣除		
4. 仪表一项不符合扣1分,扣完为止		
5. 态度生硬,沟通不足,未保护患者隐私,缺乏人文关怀,扣1~3分,扣完为止		
6. 注意事项回答不全,漏一项扣1分,扣完为止		

【操作注意事项】

（1）尿壶专人专用,保持清洁,定期消毒。

（2）为女性患者使用尿壶时,注意压力适当,过轻易致尿液外溢,过重易致局部皮肤受压。

（3）保持患者会阴部皮肤清洁、干燥,如发现皮肤出现红肿、破溃等异常情况,应及时报告医护人员。

（4）及时处理患者的排泄物,正常尿液为淡黄或深黄清亮液体,24小时尿量为1 000~2 000毫升,如有异常及时报告医护人员。

（5）如遇污染床单、被褥、衣物应及时更换。

二、协助卧床患者床上排便法

由于疾病限制无法如厕的卧床患者,需使用便盆行床上排便。下面将介绍照护者如何协助患者进行床上排便。

协助卧床患者床上排便操作步骤及评分标准

操作步骤	操作要点	分值
1. 操作前准备（12分）		
（1）评估解释:评估患者病情、排便习惯、生活自理能力、理解配合程度、心理状况并解释操作目的取得配合（5分）	保护隐私室温22℃以上,防止受凉	12

续表

操作步骤	操作要点	分值
(2) 环境准备:照护者调节合适室温,酌情关闭门窗,拉好床帘,为患者营造良好的私密环境(3分) (3) 照护者准备:服装整洁,修剪指甲,洗手,戴口罩(2分) (4) 用物准备:手套、卫生纸、一次性护理垫、医用便盆(2分)		
2. 协助患者排便(75分)		
(1) 垫一次性护理垫:一手准备好护理垫,一手协助患者抬高臀部,将护理垫垫于患者臀下(5分) (2) 洗手,戴手套,放盆 1) 屈腿抬腰放盆法:适用于能配合者。患者呈平卧位,协助患者双膝屈曲,两腿分开,脱裤至膝部,足跟踩床(5分);掀开盖被,照护者一手将患者腰部及骶尾部抬高20~30厘米,另一手将便盆置于臀下,宽的一头朝着患者(10分) 2) 侧翻扣盆法:适用于不能配合者。为患者拉起两侧床栏,协助患者双膝屈曲,褪裤至膝部(5分),照护者一手置于患者肩部,一手置于患者髋部,将患者翻转身体,使患者面向自己呈侧卧位(10分),将便盆宽的一头朝着患者,扣于患者臀部,协助患者翻转平卧,连便盆一起放平(10分) (3) 取盆:盖好被子,将卫生纸、呼叫器放于易取处(2分);排便完毕后,再将被子掀开,照护者一手扶稳便盆,一手抬高患者腰部及骶尾部20~30厘米,便于取出便盆,暂放于地上(8分) (4) 清洁肛门:用卫生纸从前往后擦拭肛门,做好局部皮肤清洁。注意观察肛周及骶尾部皮肤有无红肿、破溃等情况(5分)	翻身侧卧时,拉起对侧床栏,防止坠床 正确区分便盆的宽头和窄头 检查便盆的位置是否合适 患者腰部用软枕垫起 注意观察患者有无排便困难等不适症状 必要时用温水清洗,臀周涂抹护臀膏 观察大便的颜色、性质、量	75

操作步骤	操作要点	分值
（5）操作后处理：①撤走一次性护理垫,协助患者穿好裤子,盖好被子(5分);②整理床单位,为患者取舒适卧位。开窗通风,保持室内空气清新(5分);③处理用物,倾倒污物,刷洗便盆,待干备用(3分);④脱手套,洗手(2分)		
3. 其他操作要求（13分）		
（1）操作速度(3分) （2）操作时仪表(2分) （3）服务态度(3分) （4）操作注意事项(5分)	15分钟内完成操作 要求衣帽、鞋、头发整洁并符合要求,指甲长短适宜 注意观察患者反应,询问患者感受,态度友好,注重人文关怀	13

评分依据

1. 操作程序缺项或不符合要求按各项实际分值扣分

2. 操作顺序颠倒一处扣 1 分

3. 操作时间超过规定时间的 30% 扣 1 分;超过 30%~40% 时扣 2 分;超过 40% 时扣 3 分并终止操作,未完成项及操作速度项得分全部扣除

4. 仪表一项不符合扣 1 分,扣完为止

5. 态度生硬,沟通不足,未保护患者隐私,缺乏人文关怀,扣 1~3 分,扣完为止

6. 注意事项回答不全,漏一项扣 1 分,扣完为止

【操作注意事项】

（1）便盆专人专用,保持清洁,定期消毒。

（2）使用新便盆时,检查便盆内口边缘,如粗糙或有裂痕

破损,不能使用。

（3）放取便盆时,不可强行塞、拉,以免损伤局部皮肤。

（4）保持肛周及骶尾部皮肤清洁、干燥,如发现皮肤出现红肿、破溃等异常情况,应及时报告医护人员。

（5）及时处理排泄物,注意观察排便情况及大便的颜色和形状,如有异常,及时报告医护人员。

三、协助便秘患者使用简易通便剂（开塞露）法

当患者出现大便无法自行排出的症状时,照护者可协助患者使用开塞露来帮助患者解除便秘的痛苦,此方法简便、经济且有效。

协助便秘患者使用简易通便剂操作步骤及评分标准

操作步骤	操作要点	分值
1. 操作前准备（12分）		
（1）评估解释:评估患者病情、排便习惯、生活自理能力、理解配合程度、心理状况并解释操作目的取得配合（5分） （2）环境准备:照护者调节合适室温,酌情关闭门窗,拉好床帘,为患者营造良好的私密环境（3分） （3）照护者准备:服装整洁,修剪指甲,洗手,戴口罩（2分） （4）用物准备:手套、卫生纸、便盆、简易通便剂（开塞露）（2分）	保护隐私,防止受凉	12
2. 为患者行开塞露灌肠（75分）		
（1）洗手,戴手套（5分） （2）为患者拉起对侧床栏,协助患者双膝屈曲,褪裤至膝部,取左侧卧位,臀部靠近床边（5分） （3）将开塞露封口前段剪去,先挤出少许液体湿润开口处进行润滑（5分）	使用过程中嘱患者深呼吸,并询问患者有无不适	75

续表

操作步骤	操作要点	分值
（4）照护者一手将患者臀部分开，充分暴露肛门位置，一手将开塞露前段轻轻插入，直至直管部全部插入肛门内，挤压开塞露球部将药液全部挤净（10分） （5）退出开塞露，同时取纸巾按压肛门3~5分钟，嘱患者保留5分钟后再排便（10分） （6）根据患者病情协助排便：①自理患者自行如厕排便（5分）；②能配合的卧床患者采用屈腿抬腰放盆法，协助患者使用便盆排便（10分）；③不能配合的卧床患者采用侧翻扣盆法，协助患者使用便盆排便（10分） （7）用卫生纸从前往后擦拭肛门，做好局部皮肤清洁。注意观察肛周及骶尾部皮肤有无红肿、破溃等情况（5分） （8）便后协助患者穿裤，为患者取舒适卧位。整理床单位，开窗通风，保持室内空气清新（5分） （9）处理用物，倾倒污物，刷洗便盆，待干备用（3分） （10）脱手套，洗手（2分）	动作轻柔 观察大便的颜色、性质、量	
3. 其他操作要求（13分）		
（1）操作速度（3分） （2）操作时仪表（2分） （3）服务态度（3分） （4）操作注意事项（5分）	10分钟内完成操作 要求衣帽、鞋、头发整洁并符合要求，指甲长短适宜 注意观察患者反应，询问患者感受，态度友好，注重人文关怀	13

续表

操作步骤	操作要点	分值
评分依据		

1. 操作程序缺项或不符合要求按各项实际分值扣分

2. 操作顺序颠倒一处扣 1 分

3. 操作时间超过规定时间的 30% 扣 1 分;超过 30%~40% 时扣 2 分;超过 40% 时扣 3 分并终止操作,未完成项及操作速度项得分全部扣除

4. 仪表一项不符合扣 1 分,扣完为止

5. 态度生硬,沟通不足,未保护患者隐私,缺乏人文关怀,扣 1~3 分,扣完为止

6. 注意事项回答不全,漏一项扣 1~2 分,扣完为止

【操作注意事项】

（1）嘱患者将药液保留时间尽量延长一点,使药液充分软化粪便,便于排出。

（2）如仍不能排出大便,采取人工取便法。

（3）保持肛周及骶尾部皮肤清洁、干燥,如发现皮肤出现红肿、破溃等异常情况,应及时报告医护人员。

（4）及时处理排泄物,注意观察排便情况及大便的颜色和形状,正常大便为成形黄棕色圆柱形,似"香蕉状"。如有异常,应及时报告医护人员。

请扫描二维码观看演示视频

四、协助失禁患者更换一次性护理垫或纸尿裤法

照护大小便失禁患者使用一次性护理垫或纸尿裤时,照护者应协助患者及时更换,保持患者皮肤清洁干燥。

协助失禁患者更换一次性护理垫及纸尿裤操作步骤及评分标准

操作步骤	操作要点	分值
1. 操作前准备（7分）		
（1）评估解释:评估患者体型、病情、排便习惯、生活自理能力、理解配合程度、心理状况并解释操作目的取得配合（3分） （2）环境准备:照护者调节合适室温,酌情关闭门窗,拉好床帘,为患者营造良好的私密环境（2分） （3）照护者准备:服装整洁,修剪指甲,洗手,戴口罩（1分） （4）用物准备:手套、温水、无纺布毛巾、一次性护理垫、纸尿裤（1分）	保护隐私 室温22℃以上,防止受凉 水温不可过高或过低（40~45℃）	7
2. 协助失禁患者更换一次性护理垫（40分）		
（1）洗手,戴手套,展开干净的一次性护理垫以备用（5分） （2）为患者拉起对侧床栏,掀开盖被,协助患者脱裤至膝部,取左侧卧位（5分） （3）将使用过的护理垫污染面向上内卷,塞于患者身下（5分） （4）将干净护理垫的正面向上卷起1/2,塞于患者身下,另外1/2平铺（5分） （5）协助患者翻身至右侧卧位,撤下污染的一次性护理垫,拉平干净的护理垫,协助患者平卧（10分） （6）协助患者穿裤,盖好被子（2分） （7）整理床单位,为患者取舒适卧位。开窗通风,保持室内空气清新（3分） （8）处理使用过的一次性护理垫,脱手套,洗手（5分）	拉起床栏,防止坠床 观察患者会阴部及臀部皮肤情况,必要时使用无纺布毛巾蘸取温水轻柔擦拭 正确区分一次性护理垫的正反面 防止护理垫不平整导致患者皮肤受压 床单位整洁,增加舒适感	40
3. 协助失禁患者更换一次性纸尿裤（40分）		
（1）洗手,戴手套,展开干净的尿不湿两侧褶皱部分以备用（5分）	拉起床栏,防止坠床	40

续表

操作步骤	操作要点	分值
（2）为患者拉起对侧床栏,掀开盖被,协助患者脱裤至膝部,取平卧位(5分) （3）解开纸尿裤粘扣,展开两翼至患者身体两侧,将前片从两腿之间后撤,将使用过的纸尿裤污染面向内对折于臀下,塞于患者身下(5分) （4）协助患者取左侧卧位,撤下使用过的纸尿裤(5分) （5）将干净的纸尿裤平铺于臀下,嘱患者平卧,屈膝,从两腿间向前向上兜起纸尿裤前片(5分) （6）后片粘扣粘贴于纸尿裤前片粘贴区,整理大腿内侧边缘,直至服帖(5分) （7）协助患者穿裤,盖好被子(2分) （8）整理床单位,为患者取舒适卧位。开窗通风,保持室内空气清新(3分) （9）处理使用过的一次性护理垫,脱手套,洗手(5分)	正确区分纸尿裤的前后片 观察患者会阴部及臀部皮肤情况,必要时使用无纺布毛巾蘸取温水轻柔擦拭 床单位整洁,增加舒适感	
4. 其他操作要求(13分)		
（1）操作速度(3分) （2）操作时仪表(2分) （3）服务态度(3分) （4）操作注意事项(5分)	10分钟内完成操作 要求衣帽、鞋、头发整洁并符合要求,指甲长短适宜 注意观察患者反应,询问患者感受,态度友好,注重人文关怀	13

评分依据

1. 操作程序缺项或不符合要求按各项实际分值扣分
2. 操作顺序颠倒一处扣 1 分

续表

操作步骤	操作要点	分值
3. 操作时间超过规定时间的 30% 扣 1 分;超过 30%~40% 时扣 2 分;超过 40% 时扣 3 分并终止操作,未完成项及操作速度项得分全部扣除		
4. 仪表一项不符合扣 1 分,扣完为止		
5. 态度生硬,沟通不足,未保护患者隐私,缺乏人文关怀,扣 1~3 分,扣完为止		
6. 注意事项回答不全,漏一项扣 1 分,扣完为止		

【操作注意事项】

（1）根据患者体型,选择合适大小的纸尿裤型号,注意不要粘贴过紧,以能放入一指为宜,纸尿裤与腹股沟要贴合,以防侧漏。

（2）使用一次性护理垫时,注意区分正反面;使用纸尿裤时,注意区分前后片。

（3）动作轻柔,避免强行塞、拉,以免损伤患者局部皮肤。

（4）注意观察患者臀部及会阴部皮肤是否有发红现象,发现异常及时告知护士。

（5）使用后的纸尿裤应卷成一团放入垃圾桶,对于传染病患者使用过的纸尿裤,应放入黄色医疗垃圾桶中集中处理。

（王娇娇　林玲　娄湘红）

第三节　造口袋的更换

由于疾病治疗的需要,通过外科手术,将肠管的一端引出到体表(肛门或尿道移至腹壁)形成一个开口即为造口。大便或小便通过造口不自主地排出体外,为保证造口患者的舒适,需使用造口袋来暂时储存排泄物。照护者应熟练掌握造口袋的使用与更换,及时倾倒排泄物,让肠造口患者不为疾病所困扰。

造口袋的种类包括一件式造口袋和两件式造口袋。一件式造口袋即造口底盘与造口袋为一个整体,操作简单易行,无须组装,适用于手功能受限、老年人、不适应复杂操作的新造口患者。两件式造口袋则由单独的造口底盘与造口袋组成,造口袋利用连接环和锁扣与底盘扣合,换袋操作方便快捷,调整造口袋方向时无须将底盘撕下,并方便彻底冲洗,适用于术后恢复期及造口并发症患者便于观察造口情况。

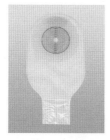

开口设计,排放方便,适用于大便的收集。

开口造口袋

具有抗返流功能,能有效降低泌尿系统的感染,适用于小便的收集。

尿路造口袋

一件式造口袋

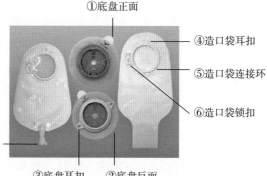

①底盘正面
④造口袋耳扣
⑤造口袋连接环
⑥造口袋锁扣
⑦造口袋排放口
③底盘耳扣
②底盘反面

①底盘正面:贴于皮肤;②底盘反面:连接造口袋;③底盘耳扣:手持便于固定底盘;④造口袋耳扣:手持便于固定造口袋;⑤造口袋连接环:连接造口袋与底盘;⑥造口袋锁扣:捏紧锁扣,确保造口袋与底盘锁好;⑦造口袋排放口:用于排泄物的倾倒。

两件式造口袋

更换造口袋操作步骤及评分标准

操作步骤	操作要点	分值
1. 操作前准备（12分）		
（1）评估解释：评估患者肠造口情况、生活自理能力、理解配合程度、心理状况并解释操作目的取得配合（5分） （2）环境准备：照护者调节合适室温，酌情关闭门窗，拉好床帘，为患者营造良好的私密环境（3分） （3）照护者准备：服装整洁，修剪指甲，洗手，戴口罩（2分） （4）用物准备：纱布或无纺布毛巾、生理盐水或清洁水、造口专用剪刀或圆头弯剪、造口量尺、造口袋、手套、纸巾、便盆（辅助附件、造口粉、皮肤保护膜）（2分）	保护隐私，防止受凉	12
2. 为患者更换造口袋（75分）		
（1）协助患者取舒适体位，充分暴露造口周围皮肤，洗手，戴手套（3分） （2）揭：揭除两件式底盘或一件式造口袋，用一只手按住皮肤，另一只手缓慢地自上而下轻柔揭除底盘（3分） （3）洗：用纱布或无纺布毛巾蘸取生理盐水或清水清洗造口及周围皮肤，擦拭时由外向内沿一个方向进行，不要来回擦拭，最后清洗造口黏膜，保持皮肤的清洁和干燥（5分） （4）量：使用造口量尺测量造口大小，选择合适的造口底盘（2分） （5）剪：根据所量大小，使用圆头弯剪在造口底盘上剪出大小合适的开口，一般要比造口实际尺寸大1~2毫米（3分） （6）撒：喷洒少许造口粉在造口周围，均匀涂抹，几分钟后将多余粉末清除（3分）	动作轻柔 观察造口血运及周围皮肤情况 用手指将裁剪边缘捋顺，边缘不平易磨损皮肤 确保底盘开口勿挤压造口，可用手适当捂3~5分钟，确保底盘粘贴良好	75

续表

操作步骤	操作要点	分值
（7）涂:将皮肤保护膜均匀地喷涂在皮肤上,待干后形成一层透明的保护膜(3分) （8）贴:①去除两件式底盘或一件式造口袋底盘正面上的粘贴纸(2分);②双手持两件式底盘的耳扣或一件式造口袋的边缘对准造口,使造口袋朝下与身体纵轴成45°,便于排泄物的流出(5分);③调整好角度,从下往上精准粘贴底盘(3分);④以造口为中心,用手指由内向外画圈式按压整个底盘黏胶,按压时间不少于2分钟(5分) （9）捂:轻轻将双手放在底盘上,用双手的温热使底盘黏胶与皮肤更贴合(2分) （10）扣:对于两件式造口袋还需进行以下操作:①将造口袋连接环的底部与底盘扣紧(2分);②一只手向上轻拉造口袋耳扣并压向腹部(2分);③沿着造口袋连接环在其左右两点向腹部轻压(2分);④两指捏紧两件式造口袋的锁扣,听见"咔嚓"声,说明袋子已经与底盘锁好(5分) （11）夹:夹闭造口袋排放口(5分) （12）倒:①一件式开口造口袋的倾倒:打开造口袋下方的夹子,排放造口袋内的排泄物于便盆中。排放完毕,夹闭造口袋出口(5分);②两件式开口造口袋的倾倒:牵拉底盘反面的耳扣即可取下造口袋放于便盆中,随后用纸巾擦净造口周围的排泄物,清洁完成后,将清洁的造口袋与造口底盘扣紧,夹闭造口袋出口(5分) （13）协助患者整理衣物及床单位,开窗通风,保持室内空气清新(5分) （14）处理排泄物,刷洗便盆,摘手套,洗手(5分)		

操作步骤	操作要点	分值
3. 其他操作要求（13分）		
（1）操作速度（3分） （2）操作时仪表（2分） （3）服务态度（3分） （4）操作注意事项（5分）	20分钟内完成操作 要求衣帽、鞋、头发整洁并符合要求，指甲长短适宜 注意观察患者反应，询问患者感受，态度友好，注重人文关怀	13

评分依据

1. 操作程序缺项或不符合要求按各项实际分值扣分

2. 操作顺序颠倒一处扣1分

3. 操作时间超过规定时间的30%扣1分；超过30%~40%时扣2分；超过40%时扣3分并终止操作，未完成项及操作速度项得分全部扣除

4. 仪表一项不符合扣1分，扣完为止

5. 态度生硬，沟通不足，未保护患者隐私，缺乏人文关怀，扣1~3分，扣完为止

6. 注意事项回答不全，漏一项扣1~2分，扣完为止

【操作注意事项】

（1）撕下的造口袋应放于黄色垃圾袋内。

（2）揭除底盘时，动作轻柔。检查底盘背面黏胶是否被腐蚀，是否有排泄物残留，正常情况底盘应清洁完整；注意观察造口周围皮肤是否红肿或破溃，正常情况皮肤应与对侧腹部皮肤颜色一致且无破溃。如有异常，立即告知护士。

（3）造口袋内的排泄物不要超过袋的1/2，及时倾倒。

（王娇娇　林玲　娄湘红）

第四节 \ 常见排泄物标本采集法

一、协助患者采集尿常规标本

照护者需熟练掌握尿常规标本采集法,以了解患者生理状态,为诊疗提供有效的依据。临床常用的尿常规采集容器如下图所示。

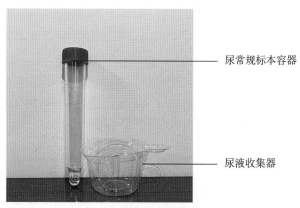

尿常规标本容器

尿液收集器

尿常规采集容器

协助患者尿常规标本采集操作步骤及评分标准

操作步骤	操作要点	分值
1. 操作前准备(12分)		
(1)评估解释:评估患者病情、生活自理能力、理解配合程度、心理状况并解释操作目的取得配合(5分) (2)环境准备:照护者调节合适室温,酌情关闭门窗,拉好床帘,为患者营造良好的私密环境(3分) (3)照护者准备:服装整洁,修剪指甲,洗手,戴口罩(2分)	解释标本采集的目的	12

操作步骤	操作要点	分值
（4）用物准备：手套、一次性尿常规标本容器、检验条形码，必要时备便盆或尿壶（2分）		
2. 协助患者留取尿常规标本（75分）		
（1）核对患者信息与条形码是否一致（10分） （2）洗手，戴手套，根据患者生活自理能力及实际情况，协助患者留取标本（10分） （3）根据患者病情 1）自理患者：告知患者留取早晨起床时第一次小便的中段尿。留取中段尿的方法是在留小便时，先排掉前一段小便，留取中间的一段，最后一段小便也不接取。先将中断尿收集于尿液收集器中，再将收集器中的尿液倒入5~10毫升于尿常规标本容器中（15分） 2）行动不便的患者：协助患者床上使用尿壶，从尿壶中倒取尿液于尿液收集器中，再将收集器中的尿液倒入5~10毫升于尿常规标本容器中（15分） 3）留置导尿的患者：先放空尿袋中的尿液，待尿液排出后，将集尿袋下方引流开关打开，收集尿液于尿液收集器中，再将收集器中的尿液倒入5~10毫升于尿常规标本容器中，关闭集尿袋开关（15分） （4）将标本容器盖子盖好，放于指定标本存放处，并告知护理人员（5分） （5）处理用物，脱手套，洗手（5分）	确保患者信息无误 评估患者病情，确保正确留取标本 晨尿浓度较高且不受饮食影响，检验结果更具参考意义 中段尿可以很好地避免尿道口炎症、白带等物污染尿液 注意集尿袋开关勿触碰尿液收集器内壁，造成尿液污染	75

续表

操作步骤	操作要点	分值
3. 其他操作要求（13 分）		
（1）操作速度（3 分） （2）操作时仪表（2 分） （3）服务态度（3 分） （4）操作注意事项（5 分）	10 分钟内完成操作 要求衣帽、鞋、头发整洁并符合要求，指甲长短适宜 注意观察患者反应，询问患者感受，态度友好，注重人文关怀	13

评分依据

1. 操作程序缺项或不符合要求按各项实际分值扣分

2. 操作顺序颠倒一处扣 1 分

3. 操作时间超过规定时间的 30% 扣 1 分；超过 30%~40% 时扣 2 分；超过 40% 时扣 3 分并终止操作，未完成项及操作速度项得分全部扣除

4. 仪表一项不符合扣 1 分，扣完为止

5. 态度生硬，沟通不足，未保护患者隐私，缺乏人文关怀，扣 1~3 分，扣完为止

6. 注意事项回答不全，漏一项扣 1~2 分，扣完为止

【操作注意事项】

（1）尿液标本应避免经血、白带、精液、粪便等混入。

（2）女性患者在月经期不宜留取尿标本。

（3）会阴部分泌物过多时，应先清洁或冲洗再收集尿液。

（4）标本留取后，应及时送检。

二、协助患者采集大便常规标本

照护者需熟练掌握粪便常规标本采集法，以了解患者生理状态，为诊疗提供有效的依据。临床常用的大便常规采集容器。

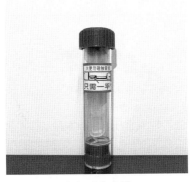

大便采集容器

协助患者大便常规标本采集操作步骤及评分标准

操作步骤	操作要点	分值
1. 操作前准备（12分）		
（1）评估解释:评估患者病情、生活自理能力、理解配合程度、心理状况并解释操作目的取得配合（5分） （2）环境准备:照护者调节合适室温,酌情关闭门窗,拉好床帘,为患者营造良好的私密环境（3分） （3）照护者准备:服装整洁,修剪指甲,洗手,戴口罩（2分） （4）用物准备:手套、一次性大便常规标本容器、检验条形码、一次性护理垫、清洁便盆（2分）	保护隐私,防止受凉	12
2. 协助患者留取大便常规标本（75分）		
（1）核对患者信息与条形码是否一致（5分） （2）洗手,戴手套,根据患者生活自理能力及实际情况,协助患者留取标本（10分） （3）根据患者病情: 1）自理患者:嘱患者排便于清洁便盆内（10分）	确保患者信息无误 评估患者病情,确保正确留取标本	75

操作步骤	操作要点	分值
2）行动不便的患者：协助患者垫好一次性护理垫，在床上排便于清洁便盆内（15 分） （4）用采便勺取脓、血、黏液部分或粪便多处一平勺即可，放入容器内（20 分） （5）将标本容器盖子盖好，放于指定标本存放处送检（10 分） （6）处理用物，脱手套，洗手（5 分）	务必与医务人员交接标本存放	
3. 其他操作要求（13 分）		
（1）操作速度（3 分） （2）操作时仪表（2 分） （3）服务态度（3 分） （4）操作注意事项（5 分）	10 分钟内完成操作 要求衣帽、鞋、头发整洁并符合要求，指甲长短适宜 注意观察患者反应，询问患者感受，态度友好，注重人文关怀	13

评分依据

1. 操作程序缺项或不符合要求按各项实际分值扣分
2. 操作顺序颠倒一处扣 1 分
3. 操作时间超过规定时间的 30% 扣 1 分；超过 30%~40% 时扣 2 分；超过 40% 时扣 3 分并终止操作，未完成项及操作速度项得分全部扣除
4. 仪表一项不符合扣 1 分，扣完为止
5. 态度生硬，沟通不足，未保护患者隐私，缺乏人文关怀，扣 1~3 分，扣完为止
6. 注意事项回答不全，漏一项扣 1 分，扣完为止

【操作注意事项】

（1）粪便常规标本有异常时应取脓、血、黏液部分。

（2）不应留取尿壶或混有尿液便盆中的粪便标本。此外，

还应避免其他异物混入。

（3）不应从卫生纸、衣裤或纸尿裤等物品上留取标本,不能用棉签有棉絮端挑取标本。

（4）患者腹泻时的水样便应盛于容器中送检。

（5）标本留取后,应及时送检。

（王娇娇　林玲　娄湘红）

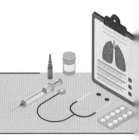

第 六 章

患 者 转 运

　　患者在住院和治疗过程中,常常需要照护者协助其翻身,必要时还需协助患者转运到指定地点进行检查或手术。因此,照护者应掌握人体力学原理,并能正确运用到实际的患者搬运过程中,这样不仅能够很大程度地减少患者痛苦,避免其发生二次损伤,同时也可减轻照护者自身疲劳,防止照护者损伤。

第一节　患者搬运和轴线翻身

一、患者搬运

　　常见的患者搬运方法有两种:一种是协助患者由床上移到平车上法;另一种是协助患者移向床头法。

患者搬运操作步骤及评分标准

操作步骤	操作要点	分值
1. 操作前准备(17分)		
(1)评估解释:了解患者受伤经过、受伤部位,可活动的肢体,以及患者精神状态、身上有无导管情况,告知患者接下来将进行的事项和需要患者配合的地方(5分) (2)环境准备:营造相对独立的个人空间(4分)	注意保护患者隐私 防止管道扯脱	17

续表

操作步骤	操作要点	分值
（3）患者准备：引流管、床上杂物妥善放置于合适处（5分） （4）用物准备：平车、被褥、枕头（3分）		
2. 搬运方法（70分）		
单人搬运法（适合小体重患者）		
（1）移开床旁桌、椅（10分） （2）将平车车轮大轮端顶住床尾，使其构成钝角，同时用脚刹刹住平车，并固定好平车对侧护栏（10分） （3）协助整理衣裤后，平车上平铺被褥（10分） （4）嘱患者双脚踩床，照护者一手从患者近侧肩部伸至对侧肩部下，另一手放于膝关节下方（10分）；让患者双手交叉抱住照护者脖颈后方，照护者双手用力轻轻抱起患者平放于平车上（10分）；盖好被褥，拉起近侧护栏（10分） （5）松开脚刹，运送患者至指定地点（10分）	照护者双腿前后站立 双膝略弯曲，便于发力 患者头部卧于平车大轮端 照护者始终站在靠近患者头部的一端	70
双人搬运法（适合生活可大部分自理，大体重患者）		
（1）移开床旁桌、椅，固定床刹（5分） （2）将平车车轮大轮端顶住床尾，使其成钝角，同时用脚刹刹住平车，并固定好平车对侧护栏（10分） （3）帮助整理衣裤后，平车上平铺被褥（5分） （4）双人都站在床的一侧，将患者双手掌心相对放于腹部（10分） （5）一人一手由近侧肩部伸至对侧肩下，另一手伸至腰部下方（10分）；另一人一手伸直至臀下，另一手伸至膝盖下方（10分），两人同时发力将患者抬起，使患者靠近照护者（5分） （6）抬起患者轻轻放于处于脚刹刹住的平车上，注意头部卧于平车车轮大轮的一端，盖好被褥，拉起护栏（10分） （7）松开脚刹，运送患者至指定地点（5分）	注意患者保暖防止跌倒及坠床 切勿拉扯患者，以免擦破皮肤 照护者始终站在靠近患者头部的一端	70

续表

操作步骤	操作要点	分值
三人搬运法（适合生活大部分不能自理、下肢损伤或小体重患者）		
（1）移开床旁桌、椅，固定床刹（5分） （2）将平车车轮大轮端顶住床尾，使其构成大于90°、小于180°的夹角，同时用脚刹刹住平车，并固定好平车对侧护栏（5分） （3）帮助整理衣裤后，平车上平铺被褥（5分） （4）三人处于床的同一侧，将患者双手掌心相对放于腹部（10分） （5）第一人由近侧肩部伸至对侧肩部，中间一人双手放于患者腰背及臀下，第三人双手放于膝盖下方及足跟处，三人同时发力将患者抬起，使患者靠近照护者（20分） （6）中间一人喊口令，三人合力将患者抬起，使患者身体头面部朝向照护者，轻放于平车上，盖好被褥，拉起护栏（20分） （7）松开脚刹，运送患者至指定地点（5分）	三人抬起时，应保持平稳移动，减少意外伤害 注意头部卧于平车的大轮端 照护者始终站在靠近患者头部的一端	70
四人搬运法（适合颈椎腰椎损伤和病情严重的患者）		
（1）挪开床头柜，松开被褥，将浴巾或床单垫于患者背部及臀部（10分） （2）将平车车轮大轮端顶住床尾，使其构成大于90°、小于180°的夹角，同时用脚刹刹住平车，并固定好平车对侧护栏（10分） （3）一人处于床头，固定患者头部及颈部，第二人处于床尾，轻抬患者双足足踝处，第三人和第四人分别处于病床的左右侧，第三人和第四人紧握浴巾四角（靠近患者处），第一人喊出1 2 3后，四个人同时发力将患者抬离床面，平稳放于平车，注意头部位于平车车轮大轮端，盖好被褥，拉起护栏（40分） （4）松开脚刹，运送患者至指定地点（10分）	需医护在旁指导，固定患者头部的必须为医护人员 搬运过程中注意观察患者的反应 缓慢推行，速度均匀 颈椎腰椎损伤的患者头部固定，保持中立位	70

续表

操作步骤	操作要点	分值
3. 其他操作要求（13分）		
（1）操作速度（3分） （2）操作时仪表（2分） （3）服务态度（3分） （4）操作注意事项（5分）	10分钟内完成操作 要求衣帽、鞋、头发整洁并符合要求，指甲长短适宜 注意观察患者反应，询问患者感受，态度友好，注重人文关怀	13

评分依据

1. 操作程序缺项或不符合要求按各项实际分值扣分

2. 操作顺序颠倒一处扣1分

3. 操作时间超过规定时间的30%时扣1分；超过30%~40%时扣2分；超过40%时扣3分并终止操作，未完成项及操作速度项得分全部扣除

4. 仪表一项不符合扣1分，扣完为止

5. 态度生硬，沟通不足，未保护患者隐私，缺乏人文关怀，扣1~3分，扣完为止

6. 注意事项回答不全，漏一项扣1~2分，扣完为止

【操作注意事项】

（1）若患者身上有导管或输液装置时，先将导管妥善固定，移动后再检查是否出现导管打折、与身体衔接处是否松开及压住，保证导管正常畅通。

（2）整个过程中注意观察患者有无不适。

（3）重症/有高风险管道患者应在医务人员陪同下进行搬运。

（4）上下坡时，保持患者头部处于较高一端。

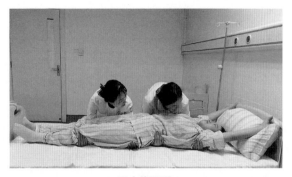

双人搬运法

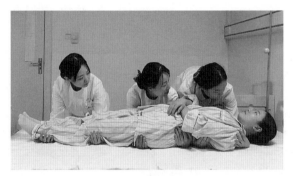

三人搬运法

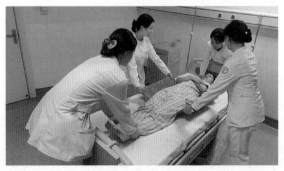

四人搬运法

协助患者移向床头操作步骤及评分标准

操作步骤	操作要点	分值
1. 操作前准备（17分）		
（1）评估解释：了解患者受伤经过、受伤部位，可活动的肢体，以及患者精神状态、身上有无导管情况，告知接下来将进行的事项和需要患者配合的地方（5分） （2）环境准备：营造相对独立的个人空间（5分） （3）患者准备：各类引流管、床上杂物妥善放置于合适处（4分） （4）用物准备：被褥、枕头（3分）	防止导管扯脱	17
2. 移动方法（70分）		
单人帮助患者向上移动（适合生活可大部分自理的患者）		
（1）固定床刹，取平卧位，枕头取出立于床头（以免患者头部碰到床头挡板）（20分） （2）照护者弓箭步站立于患者右侧，嘱其双脚踩床，双手紧握床头挡板（10分）；照护者一手扶住患者双足脚背，一手扶住患者臀部，提供助力，喊口令"一二三"后，患者双脚双手一同发力，使其上移（30分） （3）放回枕头，取合适体位，整理床单位（10分）	保证床稳定 切勿拉扯患者，以免擦破皮肤 协助患者取舒适卧位	70
双人帮助患者向上移动		
（1）固定床刹（10分），取平卧位，枕头取出立于床头（以免患者头部碰到床头挡板）（10分） （2）两人弓箭步站在病床的左右侧（5分），双手同时伸至患者肩部下方及臀下，同时发力移向床头端（10分）；亦可两人站于床的同侧，一人双手伸至肩下及腰部（5分），另一人双手伸至臀下及膝盖下（5分），同时发力将患者移动（10分）	保证床稳定 切勿拉扯患者，以免擦破皮肤 协助患者取舒适卧位	70

续表

操作步骤	操作要点	分值
（3）放回枕头（5分），取合适体位（5分），整理床单位（5分）		
3. 其他操作要求（13分）		
（1）操作速度（3分） （2）操作时仪表（2分） （3）服务态度（3分） （4）操作注意事项（5分）	10分钟内完成操作 要求衣帽、鞋、头发整洁并符合要求，指甲长短适宜 注意观察患者反应，询问患者感受，态度友好，注重人文关怀	13

评分依据

1. 操作程序缺项或不符合要求按各项实际分值扣分

2. 操作顺序颠倒一处扣1分

3. 操作时间超过规定时间的30%扣1分；超过30%~40%时扣2分；超过40%时扣3分并终止操作，未完成项及操作速度项得分全部扣除

4. 仪表一项不符合扣1分，扣完为止

5. 态度生硬，沟通不足，未保护患者隐私，缺乏人文关怀，扣1~3分，扣完为止

6. 注意事项回答不全，漏一项扣1~3分，扣完为止

【操作注意事项】

（1）患者和照护者需同时用力。

（2）若有肢体损伤，则健侧肢体发力。

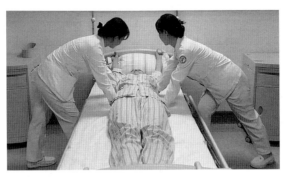

双人移动法

二、轴线翻身

轴线翻身是将患者头与颈椎、腰椎、胸椎成一条直线,以这条直线为轴线所进行的体位变换,为骨科患者翻身所必须掌握的翻身方法。

轴线翻身的目的是:①协助颈椎、胸椎、腰椎损伤患者变更合适体位;②预防脊髓再损伤及关节脱位;③预防压力性损伤。

临床常见的有双人翻身法和三人翻身法。

患者轴线翻身操作步骤及评分标准

操作步骤	操作要点	分值
1. 操作前准备(17分)		
(1)评估解释:了解患者受伤经过、受伤部位,可活动的肢体,以及患者精神状态、身上有无导管情况,告知接下来将进行的事项和需要患者配合的地方(5分) (2)环境准备:营造相对独立的个人空间(2分) (3)患者准备:引流管、床上杂物妥善放置于合适处(5分) (4)用物准备:减压用具,如翻身枕、软枕/U型枕等(5分)	语气温和,有耐心 注意保护患者隐私 防止管道扯脱	17

续表

操作步骤	操作要点	分值
2. 翻身方法(70分)		
双人翻身法(照护者站于床的同侧)		
（1）拉起对侧床栏，一人双手伸至患者肩下及腰部(5分)，另一人双手伸至腰部及臀下(5分)，同时发力让肩部、腰部和髋部在同一轴线上移动到靠近照护者近侧(10分) （2）轻轻将患者由平卧位翻至侧卧位，同时查看患者身后骨骼隆凸处皮肤是否完好(10分)，背部放置翻身枕(10分)，双下肢自然弯曲(10分)，双腿之间垫一软枕(10分) （3）根据患者病情酌情使用其他减压用具(5分)，如有引流管则妥善固定(5分)	两人动作需协调平稳，确保患者稳定安全 同时发力翻动患者，切勿使脊柱扭曲 保持下肢功能位 防止管道滑脱与反折	70
三人翻身法(用于颈椎损伤患者)		
（1）专业医护人员固定患者头部，沿纵轴向床头端发力，观察患者的面色变化(10分) （2）第二人将双手伸至肩下和腰背(5分)，第三人将双手伸至腰背下方和臀下(5分)，三人合力，让头、颈、肩、腰、髋保持在同一水平线上，轻轻翻动患者至对侧(20分) （3）枕下、耳廓处垫海绵垫圈抬高，观察患者枕部及背部皮肤状况(10分) （4）背部放置翻身枕(5分)，双腿弯曲，双膝至脚踝处垫竖放减压用具如枕头(5分) （5）查看患者的体位是否稳定，如有导管则需要在医护指导下放置合适处(10分)	在医务人员指导下进行，确保安全 三人动作需轻、稳、协调一致，切勿拉扯 发现皮肤异常及时报告医护人员 确保患者卧位稳定、安全	70

续表

操作步骤	操作要点	分值
3. 其他操作要求（13分）		
（1）操作速度（3分） （2）操作时仪表（2分） （3）服务态度（3分） （4）操作注意事项（5分）	10分钟内完成操作 要求衣帽、鞋、头发 整洁并符合要求,指 甲长短适宜 注意观察患者反 应,询问患者感受, 态度友好,注重人文 关怀	13

评分依据

1. 操作程序缺项或不符合要求按各项实际分值扣分
2. 操作顺序颠倒一处扣1分
3. 操作时间超过规定时间的30%扣1分;超过30%~40%时扣2分;超过40%时扣3分并终止操作,未完成项及操作速度项得分全部扣除
4. 仪表一项不符合扣1分,扣完为止
5. 态度生硬,沟通不足,未保护患者隐私,缺乏人文关怀,扣1~3分,扣完为止
6. 注意事项回答不全,漏一项扣0.5~1分,扣完为止

【操作注意事项】

（1）注意节力原则。

（2）翻身时注意保持椎体在同一直线上,不确定时需呼叫医护人员帮忙。

（3）翻身角度不可大于60°。

（4）患者怀疑有颈椎损伤或明确有损伤时,移动患者请一定叫上医护人员,不要擅自固定患者的头部挪动,以免发生更严重的损伤。

（5）拉起床栏,确保安全。

（6）记录变化体位的时间。

请扫描二维码观看演示视频

（李雯　娄湘红　黄桂玲）

第二节　常见的转运工具的选择与使用

☆ 常见的转运工具有哪些

常见的转运工具包括助行器、轮椅、平车。

☆ 照护者如何帮助患者选择合适的转运工具

具体见下表。

转运工具的选择

转运工具	分类	适用人群
助行器	拐杖	适用于下肢损伤或骨折时,无法承重的患者。可帮助患者行走时增加稳定性,并减少下肢所承受的重量
	框式助行器	适用于站立时平衡差及下肢肌力差的患者。患者可借助助行器的框架式结构保持其身体平衡,通过挪动助行器的框架辅助自己前行
	两轮(框式)助行器	适用于上肢肌力不足及自主抬起助行器困难的患者。患者使用时不用抬起助行器的操作,更容易推进,同时后面两个防滑支脚固定,不易失控
	四轮(框式)助行器	适用于具有较好平衡能力的患者户外使用。患者可借助四轮助行器快速行走,移动灵活,但稳定性低

续表

转运工具	分类	适用人群
轮椅		(1) 步行功能减退或丧失的患者:如截肢、下肢骨折未愈合、下肢麻痹以及严重的下肢关节炎等 (2) 步行对身体不利的患者:如严重的心脏疾病或其他疾病引起的全身性衰竭 (3) 独立步行有危险的患者:如痴呆、认知障碍、颅脑损伤、严重帕金森病或难以步行的患者 (4) 高龄、行走困难可能发生意外的患者
平车		意识丧失、昏迷、偏瘫、无法坐立的患者

一、拐杖

拐杖是辅助步行的一种工具,可帮助不便于行走的患者在行走过程中增加稳定性,并减少其下肢所承受的重量。照护者应熟知拐杖的适用范围、使用的注意事项及使用过程中的方法。

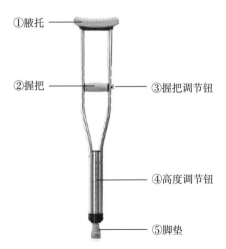

①腋托
②握把　　③握把调节钮
④高度调节钮
⑤脚垫

①置于腋下,支撑躯干;②使用时手捏握处;③松动后可调节握把的高低;④按下此钮可调整腋托高低;⑤使拐杖固定,防滑。

拐杖

如图所示,拐杖由腋托、握把、握把调节钮、高度调节钮、脚垫组成。

协助患者使用拐杖操作步骤及评分标准

操作步骤	操作要点	分值
1. 操作前准备(17分)		
(1)评估解释:评估患者的病情、理解能力及配合程度、心理状态,并向其解释使用拐杖的目的,取得配合(3分) (2)环境准备:保证室内光线充足,保持地面干燥、平整,行经通道通畅,无障碍物,防止患者滑倒或跌倒。床或椅四脚处于固定状态(2分) (3)患者准备:穿长度适宜的衣裤,利于行走、防滑鞋,避免穿拖鞋。妥善固定患肢的外固定用具;同时照护者协助患者做好离开床椅,使用拐杖行走的准备:①双下肢及上肢力量训练,如屈伸活动、握力训练、抬臀训练、下肢肌肉收缩与舒张训练(2分);②采用床上靠起 - 端坐 - 床旁站立 - 逐步行走的模式逐渐进行(2分);③患者离开床椅前,须确保患侧足部抬高,保证肌肉不发生震颤,同时患者直立站稳时无头晕、目眩、血压下降等表现,医务人员同意后,照护者方可让其开始离床持拐杖练习步行(2分) (4)用物准备:①检查拐杖是否稳定,握把调节钮、高度调节钮处有无损坏或松动、是否固定,以确保拐杖的安全性,防止患者步态不稳而跌倒(2分);②确定拐杖长度,确定拐杖的长度最简单的方法是用患者的身高减去41厘米;或者腋托距离患者腋窝2~3横指(2分);③调整握把高度:握把高度平患者髋关节,使手放于握把时手肘向内弯曲25°~30°(2分)	循序渐进,并关注患者的反应 正确测量拐杖的长度 检查拐杖各调节钮无松动,保证患者安全	17

续表

操作步骤	操作要点	分值
2. 协助患者拄拐站立、行走、坐下（70分）		
（1）站立：①指导患者以健侧下肢支撑于地面上，照护者协助患者向前移动至床或椅子的边缘（5分）；②协助患者将双拐并拢合在一起，用患肢侧的手握住两个拐杖的握把，照护者支撑患者健侧的手，嘱患者双手同时用力支撑，同时健腿发力站起（5分）；③照护者在患者站稳后，指导患者将拐杖分置身体两侧前方约15~20厘米处，腋托置于患者双侧肋骨处，患者的手握紧握把，保持身体平稳（5分） （2）行走：（患侧腿不负重法）①指导患者使用健侧腿支撑身体，将双拐同时前移一步的距离（5分）；②指导患者先将患侧腿前移至双拐之间不落地，然后双肘伸直用双拐支撑身体，再向前迈健侧腿，至双拐的前方落地站稳（10分）；③患者继续重复以上动作，平稳前行。照护者在旁边做好保护，预防跌倒（5分） （3）行走：（患侧腿负重法）①指导患者利用健侧腿支撑身体，将双拐与患侧腿同时前移一步的距离，并同时着地（5分）；②指导将重心移至双拐及患侧腿，然后双肘伸直用双拐及患侧腿支撑身体，再向前迈健侧腿，至双拐的前方落地站稳（10分）；③患者不断重复上述动作，平稳前行。照护者在旁边做好保护，预防跌倒（5分） （4）坐下：①照护者协助患者拄拐背对站立于床边或椅子前，逐渐往后退，直至健侧腿触及床或椅子的边缘后，指导患者将身体的重心移至健侧腿上（5分）；②照护者协助患者把双拐拢合在一起，用患者患腿侧的手握住拐杖握把（5分）；③照护者扶住患者健腿侧的手，然后指导患者弯曲健侧膝盖，缓缓坐下（5分）	双拐高度合适 拐杖放置位置正确 注意观察患者有无头晕、无力等不适 做好保护，预防患者跌倒 保持患者背对床椅的站位距离合适	70

续表

操作步骤	操作要点	分值
3. 其他操作要求(13 分)		
（1）操作速度（3 分） （2）操作时仪表（2 分） （3）服务态度（3 分） （4）操作注意事项（5 分）	10 分钟内完成操作 要求照护者衣帽、鞋、头发整洁并符合要求，指甲长短适宜 注意观察患者反应,询问患者感受,态度友好,注重人文关怀	13

评分依据

1. 操作程序缺项或不符合要求按各项实际分值扣分

2. 操作顺序颠倒一处扣 1 分

3. 操作时间超过规定时间的 30% 扣 1 分；超过 30%~40% 时扣 2 分；超过 40% 时扣 3 分并终止操作,未完成项及操作速度项得分全部扣除

4. 仪表一项不符合扣 1 分,扣完为止

5. 态度生硬,沟通不足,未保护患者隐私,缺乏人文关怀,扣 1~3 分,扣完为止

6. 注意事项回答不全,漏一项扣 1 分,扣完为止

【操作注意事项】

（1）指导患者双手握住拐杖握把来支撑体重,避免用腋窝顶在拐杖上,以免腋窝处的血管神经受压损伤。

（2）确保拐杖脚垫牢固、没有破损,必要时及时更换。

（3）避免患者在平铺于地面上的地毯或垫子上拄拐行走,防止滑倒。

（4）指导患者拄拐行走前先站稳,步伐不宜过大,眼睛向前看不要向下看。

（5）患者拄拐时,拐杖腋托和握把可能会磨伤手掌、手臂

和胸壁的皮肤,可以在腋托和握把上加厚衬垫。

二、助行器

　　助行器可辅助患者支撑体重、保持平衡和行走。照护者应熟知各类助行器的适用范围、使用前的注意事项及使用过程中的方法,下面是具体介绍。

　　助行器的结构以框式助行器为例,助行器由折叠按钮、握把、调节钮、脚垫/脚轮组成。

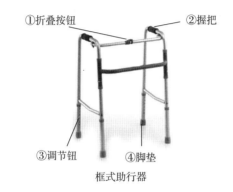

①折叠按钮　　　　②握把

③调节钮　　④脚垫

框式助行器

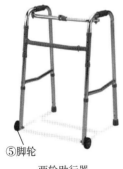

⑤脚轮

两轮助行器

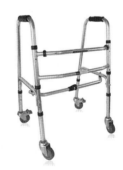

四轮助行器

①折叠按钮:按下按钮可将握把折叠,便于放置;②握把:使用时手捏握处;③调节钮:按下此钮可调节助行器高低;④脚垫:使助行器固定;⑤脚轮:使助行器便于移动。

助行器

协助患者助行器的使用操作步骤及评分标准
（以常见的框式助行器为例）

操作步骤	操作要点	分值
1. 操作前准备（17分）		
（1）评估解释:同拐杖操作（3分） （2）环境准备:同拐杖操作（2分） （3）患者准备:同拐杖操作（1分） （4）用物准备:①检查助行器是否稳固,脚垫/脚轮、螺丝、连接杆处有无破损或松动、是否紧固等,以保证助行器的稳定性及安全性,防止患者步态不稳而跌倒（2分）;②确定助行器高度,按下两侧调节钮调节助行器至合适高度,防止过高或过低造成跌倒。确定高度的方法如下:①患者自然站立于助行器框内正中,从股骨大转子（即髋关节）到地面的高度即为框架型助行器握把的高度（1分）;②患者自然站立于助行器框内正中,两手握于两侧握把,肘关节弯曲30°~40°,手腕内侧到地面的高度即为助行器扶手的高度（2分） （5）做好患者离开床或椅子持助行器行走的准备:同拐杖使用（6分）	保证环境安全,无障碍 根据室外温度选择合适衣物,注意保暖 正确测量助行器高度 各调节钮无松动,保证患者安全 训练时,动作轻柔,循序渐进,并关注患者的反应	17
2. 协助患者使用助行器行走（70分）		
（1）照护者将框式助行器放置在患者正前方,确保助行器完全打开（5分） （2）扶患者站起,患者站立在助行器框内,左右两边包围着患者,患者双足落于助行器后脚垫连线水平正中位置,照护者确保患者平稳站立（10分） （3）协助患者双手握紧助行器握把,指导患者逐步将重心平稳落到助行器上（5分） （4）指导患者将助行器向前移动一步距离,保持身体挺直（5分） （5）助行器放稳后,照护者协助患者保持助行器不动,患者患肢足跟抬高迈向助行器一步距离（10分）	站立位置正确 注意观察患者有无头晕、无力等不适 助行器高度合适 保持助行器稳定,防止患者跌倒	70

操作步骤	操作要点	分值
（6）协助患者逐渐将重心平稳地移至助行器上（10分） （7）继续协助患者保持助行器不动,患者健肢足跟抬高迈向助行器与患足并拢（10分） （8）照护者协助患者慢慢将重心再次平稳落至固助行器上（10分） （9）不断重复以上过程（5分）		
3. 其他操作要求（13分）		
（1）操作速度（3分） （2）操作时仪表（2分） （3）服务态度（3分） （4）操作注意事项（5分）	10分钟内完成操作要求衣帽、鞋、头发整洁并符合要求,指甲长短适宜 注意观察患者反应,询问患者感受,态度友好,注重人文关怀	13

评分依据

1. 操作程序缺项或不符合要求按各项实际分值扣分

2. 操作顺序颠倒一处扣1分

3. 操作时间超过规定时间的30%扣1分;超过30%~40%时扣2分;超过40%时扣3分并终止操作,未完成项及操作速度项得分全部扣除

4. 仪表一项不符合扣1分,扣完为止

5. 态度生硬,沟通不足,未保护患者隐私,缺乏人文关怀,扣1~3分,扣完为止

6. 注意事项回答不全,漏一项扣1分,扣完为止

【操作注意事项】

（1）使用助行器前,患者应穿长度适宜的裤子,穿防滑鞋,以防患者在行走过程中滑到,造成进一步损伤。

（2）确保助行器稳定,无松动,必要时及时检修。

（3）保持地面干燥,走道通畅,无障碍物,以免其滑倒或造成损伤。

（4）指导患者使用助行器先站稳，步伐不宜过大，眼睛向前看不要向下看。

（5）助行器应调整，确保高度合适，行走前进行体位适应训练，同时照护者应在旁协助，量力而行。

助行器的使用

请扫描二维码观看演示视频

三、轮椅

轮椅是非常普遍、常见的转运使用工具，适用于下肢残障、偏瘫、胸以下截瘫者及行动不便者。作为照护者，了解轮椅的结构，选择最合适的轮椅以及最正确的使用方法就显得十分必要。下面是具体介绍。

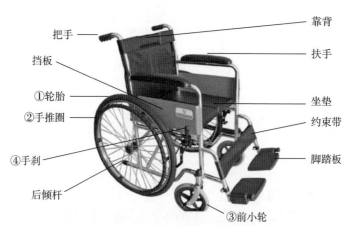

①轮胎：能使轮椅移动，也称滚动轮；②手推圈：驱动轮椅行驶装置。它装在大轮外侧，残疾人双手搬动此环可使轮椅移动；③前小轮：控制轮椅方向，亦称万向轮；④手刹：是增加车轮阻力和固定车轮。

轮椅

轮椅包括把手、坐垫、靠背、挡板、扶手、轮胎、手推圈、手刹、后倾杆、前小轮、脚踏板、约束带。

使用轮椅操作步骤及评分标准

操作步骤	操作要点	分值
1. 操作前准备（12分）		
（1）评估解释：评估患者病情、活动能力、配合程度，判断是否适应轮椅转运，评估生命体征及管道情况（5分） （2）环境准备：环境宽敞，无障碍物，轮椅可通过（2分） （3）患者准备：妥善固定引流管，必要时备氧枕，保护患者隐私，注意保暖（2分） （4）用物准备：检查轮椅是否稳固和完整，保证轮椅结构及刹车制动各项功能完好，根据患者需要准备约束带（3分）	保证环境安全，无障碍物 根据室外温度选择合适衣物，注意保暖 检查轮椅各部件稳定性，确保患者安全	12
2. 将患者从床上转移到轮椅上（30分）		
（1）放置轮椅：照护者将轮椅放于床尾部，使轮椅背和床尾在一条直线上，轮椅朝向床头，固定手刹锁住轮椅，翻起脚踏板（5分） （2）协助患者穿好衣物后，在放轮椅的同侧床边坐起，并穿好鞋子（5分） （3）照护者面对患者而立，患者将双手分别放置在照护者两侧的肩上，照护者双手环抱患者腰部，帮助其慢慢站起（5分） （4）帮助患者转身，背对轮椅，然后慢慢退至轮椅前，让患者双手扶稳轮椅把手，再慢慢弯曲膝盖，坐于轮椅上（5分） （5）照护者协助患者调整好身体位置后，翻下轮椅脚踏板，帮助患者将双脚置于脚踏板上，系好约束带（5分） （6）照护者再次确认患者安全坐在轮椅上后，松开手刹；照护者站在轮椅的后面，双手扶住把手将其推到目的地（5分）	轮椅固定稳定，防止滑动 坐起动作要缓慢，注意保暖 观察患者有无头晕、无力等不适症状 确保背对轮椅站立位距离合适 约束带松紧合适，以可插入两横指为宜 患者坐位正确、舒适、安全 推行过程中注意观察患者病情变化	30

续表

操作步骤	操作要点	分值
3. 将患者从轮椅转移到床上（25分）		
（1）照护者将轮椅推到床尾，使轮椅背和床尾在一条直线上，轮椅朝向床头，固定手刹锁住轮椅，翻起脚踏板，松开约束带（5分） （2）照护者面向患者站立，将患者的双手分别放置在照护者两侧的肩上，照护者双手环抱住患者的腰部，帮助患者站起（5分） （3）帮助患者转身，背对床，慢慢退至床沿，再缓慢坐在床沿上（5分） （4）协助患者脱鞋及外衣，上床盖好盖被，卧床休息（5分） （5）将轮椅推到轮椅放置处（5分）	轮椅固定稳定，防止滑动 站起动作要缓慢，注意保暖 观察患者有无头晕、无力等不适症状 确保背对床边站立位距离合适 动作轻柔，注意保暖 约束带松紧合适，以可插入两横指为宜	25
4. 推轮椅上下坡（10分）		
（1）上坡时，照护者站在轮椅的后面，将轮椅直接向上推（5分） （2）下坡时，照护者需调转轮椅方向，使患者面向斜坡顶端，握紧轮椅把手倒退着下行（5分）	始终保持患者面向斜坡顶端 上下坡时，嘱患者抓紧轮椅扶手，确保患者安全	10
5. 推轮椅进出电梯（10分）		
（1）进电梯时，照护者和患者都背向电梯口，倒退进入电梯；进入电梯后，照护者和患者都需调转方向，背向电梯口，照护者固定手刹锁住轮椅（5分） （2）出电梯时，照护者松开手刹，倒退出电梯（5分）	始终保持照护者先入/出电梯	10
6. 其他操作要求（13分）		
（1）操作速度（3分）	15分钟内完成操作	13

续表

操作步骤	操作要点	分值
（2）操作时仪表（2分） （3）服务态度（3分） （4）操作注意事项（5分）	要求衣帽、鞋、头发整洁并符合要求,指甲长短适宜注意观察患者反应,询问患者感受,态度友好,注重人文关怀	

评分依据

1. 操作程序缺项或不符合要求按各项实际分值扣分

2. 操作顺序颠倒一处扣1分

3. 操作时间超过规定时间的30%扣1分;超过30%~40%时扣2分;超过40%时扣3分并终止操作,未完成项及操作速度项得分全部扣除

4. 仪表一项不符合扣1分,扣完为止

5. 态度生硬,沟通不足,未保护患者隐私,缺乏人文关怀,扣1~3分,扣完为止

6. 注意事项回答不全,漏一项扣1分,扣完为止

【操作注意事项】

（1）平衡功能有障碍的患者应用约束带固定好其身体。

（2）照护者应告知患者双手分别扶着轮椅两侧的扶手,尽可能靠后坐,勿向前倾身或自行下车,防止跌倒。

（3）照护者推轮椅时,需双手均匀用力、保持平稳,避免颠簸,推行速度缓慢。

（4）照护者推轮椅进出电梯时,需注意观察电梯进出口是否平稳、通畅,以免发生意外。

（5）遇到障碍物时,照护者勿使用轮椅撞门或撞障碍物。可推至安全位置,固定手刹锁住轮椅后移除障碍物,再松开手刹推行。也可寻求旁边路人的帮助,帮忙移除障碍物。

轮椅的使用

请扫描二维码观看演示视频

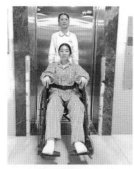

进电梯

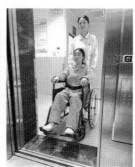

出电梯

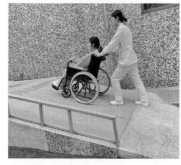

上坡

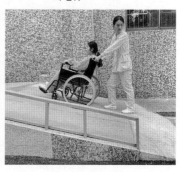

下坡

轮椅操作

四、平车

平车,又称医用平车,指在医院内,为身体虚弱或受伤后不便的患者进行转运的工具。

平车包括平车车体、担架托、护栏、大轮、小轮、刹车。照护者应熟知平车的适用范围、使用的注意事项及使用过程中的方法。

使用平车操作步骤及评分标准

操作步骤	操作要点	分值
1. 操作前准备（12 分）		
（1）评估解释：评估患者的活动能力，配合程度，管道情况，生命体征（5 分） （2）环境准备：环境宽敞，无障碍物，确保安全（3 分） （3）照护者准备：妥善固定患者引流管，必要时备氧枕，保护隐私，注意保暖（2 分） （4）用物准备：检查平车是否稳定和完整，保证平车车轮、两侧护栏及刹车制动各项功能完好（2 分）	保证环境安全，无障碍物 根据室外温度选择合适衣物，注意保暖 检查平车各部件性能，保证患者安全	12
2. 将患者从床上转移到平车上（75 分）		
（1）照护者将平车放置于患者床旁，并踩下刹车，固定好平车（10 分） （2）照护者将患者搬运至平车上，头部位于大轮方向（具体搬运方法见第六章第一节患者搬运和轴线翻身章节），盖好盖被（50 分） （3）照护者拉起平车两侧的护栏，并指导患者将四肢放置于护栏内（10 分） （4）照护者松开刹车，站于患者头部方向，平稳推动平车前行（5 分）	平车固定稳定，防滑动 注意保暖 妥善放置患者四肢，避免肢体放置于护栏外，避免转运途中磕碰 保持平车平稳，匀速推移，保证患者安全	75
3. 其他操作要求（13 分）		
（1）操作速度（3 分） （2）操作时仪表（2 分）	15 分钟内完成操作 要求衣帽、鞋、头发整洁并符合要求，指甲长短适宜	13

续表

操作步骤	操作要点	分值
（3）服务态度（3分） （4）操作注意事项（5分）	注意观察患者反应，询问患者感受，态度友好，注重人文关怀	

评分依据

1. 操作程序缺项或不符合要求按各项实际分值扣分
2. 操作顺序颠倒一处扣 1 分
3. 操作时间超过规定时间的 30% 扣 1 分；超过 30%~40% 时扣 2 分；超过 40% 时扣 3 分并终止操作，未完成项及操作速度项得分全部扣除
4. 仪表一项不符合扣 1 分，扣完为止
5. 态度生硬，沟通不足，未保护患者隐私，缺乏人文关怀，扣 1~3 分，扣完为止
6. 注意事项回答不全，漏一项扣 0.5~1 分，扣完为止

【操作注意事项】

（1）照护者搬运时，应有护士从旁指导，根据病情确定合适的搬运方法，减轻患者痛苦，提高安全性。

（2）照护者在推送过程中，拉好护栏；照护者站于患者头部位置，进行头部保护及病情观察，要注意患者的面色、呼吸变化。

（3）前行过程中照护者保持平车匀速、平稳，防止患者头晕恶心。

（4）上下坡时，患者头部应处于高处。

（5）进出门时，先开门，保持进出通道畅通，无障碍物，减少碰撞和震动。

（6）不配合或躁动不安的患者，应用约束用具，并多人陪同。

（7）对于病情较重的患者，照护者需和医务人共同转运患者至目的地。

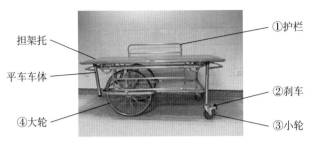

①护栏：患者躺在平车上后，照护者拉起栏杆以防止患者坠落；②刹车：固定平车；③小轮：控制轮椅方向（为平车尾部）；④大轮：驱动平车行驶装置（为平车头部）。

平车

请扫描二维码观看演示视频

（王璇　娄湘红　黄桂玲）

第三节　转运过程中的风险评估与预防

　　由于病情的需要，患者经常需要转运。但在转运过程中，患者容易出现各类并发症。因此，照护者在患者转运过程中，应做好相应的风险评估，并提前做好预防，可以有效提高患者的医治质量，降低转运过程的风险。

☆　**在患者转运过程中照护者需要做到哪些风险评估**

　　（1）评估转运工具是否正常可使用。

　　（2）评估患者的意识、精神、体力、肢体活动情况。

　　（3）评估患者身上的管道是否连接完好、固定好，有无打折、堵塞等。

　　（4）评估转运通道是否畅通、平稳、安全。

☆　**患者在转运过程中会发生哪些风险**

（1）存在坠床或跌倒的风险。

（2）身上的留置针易出现堵塞、管道打折或管道脱出的风险。

（3）由于路程颠簸，患者易出现呕吐，会导致呕吐物堵塞呼吸道发生窒息的风险。

（4）患者病情严重时，可能会出现生命体征突然改变，易发生心跳、呼吸骤停等风险。

☆　**在患者转运过程中照护者如何预防风险的发生**

（1）照护者在转运患者前，需要在医护人员的指导下和患者进行沟通解释，并进行风险评估；转运危重患者时，须有医务人员陪同，并携带相应的急救设备。

（2）照护者需要根据患者的实际情况选择合适的转运工具。

（3）照护者在转运患者过程中，动作应轻柔、稳重，并使用正确的姿势进行转运。

（4）照护者推车时，应保持车速均匀，防止剧烈的震动，上下坡时应注意保持患者的头部需在高处，确保患者不会坠床。

（5）转运过程中，照护者须随时关注患者的意识、精神状况，妥善固定好管道，引流袋放置于适当位置。

（6）转运过程中，照护者需耐心解答患者的问题。

（7）患者若发生意识丧失或心脏骤停，照护者应及时就地呼喊医护人员前来抢救；若患者出现其他病情变化，照护者应及时将患者送到最近的科室进行抢救。

（8）患者返回病房后妥善安置患者。

（王璇　黄桂玲）

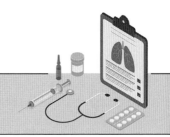

第 七 章

生命体征测量与观察

生命体征是反映人体是否健康的指标,可以用来判断患者病情的轻重、危险程度,包括体温、脉搏、呼吸与血压。生命体征的测量与观察可以客观获取患者的生命信息,照护者需掌握患者生命体征的基本评测方法,确保患者安全。

第一节 \ 常见生命体征的测量及意义

☆ **生命体征包括哪些内容**

包括体温、脉搏、呼吸与血压。

☆ **哪些部位可以测量体温**

口腔、直肠和腋下。

☆ **正常体温范围是多少**

正常成人体温是比较恒定的,但会因为各种的因素影响而发生变化,正常成人平静状态下口腔温度为36.0~37.2℃;直肠温度为36.0~37.7℃;腋下温度为36.0~37.0℃。一般采用腋窝温度进行衡量。

☆ **体温计的种类有哪些**

常用的体温计类型主要有:水银体温计、电子体温计、红外线体温计(包括耳式体温计、体表温度计)。

☆　如何测量体温

(1)不同的体温计测量方法不同,以水银体温计测量患者腋下温度是最常用的方法。

(2)也可以采用红外线体温计测量体温,通过开启红外线体温计的电源,然后对准额部,或者是外耳道按压几下,体温便会自动地显示出来。

(3)若采用红外线体温计测量患者时出现异常,一般还需要用水银体温计进行复测。

☆　如何正确地使用水银体温计测量腋温

(1)测量前半小时,照护者应指导患者不进食及饮水,并注意休息。

(2)照护者将水银体温表的水银柱甩至35℃以下备用。

(3)测量前应擦干患者腋下。

(4)照护者将体温计水银端放于患者腋下,协助患者夹臂,将体温表夹紧,避免体温计滑落。

(5)测量体温过程中,应注意尽量不要让患者改变体位或起身活动。

(6)测量10分钟后,取出体温计并读数,及时将结果报告医护人员。

☆　若在测量体温时患者不小心将体温计摔碎怎么办

(1)及时清除玻璃碴及水银。水银的清理方法:照护者佩戴检查手套,用纸片或透明胶收集水银,并放入密闭容器中,破损的体温计和收集的水银均需在医护人员指导下放入病区化学性医疗废物桶内。

(2)若患者误服水银,需立即漱口,服用牛奶或者蛋清。患者可以进食的情况下,可进食粗纤维食物,以加速汞的排出。

(3)皮肤接触水银者,应脱去被污染的衣物,用流动水彻底冲洗接触水银的皮肤。

（4）眼睛接触水银者,应立即报告医护人员给予相应
处理。

☆ **患者出现哪些情况时,照护者应考虑为患者测量体温**

患者诉发冷、寒战,皮肤苍白、手脚冰凉,或者出现燥热、
全身皮肤发红、发烫,大量出汗,或感觉忽冷忽热,以上情况均
需测量患者体温;已明确有发热、体温过低,或者病情危重,告
病重、告病危的患者,需要定时测量体温。

☆ **正常的脉搏是什么样的**

平静状态下,成人正常的脉率为每分钟 60~100 次,婴幼
儿为每分钟 80~130 次,新生儿为每分钟 120~160 次。正常脉
搏应是匀速跳动,强弱相同。

☆ **患者出现哪些情况时,照护者应考虑呼叫医护人员为**
患者测量脉搏

患者出现心慌、大出血、休克,或者服用治疗心脏疾病的
药物后,需要测量脉搏,既往有心脏病病史,如心律失常、心动
过速、心动过缓等的患者,须定时测量脉搏。

☆ **正常呼吸是什么样的**

平静状态下,成人正常的呼吸次数为每分钟 16~20 次,婴
幼儿为每分钟 20~40 次,新生儿为每分钟 40~60 次。节律规律,
均匀无声,不费力。

☆ **成人血压的正常范围是多少**

正常成人平静状态下上臂血压的正常范围为收缩压 90~
129mmHg,舒张压 60~79mmHg。

☆ 血压计的种类有哪些

血压计的种类有水银血压计、气压血压计、电子血压计等。

☆ 测量血压的方法（以电子血压计为例）

（1）患者测量血压前 30 分钟，照护者应指导患者保持身心安静状态；避免运动、沐浴，暂停饮食。

（2）照护者协助患者取平卧位，上卷或脱下患者衣袖，注意袖口不可禁锢上臂。

（3）将袖带置于患者肘关节上 2~3 厘米处（约两横指），袖带气囊的中央部置于肱动脉搏动处。

（4）系上袖带，确保松紧适宜，一般可放入 2~3 根手指。

（5）按下血压计开关，开始测量，测量完毕读取血压值，并报告医护人员。

☆ 给患者测量血压时应注意什么

（1）给患者测量血压时应做到"四定"，即定时间、定部位、定体位、定血压计。

（2）给患者测量血压过程中应避免患者移动或说话。

（3）对于有出血倾向的患者，血压袖带不宜捆绑过紧。

（4）避免选择手术、输液、肿胀的肢体测量血压。

☆ 患者出现哪些情况时，照护者可考虑为患者测量血压

患者出现头昏、情绪波动较大、大量出汗、失血、腹泻、严重呕吐、老年患者食欲差等情况，需要考虑为患者测量血压；患者有高血压，或者长期服用降压药，则需要定期测量。

（陈珺 黄桂玲）

第二节　异常生命体征的观察与照护

☆　什么是体温过高

又称发热,指机体体温升高超过正常范围:腋下温度超过 37.0℃,或口腔温度超过 37.3℃。一般认为 37.1~37.9℃为低热,38.0~38.9℃为中度发热,39.0~40.9℃为高热,41℃及以上为超高热。

☆　患者出现什么症状,提示可能发热

患者诉疲乏、不适感、肌肉酸痛、头痛、食欲不振、皮肤苍白(或者潮红、灼热)、呼吸加快、出汗、皮肤潮湿,也可能出现畏寒、寒战。当出现以上症状可能提示患者发热,需测量体温。

☆　患者发热时照护者如何照护

(1)保持室内清洁安静,温湿度适宜,定时开窗通风。

(2)每隔一段时间测量一次体温;实施降温措施 30 分钟后测量体温。

(3)患者应卧床休息,保证充足的睡眠。

(4)嘱患者多饮水,每日 2 500~3 000 毫升。

(5)协助患者进食清淡易消化的流食或者半流食,如米粥、汤类等。

(6)保持患者清洁和舒适,督促患者早晚刷牙、饭后漱口;若患者出汗,应及时更换,保持衣物干燥清洁。

(7)若患者诉畏寒、寒战,可适当保暖;若患者未诉畏寒、寒战,应及时降温。

(8)降温措施包括温水擦浴,使用 32.0~34.0℃温水,擦拭额头、双侧颈部、腋窝、腹股沟等部位;冰敷,可将冰袋放置于患者头部、腋窝或者腹股沟等部位。冰敷时间不能超过 30 分钟,以防冻伤。

（9）特殊注意事项：患者发热后不建议自行使用退热药，应在医生查明发热原因后再行处理。

☆ 什么是体温过低

各种原因引起的体温低于正常范围，一般将 34.0~35.9℃ 认定为低体温，重度营养不良患者、高龄、新生儿及早产儿易出现体温过低的情况。

☆ 体温过低的表现

当患者发生皮肤苍白，口唇、指甲呈紫色、心跳呼吸减慢、尿量减少、意识障碍，甚至昏迷时，照护者应测量患者体温，关注是否体温过低。

☆ 发现患者体温过低时应如何照护

（1）照护者应为患者提供温暖适宜的室内环境。

（2）照护者需要定时测量体温。

（3）照护者应为患者做好保暖措施，及时给患者添加衣物，防止其体温散失，必要时给予毛毯、棉被、电热毯、热水袋。

☆ 常见的异常脉搏有哪些

一般正常人在运动和情绪激动的情况下，脉搏会增快，而休息、睡眠时脉搏则会减慢。但患者安静状态下出现以下情况则为异常脉搏，应及时报告医护人员。

（1）患者脉搏增快，每分钟大于100次，则称为心动过速。

（2）患者脉搏减慢，每分钟小于60次，则称为心动过缓。

（3）患者脉搏节律异常，患者脉搏跳动的时间间隔时快时慢，不规则。

☆ 当患者出现异常脉搏时应该怎样照护

（1）照护者应在医护人员指导下加强观察，并及时报告给医护人员。

（2）照护者应协助患者适当增加卧床休息时间,减少活动,必要时在医护人员指导下给予患者氧气吸入。

（3）照护者应协助患者进食蔬菜、小米粥等富含纤维素的食物,预防便秘。

（4）照护者应指导患者戒烟限酒。

（5）照护者应掌握药物的用法、作用及不良反应,督促患者规律服药,及时了解患者有无不良反应,并告知医务人员。

（6）照护者应积极与患者交流,安抚患者,消除其紧张、恐惧情绪。

☆ 常见的呼吸异常有哪些

正常成人安静状态下呼吸频率为每分钟 16~20 次,儿童为每分钟 30~40 次。呼吸可因年龄、性别、活动、情绪等不同而出现变化,但患者安静状态下出现以下情况则为异常呼吸,应及时报告医护人员。

（1）患者呼吸增快,成人呼吸超过每分钟 24 次。

（2）患者呼吸减慢,呼吸少于每分钟 12 次。

（3）患者呼吸节律异常,呼吸过程中出现呼吸暂停一段时间,然后又开始呼吸。

（4）患者呼吸音异常,正常呼吸是均匀无声的,若出现蝉鸣音样呼吸或鼾式呼吸,提示呼吸音异常。

☆ 当患者出现异常呼吸时应该怎样照护

（1）照护者应注意保持患者呼吸道通畅,协助患者多饮水,有效咳嗽,必要时叩背排痰。

（2）照护者应指导患者卧床休息,减少活动。

（3）照护者应协助医护人员给予患者氧气吸入,保持吸氧管通畅。

（4）照护者应保持室内适宜的温度、湿度,以减少患者呼吸道不适。

（5）照护者应在医护人员指导下测量患者呼吸,观察有无呼吸困难等症状。

（6）照护者应积极与患者沟通，安抚患者，保持其情绪稳定。

☆ 异常血压包括哪些

（1）高血压：未使用降压药的情况下，非同日3次测量收缩压大于等于140mmHg和/或舒张压大于等于90mmHg。

（2）低血压：成人安静状态下血压低于90mmHg/60mmHg。

☆ 当患者出现低血压时应怎样照护

紧急情况下，如患者出现大量出血、严重腹泻、呕吐，既往有心脏病急性发作，应立即寻求医务人员帮助。其他非紧急情况下，应做如下工作。

（1）照护者应督促患者加强营养，多食易消化、富含蛋白质的食物，如鸡蛋、牛奶等，多喝汤、多饮水，适当增加盐分的摄入，同时注意补充铁剂和维生素，防止贫血。

（2）可督促患者适当饮茶。

（3）若患者近期正在服用降压药，立即停药，告知医务人员。

（4）照护者应督促患者适度锻炼。

（5）可以为患者穿戴弹力袜，从而减少外周血量，减轻低血压症状。

（6）若患者出现头昏、疲乏无力等症状，应协助卧床休息，减少活动，避免跌倒。

（7）协助患者洗澡时，洗澡水不宜过热或过冷，避免洗澡时间过长。

（陈珺　黄桂玲）

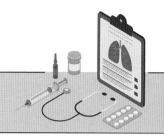

第 八 章

管道的观察与照护

在照护过程中,面对患者身上被置入的各种不同种类、作用、风险的管道时,照护者如何时时保证管道效能与安全尤为重要。因此本章节在介绍管道的风险等级分类及一般照护的同时,在每个风险等级中,选取几种照护者会经常遇到,并需要参与护理的管道进行介绍。

第一节 \ 管道的风险等级分类与一般照护

☆ 管道按风险等级分几类

分为 3 类:高危管道、中危管道、低危管道。

☆ 什么是管道标识

(1)管道标识:是一种在管道上做标记的方式。目的是让医护人员、患者及家属能快速识别各路管道。

(2)管道等级:等级不同,标识的颜色也不同。

(3)标记信息:包括管道名称、置管日期及护士签名。标识字迹模糊不清时应及时更换。

☆ 什么是非计划性拔管

是指无意中拔除留置在患者体内的各种因治疗需要的管道。

☆ 各风险等级的管道包括哪些,用什么颜色的标识表示,
滑脱后对患者的伤害程度有多大

管道分级

风险等级	标识颜色	滑脱后危险程度	常见管道
高危管道	红色	可危及生命,创伤大	胸腔引流管、深静脉置管、气管插管、脑室引流管、气管切开导管等
中危管道	黄色	不会马上危及生命,但创伤较大且后果较严重	鼻肠管、VSD引流管、腹腔引流管、伤口引流管
低危管道	蓝色	创伤小	吸氧管、普通胃管、尿管

☆ **管道的一般照护**

(1)照护者应知晓各类管道标识,分清各路管道风险级别。

(2)能够将管道妥善固定,防止滑脱。留意床旁引流管长度、松紧合适。帮助患者脱衣、翻身,摇高床头或床尾时,应防止管道向外牵拉致使管道脱出。

(3)观察管道是否通畅,保持引流有效。避免扭曲、折角、受压。防止在为患者摇床的过程中将管道压于床板下。

(4)会简单地观察各种管道引流液的颜色、性质及量的变化。

(5)保持管道周边皮肤清洁干燥,预防压力性损伤。

☆ **哪些情况下管道容易脱出**

(1)翻身、更换床单和患者自主活动时。

(2)患者躁动不安、意识障碍时。

(3)老年或婴幼儿患者在睡眠状态时,不自主拔管。

(4)管道固定胶带脱落时。

☆ **关于管道固定的小细节**

（1）可以用高举平台法对各种引流管进行二次固定。固定时保证患者舒适,留有活动余地,以翻身时不引起牵拉为宜。

（2）引流管固定的位置不能高于插管口平面。

（3）搬运患者时,遵医嘱适当夹闭引流管。

（4）时时关注管道留在患者体外长度的变化,防止管道脱出。

☆ **照护过程中,管道固定处的胶布需要观察些什么**

（1）观察管道固定处胶布是否干燥,有无污染以及黏性程度。如果潮湿、污染,无黏性会造成胶带松动。

（2）观察胶布处皮肤有无痒感及发红。如局部皮肤疼痛、发亮,周边有水泡,全身过敏等症状立即通知医生处理。

（3）胶布撕除时,观察残胶是否太多,有无影响患者舒适度。

（张艳　娄湘红）

第二节　几种常见管道的观察与照护

☆ **什么是吸氧管**

吸氧管是为患者提供经鼻吸氧的管道,属低危管道,贴蓝色标识。

☆ **吸氧的患者如何照护**

（1）禁止吸烟。做到"四防",即防火、防油、防热、防震。

（2）保持吸氧管通畅,松紧适宜,防止扭曲,受压,连接处紧密无漏气。

（3）了解如何观察氧气流量表,但禁止擅自调节氧流量和自行摘除患者的鼻导管。

（4）当患者呼吸道或鼻腔内有分泌物时，能够迅速发现并能进行简单清理。

（5）检查患者耳廓后皮肤是否完好。

（6）检查患者鼻腔黏膜，有无干燥、出血、破损。

☆ 吸氧过程中发生哪些情况应立即通知医护人员

（1）患者诉鼻咽部干燥或者胸闷不适。

（2）使用心电监护时，血氧饱和度低于正常值（小于95%），或者机器报警时。

（3）患者自觉氧管无氧气吹出，且伴随呼吸不畅、憋闷时。

（4）管道如果滑脱被污染时，及时通知护士更换。

☆ 什么是尿管

是从尿道插入膀胱，将尿液引流出来的管道，通过连接尿袋收集尿液。属低危管道，贴蓝色标识。

☆ 留置尿管的患者如何照护

（1）妥善固定引流管和尿袋。禁止尿袋拖到地面。

（2）观察管道是否通畅，防止堵塞，受压和扭曲。

（3）能简单地识别尿液颜色、性质和量。如患者出现尿液浑浊或者血尿等异常情况，应立即通知护士。

（4）尿袋内尿液不超过其容量的 3/4。下床活动前，排空尿袋。

（5）病情许可下，鼓励患者每日饮水量达到 2 000~3 000 毫升。

（6）每日观察尿道口及其周围皮肤，尤其是老年女性患者，需观察有无因漏尿引发的红疹和破溃。有无痒、疼或排尿困难等症状，警惕是否发生尿路感染。

（7）拔管前，配合护士进行夹管训练，训练患者的膀胱反射功能。夹闭导尿管，患者诉有憋尿感时开放。若患者无明显憋尿感时,每 3~4 小时,放尿 1 次。

☆ 尿管滑脱后怎么办

立即通知医护人员,判断是否需要重新置管。如不需要再留置尿管者,则观察患者尿道口是否有出血,能否自行排尿,及尿液的颜色,性状和量等情况。

☆ 尿袋固定在什么位置合适

应低于膀胱,防止尿液反流。卧位时,不能高于床面。离床活动时,不高于尿道口。

☆ 怎样为留置尿管的患者进行会阴部清洗

（1）每日用温水或生理盐水清洗尿道口周围皮肤和尿管表面 2 次。

（2）擦洗从会阴向直肠方向（从前向后）,不可把尿管泡在水里。

☆ 什么是胃管

一般由一侧鼻孔或口腔插入,经咽部和食管插入胃内。多用于胃肠减压或从管内灌注流质食物,水和药物,达到治疗目的。属低危管道,贴蓝色标识。

☆ 留置胃管的患者如何照护

（1）保持管道通畅,不可受压或扭曲。

（2）妥善固定,指导患者不要剧烈摇晃头颈,帮助患者翻身和搬运患者时保护管道,防止滑脱。

（3）患者病情允许的情况下,可以将床头抬高至 30°~45°,让患者取半坐卧位。减少反流和误吸。

（4）每日需观察胃管的置入深度,胶布的固定情况是否稳妥、牢固,固定部位皮肤和受压侧有无破损,糜烂,渗液。

（5）观察患者鼻黏膜有无破损、糜烂、渗液。

（6）协助护士做好口鼻腔护理，口腔干燥且无误吸风险时可漱口。

（7）如患者有明显腹胀、呕吐等不适，应及时告知医护人员。

☆ 经胃管输注营养液时，照护者需要注意什么

（1）输注营养液时不能自行调节肠内营养泵输注速度。

（2）勿擅自经口给患者喂食。

（3）了解输注原则，由稀到稠、由慢到快。速度一般为每小时 25 毫升。

☆ 胃管连接胃肠减压装置后，导管风险等级有变化吗

如胃管连接胃肠减压装置，该管道则升级为中危导管，贴黄色标识。目的是引流胃部的血液、胃液或食物残渣。

☆ 胃肠减压的患者与普通胃管的患者照护有什么不一样

（1）妥善固定胃管及胃肠减压装置。

（2）维持减压装置负压状态，勿自行调节负压。

（3）胃肠减压期间应禁食。鼻饲药物后，应暂停胃肠减压 1 小时。

（4）保持口鼻腔清洁卫生。每日 2 次口腔护理。如病情许可，口干时可漱口。

（5）会简单地观察引出胃液的量、性质、颜色。正常胃液颜色呈淡黄色。不同疾病引流液颜色也不一样，例如暗红色或褐色，提示可能有出血。混有胆汁时呈草绿色。

（6）每日检查胃肠减压管固定处皮肤黏膜完整度。

（7）时刻关注患者的舒适度，当患者出现恶心、呕吐、剧烈咳嗽等不适时应检查导管标记刻度，观察管道外露长度。防止变换体位时加重对咽部的刺激，应在患者改变体位前，安置好胃管。

（8）当患者出现明显的腹胀、呕吐等不适症状，或患者肛

门排气时,立即通知护士。

☆　胃管脱管后怎么办

一旦胃管脱出,照护者不可自行插入,应立即通知医护人员处理。

☆　什么是伤口引流管

伤口引流管是指放置在人体腔穴或皮下组织的引流管道,用于排除伤口、切口内的积液,积脓和积血。引流管末端根据病情可接负压吸引球或者引流袋或。属中危管道,贴黄色标识。

☆　留置伤口引流管的患者如何照护

（1）保持引流通畅,注意管道有无打折、受压,为避免堵塞,可定时挤捏引流管。

（2）检查引流管各连接处是否紧密,避免管道连接处松动或脱落。连接的负压球,观察负压的有效性,切不可随意调节负压装置,保持负压状态。

（3）尽早下床可促进引流,利于伤口愈合。病情许可下,协助患者床上活动,搬运患者时,应先夹住引流管。

（4）每日检查胶布固定情况。

（5）在护士指导下,能简单地观察引流液的颜色、性状和量。

☆　伤口引流过程中出现哪些情况应立即通知医护人员处理

（1）每小时引流量大于 200 毫升,且颜色鲜红,应警惕活动性出血。

（2）置管处伤口周围有渗血,渗液,而引流袋内无引流液时应警惕是否发生堵管。

（3）引流袋内液体达 2/3 时,引流球饱满或者漏气时通知护士更换,禁止擅自倾倒。

☆　伤口引流管脱出后怎么办

虽然伤口引流管通常在皮肤处会有缝线固定,但照护者仍不可疏忽。如发生管道滑脱,禁止将脱出的管道重新插入,应立即用纱布按压局部伤口,通知医护人员处理。

☆　下床活动的患者,引流袋如何安置

下床活动时可将引流袋固定于衣角,保持引流袋低于伤口位置之下,防止反流。禁止剧烈活动。

☆　什么是负压封闭引流管

负压封闭引流技术(VSD)是指使局部创面形成密闭环境,将引流管连接负压源,通过持续负压引流来清除创面渗出物与坏死组织,以达到加速创面愈合的目的。属中危管道,应贴黄色标识。

☆　负压封闭引流管的照护要点有哪些

(1)禁止牵拉、扭曲和折叠管道,妥善固定,保障引流持续通畅。

(2)保持管道的密闭性,维持有效负压在 $-125 \sim -450 mmHg$。

(3)能简单观察引流量的颜色,性质,量和气味。如果吸引出大量新鲜血液时,立即通知医生。当引流量达到引流瓶2/3时通知护士更换引流袋。

(4)四肢使用负压封闭引流时,用软枕垫高患肢。能够根据患肢的颜色,温度,毛细血管回流以及肿胀程度简单的观察患肢末梢血运情况。

(5)协助患者在床上大小便,不得自行分离引流管接头,以免造成伤口感染。定期观察受压部位皮肤,防止压力性损伤。病情许可下,协助患者床边活动。

(6)当引流处皮肤出现瘙痒疼痛不适时,禁止随意搔抓

及揭开敷料,以免贴膜破损,出现漏气。

☆ 观察 VSD 有效引流的方法你会吗

(1)看:保持负压装置的密闭性,VSD 外层透明膜完全封闭创面,管内液体流动,引流管连接紧密。

(2)听:听有无漏气声。

(3)摸:正常人工皮敷料呈塌陷状态,引流管管形存在。如发生人工皮敷料鼓起、管形消失,或者敷料干结变硬,应立即通知医生处理。

(4)查:检查压力表,观察负压压力值是否在规定范围内($-125\sim-450\text{mmHg}$)。

☆ 什么是腹腔引流管

是腹部手术时,放置在腹腔将腹腔中的渗血、渗液引流至体外的管道。其目的是减少感染促进愈合。属中危管道,应贴黄色标识。

☆ 腹腔引流管的患者如何照护

(1)保持引流通畅,避免管道受压、扭曲和折转成角。

(2)引流管妥善固定于床边挂钩处。防止翻身时移位和脱出。

(3)患者病情允许时,取半卧位。卧床或活动时引流袋应低于腹腔引流管出口部位,防止反流。搬运患者或更换床单时,用止血钳夹闭引流管,松开固定别针,再进行操作。

(4)每日检查腹带包扎,及时通知医生调整位置,以免影响引流。

(5)保持伤口周围皮肤的清洁。

(6)为患者选择宽松的病员服。避免其盆浴。淋浴时,用保鲜膜将置管处封闭好,保护引流管。

(7)避免提举重物及过度活动,防止管道脱出。

☆　照护腹腔引流的患者时,出现什么情况应立即通知医护人员处理

（1）伤口敷料出现大量渗血渗液,诉腹痛腹胀时。

（2）当引流液超过引流袋的 2/3 应通知护士更换,防止反流感染。禁止自行倾倒。

（3）皮肤处管道缝线固定,观察皮肤处标记刻度,当外露长度脱出超过 3 厘米时。

（4）如发生脱管,照护者不可自行直接插入,应立即用敷料盖住引流管伤口处,通知医生。

☆　什么是经外周静脉置入中心静脉导管

经外周静脉置入中心静脉导管（PICC）是指从外周手臂的静脉进行穿刺置管,直达靠近心脏的大静脉,尖端位于上腔静脉或下腔静脉的管道。属高危管道,贴红色标识。

☆　留置 PICC 的患者如何照护

（1）睡觉时让患者平卧位或侧卧于未置管手臂侧,不要压迫置管侧手臂。

（2）给患者穿袖口宽松的衣物,避免穿脱衣物时将导管带出。

（3）更换衣物时,先脱未置管的一侧衣袖,再脱置管侧衣袖,先穿置管侧衣袖,再穿未置管侧衣袖。

（4）观察管道固定情况,管道以 U 形固定,无打折,扭曲受压。

（5）观察置管处皮肤,有无管道压伤。

☆　照护 PICC 患者过程中,发生哪种情况应立即通知医护人员

（1）贴膜发生卷边、潮湿时。

（2）导管内有回血时。

（3）穿刺点渗血、渗液时。

（4）穿刺部位出现红、肿、热、痛时。

（5）患者诉 PICC 穿刺侧手臂肿胀及或出现麻木疼痛时。

（6）PICC 导管外移、滑出时。

☆ 留置 PICC 的患者能够活动吗

置管侧手臂应减少活动,功能锻炼以握拳为主。置管 24 小时后,可进行日常活动,但不能提重物及进行引体向上运动,避免过度牵拉置管侧上肢。

☆ 患者洗澡时,怎样保护 PICC 管道不被淋湿

置管期间患者需要淋浴时,可在局部裹软布后使用保鲜膜缠绕 2~3 周后用胶带塑封上下边缘,包裹住 PICC 贴膜,防止贴膜受潮脱离。

☆ 什么是气管切开导管

气管切开指将气管切开并在气管上造口,将气管切开套管插入,建立人工气道的方法。属高危管道,贴红色标识。

☆ 气管切开导管如何照护

（1）保持室内环境清洁干净,温度 18~22℃,湿度 60%~70%。

（2）病情许可下,床头抬高 30°。更换卧位时注意气管套管的固定,防止意外脱管。

（3）协助护士为患者进行气道湿化,必要时给予雾化吸入,当患者痰液无法自行咳出时,可每 2 小时给患者翻身叩背 1 次,帮助患者有效咳嗽排痰。

（4）每日进行口腔护理 2~4 次。

（5）保持固定带清洁干燥,观察置管下方及颈部系带固定下方皮肤的完整性。

（6）观察患者呼吸,当心电监护报警,或者显示氧饱和

度低于 95%, 应立即通知医生。

（7）指导患者应用非语言交流方法。如写字, 以及用手势、眼神进行交流。

☆ 气管套管的有效固定你会观察吗

（1）观察气管切开导管是否固定在位, 居中, 无移位。

（2）套管系带松紧度以仅容 1 指为宜。

（3）观察套管是否在气管内, 有无脱出。一旦脱出, 立即通知医生处理。

☆ 什么是胸腔闭式引流管

是以重力引流为原理, 将引流管的一端放入胸腔, 另一端接比其位置更低的密闭引流装置, 使胸腔内的积气、积液引流出来。以达到促进肺复张及恢复正常呼吸功能的目的。为高危导管, 贴红色标识。

☆ 胸腔闭式引流管的一般照护要点有哪些

（1）妥善固定管道, 正确放置引流瓶, 防止引流瓶倾倒。

（2）禁止管道受压、折叠和扭曲, 保持引流通畅。

（3）保持引流系统的密闭性, 观察引流管及引流装置有无破损, 各衔接处是否连接紧密, 整套装置密闭状态。防止气胸发生。

（4）学会简单地观察引流液的颜色、性状、量。

（5）病情允许下, 将床头抬高或半卧位, 经常变换体位。

（6）鼓励患者深呼吸及咳嗽运动, 利于呼吸及引流, 帮助早期下床活动, 促进肺复张。

（7）切口处敷料包盖应严密、清洁和干燥, 防止漏气。观察伤口敷料渗血渗液情况, 切口周围皮肤有无红肿, 引流管周围皮肤有无皮下气肿的发生。

（8）观察管道刻度, 在患者呼吸或咳嗽时, 水封瓶内水柱波动情况, 以及患者有无胸闷、气促。

☆ **正确的放置胸腔引流瓶的方法**

（1）水封瓶的长管保证没入水面 3~4 厘米,保持水封瓶始终直立位,避免倾倒。

（2）当患者卧位时,水封瓶应在其胸部下 60~80 厘米。下床活动时应置于患者膝盖以下。

（3）搬运患者时,引流管用双止血钳双重夹闭。搬运结束后,先放置好引流瓶,再松开血管钳。防止液体反流和脱管。

☆ **照护者如何观察胸腔引流液,什么情况下应立即通知医护人员**

（1）胸腔闭式引流术后 24 小时内,密封瓶内引流液可为鲜红色血性液体,之后颜色逐渐变浅,引流液量也逐渐变少。

（2）如引流液颜色鲜红,持续 3 小时,每小时大于 100 毫升,同时患者有血压下降、脉搏增快、休克等症状,应警惕出血的发生。如引流液呈乳糜性状改变,警惕乳糜胸发生。以上情况均应立即通知医护人员。

（3）如引流液量突然减少,应立即查看是否由于引流管成角折叠或扭曲受压引起。

（4）当水封瓶内引流液超过瓶容积的 2/3 时应及时通知护士更换。

☆ **胸腔引流管脱出后怎么办**

（1）胸腔引流管如从胸腔滑脱,应立即用手捏闭伤口处皮肤防止继续漏气,通知医生处理。

（2）胸腔引流管如从连接处脱离,应立即双钳夹闭胸腔导管,或将管道反折,通知护士更换管道。

☆ **胸腔引流管正常拔管后,照护者需要注意些什么**

正常拔管后,应观察切口处敷料渗血,渗液情况,有无皮下气肿,患者有无胸闷不适等,发现异常及时处理。拔管 48

小时内不要让患者淋浴,防止逆行感染。

☆　什么是脑室引流管

是指经颅骨钻孔穿刺侧脑室,在脑室内放置脑室引流管,末端连接无菌引流瓶,将脑脊液引流至体外的管道。属高危管道,应贴红色标识。

☆　照顾脑室引流管患者需要注意什么

(1)患者术后绝对卧床,床头抬高 15°~30°。维持正常的颅内压,脑室引流管的开口高度应高于侧脑室平面 10~15 厘米,照护过程中不得随意调节引流瓶及床头的高度。

(2)患者的头部活动需要受到相应的限制,防止管道不可受压、折叠和扭曲。

(3)不要挤压引流管,以免增加颅内压。

(4)搬动患者时应先夹管,防止反流。

(5)为患者翻身时,应防止牵拉引流管。

(6)注意引流速度,缓慢引流不可过快。正常情况下,每日引流量不超过 500 毫升。

(7)注意患者的意识变化,及时通知医护人员。

☆　留置脑室引流管的患者发生哪种情况需要通知医护人员

(1)患者意识不清或躁动时。

(2)患者出现头痛、恶心、呕吐等表现时。

(3)伤口敷料渗血、渗液时。

(4)引流瓶内水柱无波动时。

(5)引流瓶内引流液过半,超过 500 毫升时。

(6)引流液浑浊,出现絮状物或呈毛玻璃样时。

(7)引流液中出现大量鲜血或引流瓶内脑脊液的颜色逐渐加深时。

(8)引流管发生脱出时,照护者不可将引流管插回,立即通知医护人员。

☆ 脑室引流管的固定有什么特别之处

（1）引流管与患者头皮之间有缝线固定,置管处有纱布覆盖,并有网状头套二次固定导管。

（2）引流瓶固定于床头,引流瓶的开口高于侧脑室平面10~15厘米,引流管延长部分预留活动空间,引流袋挂于床下挂钩,引流袋不可触地。

（张艳　娄湘红）

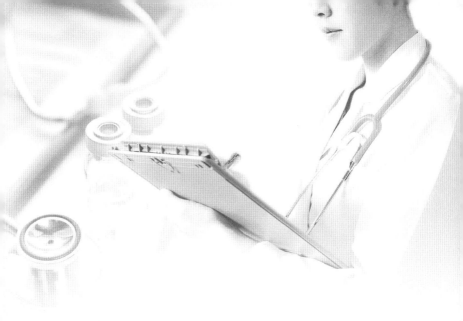

第三部分

照护专科技能培养

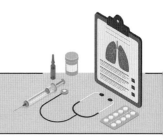

第 九 章

妇儿患者的照护

妇产科的护理对象具有敏感、脆弱的心理特征,照护时应对其尊重,维护其尊严,涉及暴露隐私部位护理时,保护隐私、保守秘密;而婴幼儿及儿童无法清晰表达患者的不适与需要,因此根据妇儿患者的特点,提供专业的照护可以促进妇儿患者的舒适与安全。

第一节 \ 妇科疾病患者的特点与照护

☆ 照护者如何保护患者隐私

(1)需要检查时要为其提供相对封闭、独立的环境。
(2)不向他人泄露患者病情及隐私。
(3)关闭门窗提供屏风。
(4)选择合适的衣物。

☆ 术后伤口怎么照护

(1)术后协助患者取半卧位,有助于腹部肌肉放松,减轻腹部伤口张力。
(2)给患者绑腹带时,协助患者抬高腰部,动作轻柔地将腹带绑在伤口敷料上,注意观察伤口有无渗血、渗液。

☆ 术前术后吃什么

（1）手术前，预计手术可能涉及肠道时，在术前 1~3 日开始进流质或半流质饮食，如稀饭、面条、汤等。术前 1 日晚 8 点后禁饮食，午夜后禁水。

（2）手术后，饮食请遵医嘱，一般来说肛门排气后方可进流质饮食，如水、萝卜鱼汤等，应避免食用牛奶甜食等产气食物，再逐渐转为面条稀饭等软食，待肠道功能完全恢复后转为普通饮食。可多选用富含蛋白质及维生素的食物，如瘦肉、鱼、蔬菜、水果等。

☆ 术后需要长时间卧床吗

（1）不需要，术后次晨生命体征平稳者可取半卧位。

（2）全麻清醒后，患者可以使用枕头，并且抬高头部 15°~30°。

（3）硬膜外麻醉者，术后可睡软枕平卧 4~6 小时后可取半卧位。

（4）腰麻者，去枕平卧 4~6 小时，以防头痛，约 2 周后头痛可缓解。

☆ 做完手术后是否应该尽早活动

术后 6 小时可床上勤翻身尽早下床活动，下床活动时注意预防跌倒，注意安全"三慢"（即起床慢、站起来慢、坐下去慢），循序渐进以其自觉不累为原则。

☆ 住院期间，如何分担患者的负面情绪

（1）保证充足睡眠，日常应动作轻巧，说话低声，避免影响其休息。

（2）合理安排家属或亲友探视，缓解患者紧张情绪。

（3）多关怀，多交流，多些娱乐使其生活充实，如看电影、

下棋、听音乐等,转移注意力的同时还能消除负性情绪。

（余毅 张艳）

第二节 \ 产科患者的特点与照护

☆ 产科患者特点有哪些

患者包括产妇及新生儿,以产妇为主。处于分娩期的孕产妇,无论是生理还是心理都发生巨大变化,情绪易波动、敏感、焦虑及抑郁等,同时涉及许多个人隐私问题,需特别给予保护。

☆ 产前清单需准备什么

（1）入院前需备好分娩及住院所需用品,如个人证件,以及产妇和新生儿的相关用品。

（2）证件包括夫妻双方身份证、医保卡,以及产妇的准生证、孕期所有化验及检查单据。

（3）产妇需准备日常生活用品,如内衣、内裤、卫生纸和一次性康护垫及卫生巾等。

（4）新生儿需准备奶粉、奶瓶、尿不湿、湿巾、衣服及包被等。

☆ 产妇产后怎么吃

（1）麻醉药物可抑制肠蠕动,引起肠胀气,排气前不能吃较多食物,可以喝一些米汤等。

（2）饮食要清淡易消化,如鸡蛋、牛奶、面条等,多吃蔬菜、水果,以预防便秘。

☆ 产后子宫怎么恢复

（1）产妇顺产后,照护者应协助产妇尽快排出小便。如果憋尿时间太长,会影响子宫收缩,导致产后出血。

（2）产妇剖宫产术后,照护者可协助产妇半卧位,以促进恶露排除,促进子宫复旧及切口愈合。

☆ 怎样照护产后伤口

（1）顺产后保持会阴清洁,照护者要协助产妇清洗会阴部,温水清洗,毛巾擦干。勤换卫生巾及护理垫（至少 3 小时更换 1 次）,避免细菌感染。

（2）剖腹产后,当出现恶心、咳嗽、呕吐等,照护者应协助产妇按住伤口两侧,避免伤口缝线断裂。

☆ 产妇的照护饮食有哪些

（1）清淡饮食,少量多餐,荤素搭配,不挑食,还应注意不要辛辣、刺激、寒凉。

（2）产后头 3 天,拒绝油腻,口味要清爽,如小米粥、白米粥等。

☆ 孕产妇心理需求照护者该如何做

（1）在和产妇聊天过程中,应主动倾听,换位思考,了解孕产妇的心理变化和情绪变化,让孕产妇感觉被理解和关心。

（2）新生儿性别接受度、主要喂养方式、夫妇关系、月子主要照护者及母亲角色适应均是产后抑郁的影响因素,因此照护者应特别注意。

（余毅　张艳）

第三节　儿科患者的特点与照护

☆ 如何改善患儿的住院环境

根据儿童的心理特点,家长可以携带一些患儿喜欢的小型玩具或绘本,多陪伴孩子游戏,播放他们喜欢的节目,让他们在一个熟悉、愉悦的环境中接受治疗。

☆ 生理性黄疸是怎么回事

生理性黄疸是新生儿出生后的正常现象,一般在出生后2~3天出现,4~5天达到高峰,5~7天消退,血清胆红素一般不超过12毫克每分升。

☆ 新生儿脐带要观察些什么

(1)新生儿脐带脱落的时间大概在出生后一个星期左右,如果脐带残端比较长大概在两个星期左右脱落。

(2)新生儿的脐带没有脱落之前,应该注意观察脐带周围是否有红肿、有没有脓性的分泌物和异味。平时应该注意保持局部的干燥、清洁卫生,避免沾水。

(3)脐带脱落之后也应该注意,因为局部的皮肤比较细腻,要给宝宝穿宽松的纯棉内衣,避免衣服质地过硬导致肚脐部位皮肤破损。

☆ 怎么观察新生儿的排便情况

(1)出生后24小时内会排出墨绿色或深绿色,黏稠、无臭胎便,一般2~3天排完,每天3~5次。

(2)若生后24小时不见胎便,须遵医嘱及时诊治。

(3)腹泻是指每天排泄3次以上稀便或水样大便,或者比平常正常排便次数更多。经常排泄成形大便,或用母乳喂养的婴儿排泄的松散"糊状"大便,并不是腹泻。

☆ 新生儿呛奶时该怎么办

(1)饱腹呛奶,家长应先将宝宝脸偏向一侧,以免仰卧位将呕吐物吸入气管。

(2)饥饿状态下过于急切呛奶,家长可将宝宝俯卧于自己腿上,并将宝宝上半身倾斜45°,轻拍宝宝后背,刺激宝宝大哭或咳嗽,以便将误入气管物吐出来。在此过程中,家长注意不要喂食、喂水。

☆　怎么护理新生儿屁股

（1）白天平均 2 小时要给宝宝换一次尿片,不要穿的太紧,以可以轻松伸进手指为宜。

（2）更换尿片用温水清洗,洗完后擦干水分,再涂上护臀霜。

☆　小儿雾化时注意事项有哪些

（1）选择患儿无哭闹、安静时吸入。

（2）雾化吸入前不要给患儿涂油性面霜,新打开的雾化面罩先连接后打开开关吹 1~2 分钟后加药。

（3）雾化吸入时保持雾化器直立,患儿上半身也需保持直立,以增加吸入药物重力沉积的机会,提高治疗效果,防止药物溅入眼睛。

（4）雾化吸入过程中注意观察患儿面色及呼吸,如有口唇发紫,呼吸加快或减慢应立即停止,不可强制进行雾化治疗。

（5）雾化吸入后清洗面部,清理口腔及咽部药物,年长儿漱口,年幼儿用生理盐水棉球擦拭口腔,10 分钟后让患儿喝水或吃奶。

（6）雾化吸入后用空手掌心自下而上、由外向内叩击患儿背部,促使痰液排出。

☆　小儿留置针常留置的部位有哪些

根据静脉的情况,患儿的留置针可能留在头上,可能留在手背上,也可能留在脚上。

☆　留置针留置在头上怎么照护

（1）留置针留置在患儿头部时,哺乳、睡觉时应避免朝针侧,睡觉时避免按压到留置针。

（2）注意患儿的手，防止患儿一把抓掉针，可以用干净的袜子或手套套住患儿的小手，必要时可以给患儿带个头套，防止拖、拉、牵、拽。

（3）患儿出汗多时，应注意汗湿的胶布会不会脱落，固定的留置针有没有松动。

（4）患儿频繁挠头时，尤其是碰到胶布覆盖的地方，通知护士，由护士检查留置针的情况。

☆ 留置针留置在手背上怎么照护

（1）穿、脱衣时，先穿留置针侧肢体、先脱无留置针侧肢体，有针的手不要剧烈运动，例如可以看书、写字，不可以打球等。

（2）留置针的手不能浸泡在水里，洗手时，避开打针的地方。

（3）不要让患儿抓到留置针，以免留置针脱落造成针眼处出血，可以给患儿的手上套一个手套，可以保护到留置针。

☆ 如何给孩子喂药

（1）对于"新生儿"或"小婴儿"可以使用滴管，可将滴管管口放在孩子口腔颊黏膜和牙床之间，慢慢滴入。

（2）一岁的孩子可以用"汤匙"，用"长把饭勺"或"压舌板"压住孩子舌头，把药通过汤匙送入孩子口中，待咽下后拿出汤匙。

（3）如果是"药片"，可用"药钵"将药捣碎，倒入少许水，调成"混悬状"。

（余毅　张艳）

第四节 \ 新生儿患者的特点与照护

☆ 新生儿黄疸怎么办

（1）新生儿生理性黄疸在出生后 2~3 天出现,4~5 天到达高峰,足月儿 10~14 天消退,早产儿 2~3 周消退。

（2）对于生理性黄疸,建议通过加强母乳喂养,以促进宝宝排泄,一般可自行消退。

（3）对于病理性黄疸,需根据医生建议进行相关治疗。

☆ 新生儿吐奶如何照护

新生儿胃呈水平位,容量小,而宝宝吃奶时常常吸入空气,奶液倒流入口腔,容易引起吐奶。只要注意以下几个方面的问题,就可以防止宝宝吐奶。

（1）采用合适的喂奶姿势:尽量抱起宝宝喂奶,让宝宝身体处于 45° 左右的倾斜状态,胃内奶液自然流入小肠,可减少吐奶机会。

（2）拍嗝:把宝宝竖抱,靠在照护者肩上,空心掌由下至上轻拍宝宝后背,使宝宝通过打嗝排出吸奶时一起吸入胃里的空气。

（3）卧位:采取右侧卧位,可将床头抬高 30°,让床呈斜坡状,能够减轻胃食管返流,缓解呕吐。

☆ 新生儿如何做脐部护理

（1）如果脐带还未脱落,可将脐带残端提起,在脐带根部用 75% 酒精由内向外进行擦拭。每天 2~3 次,不要让尿布遮住脐带。

（2）如果脐带已经脱落,脐窝内通常有少许渗出液,可用75% 酒精在脐窝用同样的方法进行护理,避免爽身粉的刺激。

（3）如果脐窝有脓性分泌物,周围皮肤有红、肿、热时,需及时请医生诊治。

☆ 如何避免新生儿"红屁屁"

（1）避免摩擦，选择尺寸合适的纸尿裤，保持局部清洁、干爽、透气，勤换纸尿裤。

（2）新生儿便后及时用温水清洗，避免发生红臀，如果已经出现尿布疹，可使用鞣酸软膏。

（3）如果使用的是尿布，注意选用细软、吸水性强的纯棉布，洗净后在阳光下暴晒。

☆ 如何对新生儿体温调节进行照护

新生儿体温中枢发育未完善，皮下脂肪薄，不能很好地进行调节，根据这一特点要注意调节合适的室温，室温保持在22~24℃，通风良好。衣被不宜太厚，原则上以新生儿面色正常、四肢温度适宜、全身无汗为宜。

☆ 天气变化怎么给宝宝穿衣

（1）气温 20℃：连体衣 + 马甲。
（2）气温 15℃：包屁衣 + 夹棉连体衣。
（3）气温 10℃：连体衣 + 厚外套。
（4）气温 0℃：夹棉连体衣 + 羽绒服。

☆ 新生儿头部抚触怎么做

（1）双手拇指放在眉心，拇指由眉心至太阳穴。
（2）拇指放在下颌中央，由下向上提拉画出微笑状。
（3）拇指和示指，上下轻揉耳朵到耳垂。
（4）两手并拢，从额头中间向两边抚摸。

☆ 新生儿上身抚触怎么做

（1）双手放在宝宝胸前，左右手交叉向上至肩膀。
（2）双手交替顺时针抚摸肚子，避开肚脐。

（3）用一只手捏住胳膊，从手臂到手腕轻轻挤捏。

☆ 新生儿上腿部抚触怎么做

（1）双手交替，从外侧往内侧按揉腿部。

（2）用大拇指交替捋一捋脚背。

（3）用拇指从脚后跟按摩至脚趾。

（4）数数宝宝的脚指头。

☆ 新生儿上背部抚触怎么做

（1）双手放平背部，从颈部向下交替按摩。

（2）四指并拢从上往下画圈。

（3）双手大拇指从上至下。

（4）从下向上提起脊背肉肉，反复提几次。

☆ 怎样给新生儿洗澡

（1）调节适宜的水温（38~40℃）。

（2）用手护住宝宝对侧肩腋窝，让宝宝的头枕在照护者前臂，另一只手用毛巾护住宝宝肚子。

（3）按如下顺序为新生儿进行擦洗：洗脸→洗头发→洗脖子褶皱处→洗手、洗脚→洗后背→洗臀部→擦干→擦护肤品→做抚触。

（余毅　张艳）

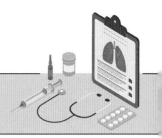

第十章

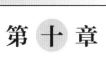

呼吸系统疾病患者的照护

呼吸系统疾病是一种病变主要位于气管、支气管、肺部及胸腔的常见病。《中国居民营养与慢性病状况报告（2020年）》显示，呼吸系统疾病是危害我国人民健康的四大慢性疾病之一，轻者多表现为咳嗽、咳痰，重者多表现为呼吸困难，甚至呼吸衰竭而死亡。受人口老龄化及新冠疫情等因素影响，呼吸系统疾病发生率也在逐年升高，严重影响着患者健康。

第一节 \ 呼吸系统疾病的常见症状及照护

☆ 常见的呼吸系统疾病有哪些

常见的呼吸系统疾病包括：肺部感染性疾病、哮喘、慢性阻塞性肺部疾病、肺结核等。

☆ 该类疾病的患者通常有哪些症状

通常可出现发热、咳嗽咳痰、呼吸困难和咳血的症状。

☆ 你知道不同痰液颜色提示什么疾病

根据痰液颜色给出的疾病示意详见下表。

痰液的颜色的疾病示意

痰液颜色	多见于疾病类型
黄绿色浓痰	呼吸系统细菌感染
红棕色	肺结核、肺癌、肺梗死出血
粉红色泡沫痰	急性肺水肿
铁锈色痰	肺炎球菌肺炎

☆　患者咳嗽咳痰时,照护的要点有哪些

（1）观察患者咳嗽的规律,如咳嗽的时间、频率、诱发的因素,若咳嗽超过两周仍未缓解,照护者应寻求医生的帮助。

（2）观察患者痰液的颜色、痰液是稀还是浓、痰液有多少、有无特殊异物及味道等。及时将观察到的信息告知医务人员。

（3）提醒患者多喝水,每天喝 1 500~2 000 毫升水,增加蛋白质和维生素 C、维生素 E 的摄入,如鸡蛋、牛奶、鱼肉、鸡胸肉、橙子、猕猴桃、葡萄等。避免食用寒凉、甜腻及辛辣刺激等食物,以免加重症状且不利于痰液的咳出。

☆　照护者如何协助患者有效排痰

照护者可指导患者行深呼吸、有效咳嗽训练,若仍然无法排出,可以在护士指导下进行胸部叩击。

有效排痰方法

方法	步骤
深呼吸、有效咳嗽	（1）指导患者取坐位,首先进行 5~6 次的腹式呼吸,注意呼吸速度要慢,程度要深 （2）指导患者用全力吸气,屏住呼吸 3~5 秒,然后嘴巴做出缩唇像在吹口哨样的动作,将气缓慢吐出

续表

方法	步骤
深呼吸、有效咳嗽	（3）指导患者再次深吸气并屏住呼吸 3~5 秒,身体需向前倾,进行 2~3 次咳嗽,咳嗽应短促而又有力,腹部注意要收紧,可用手按压腹部协助
胸部叩击	（1）患者可取侧卧位或者取坐位,叩击者两手手指弯曲并拢,使掌侧呈杯状 （2）发动手腕力量,从肺底自下而上、由外向内有规律的叩击,左侧肺上、下各叩击 1~3 分钟,右侧上、中、下各叩击 1~3 分钟,每次叩击约 3~5 分钟

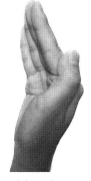

胸部叩击手法

请扫描二维码观看演示视频

☆　照护者协助患者深呼吸、有效咳嗽时应注意哪些

（1）如若患者无法取坐位,也可采取屈膝侧卧位。

（2）照护者指导患者在身体耐受时经常变换体位,有助于痰液的咳出。

（3）如若患者有伤口不愿咳嗽,照护者可指导患者用手将伤口处捂住,将伤口两侧皱起,减少咳嗽时牵拉伤口引起的疼痛。

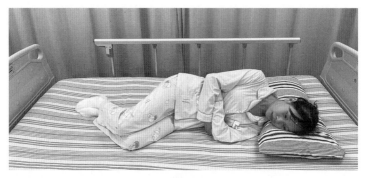

屈膝侧卧位

☆ **照护者协助患者胸部叩击时应注意哪些**

（1）严格在医生指导下进行，如果患者有肋骨骨折咯血或肺水肿时，禁做胸部叩击。

（2）不可直接叩击患者皮肤，可用单层衣物覆盖叩击处。叩击时应避开患者的乳房、心脏、骨头突出处、衣物上拉链及扣子处。

（3）叩击时间宜选在患者饭后 2 小时或饭前 30 分钟，以免导致患者呕吐。

（4）叩击过程中应密切关注患者的面色、呼吸快慢、是否疼痛，有异常立即通知医护人员。

☆ **患者吐痰后该怎么处理**

（1）对于非传染性疾病的患者，应用纸巾包好痰液后扔进垃圾桶内。照护者需及时倾倒垃圾桶，避免长时间堆积导致细菌繁殖，不利于疾病恢复。

（2）对于肺结核或新冠肺炎患者，其痰液应吐于指定容器内，由医务人员集中处理。

☆ **什么是呼吸困难**

呼吸困难是指患者感到空气不足、呼吸费力，通常会出现呼吸加快、患者张口呼吸、鼻翼翕动并且无法平卧,脸色口唇紫绀。出现以上情况应时刻关注患者呼吸情况,并告知医护人员。

☆ 患者出现呼吸困难时,照护者应注意观察什么

照护者应注意观察患者的呼吸快慢、面色、呼气及吸气时间,若发现患者呼吸急促、呼吸深度变浅、无法平卧、张口呼吸、面色发白或发紫、神志不清等异常现象,应立即呼叫护士。

☆ 患者呼吸困难时,照护者应怎么做

(1)立即通知医务人员,配合医务人员给予患者吸氧。

(2)协助患者采取舒适卧位。对于呼吸困难患者照护者可协助护士帮助患者取半卧位,或坐位时将身体稍稍前倾,利用枕头等工具进行卧位支撑,对受压部位皮肤进行保护,从而促进患者的舒适。

(3)如若是过敏体质或哮喘导致的呼吸困难,照护者应明确患者是对什么过敏,并保证患者住所干净卫生、空气流通且不存在过敏原。其次,应将抗过敏药物或哮喘气雾剂放置在患者容易拿到的地方,并及时协助患者用药。

☆ 患者在进行氧疗时,照护者应注意什么

(1)患者吸氧时,照护者不可自行调节氧气流量大小、不可在供氧装置附近抽烟或使用明火、切勿将过热、含油物品接近供氧装置,否则易爆炸。

(2)长时间吸氧的患者可能感到鼻腔干燥而不想继续吸氧,照护者应阻止患者取下氧管,并向护士反馈,在护士指导下用棉签蘸取蒸馏水湿润患者鼻腔。

☆ 患者呼吸困难的缓解阶段,照护者该做些什么

(1)在医生的指导下陪同患者康复锻炼,如进行腹式呼吸、缩唇呼吸,室内走动、快走、慢跑、打太极拳等。

（2）运动强度以患者不感到疲惫为主，循序渐进。

（3）运动时若患者出现呼吸困难、肌肉无力等症状，应立刻停止运动，搀扶患者原地休息，若仍不能好转立即告知医护人员。

☆ 照护者如何辅助患者做腹式呼吸

腹式呼吸又称膈式呼吸：指导患者取坐位、仰卧位或半卧位，把双手分别置于前胸部和上腹部。用鼻缓慢吸气时，腹肌松弛腹部凸出。呼气时经口呼出，腹肌收缩。

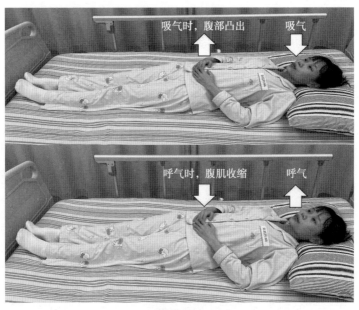

腹式呼吸

☆ 照护者如何辅助患者做缩唇呼吸

指导患者用鼻子吸气，之后嘴巴做出吹口哨样缓慢呼气，腹部随着吸气松弛变大、呼气收缩变小。注意吸气与呼气时间比例为 1∶2 或 1∶3。

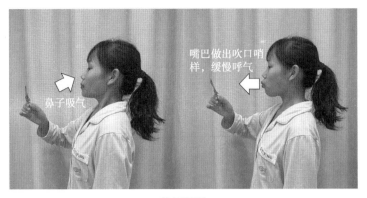

缩唇呼吸

☆ 什么是咯血

咯血是指喉以及喉以下呼吸道及肺组织的血管破裂导致的出血，并经咳嗽动作从口腔排出。

☆ 患者有不同程度咯血时，照护者该怎么做

具体做法详见下表。

咯血量分级及照护要点

咯血级别	血量	照护者做法
痰中带血	痰液中带有少量血液	首次出现应报告医护人员，记录咯血次数、颜色及量，咯血量增加时立刻报告医护人员
少量咯血	每天少于 100 毫升	同上
中等量咯血	每天 100~500 毫升	时刻警惕。密切观察患者咯血的颜色、量、血液性质、出血速度等，观察患者有无面色苍白、头晕、心慌出冷汗或者烦躁不安等症状，若有立刻报告医护人员

续表

咯血级别	血量	照护者做法
大量咯血	每天大于 500 毫升,或 1 次血量大于 300 毫升	同上。此时患者情况危急,照护者应保持冷静,协助护士将患者头偏一侧,及时清理患者口腔血块,保持呼吸道通畅

☆　患者咯血时,可以吃些什么

（1）照护者应为患者提供高蛋白、补铁的食物,如肉蛋制品、奶制品、绿叶蔬菜;

（2）食物宜温凉、易消化,严禁过烫以及辛辣刺激饮食,以免诱发患者的咳嗽,加重咯血。必要时(如大量咯血)应遵医嘱给予患者禁食。

☆　患者呼吸困难或咯血时紧张不安,照护者该怎么办

（1）患者发生呼吸困难或咯血时,多伴随紧张、烦躁不安、恐惧的心理,照护者应及时安抚患者。

（2）及时清理血迹及血块。

（3）指导患者深呼吸,也可以与患者谈论与疾病无关的事情以转移患者的注意力。

（毛奕文　林玲）

第二节　肺炎患者的照护

☆　肺炎患者会有哪些症状

肺炎患者开始多有畏寒高热,随后咳嗽、咳痰,部分患者可胸痛,严重者可出现发绀及呼吸困难等表现。

☆　肺炎患者畏寒、发热时,照护者该怎么做

（1）应每 4 小时测量一次体温并采用物理降温方法,如温水擦拭身体、冰毛巾敷额头等。

（2）当体温高于 38.5℃时,每小时测一次体温。

（3）若遵医嘱使用了退热药,应半小时后复测体温有无恢复正常。

☆　当肺炎患者出现哪些情况时,照护者应立即通知医务人员

当患者出现呼吸频率每分钟超过 30 次、体温高于 38.5℃、意识模糊不清、胡言乱语、呼吸困难、血压收缩压低于 90mmHg、皮肤发紫等情况时,应立即报告医护人员。

☆　所有的肺炎都有传染性吗

不是。

（1）由病原菌所导致的肺炎,大部分具有一定的传染性,比如新冠肺炎或者流感病毒所引起的病毒性肺炎,都具有相当大的传染性,照护者应做好自我防护。

（2）由普通细菌感染所引起来的肺炎,传染性则非常小。

（3）放射性肺炎、过敏性肺炎等,是不会发生传染的。

☆　咳嗽、咳痰一定都是肺炎惹的祸吗

不一定。引起患者咳嗽咳痰的疾病有许多,如支气管炎、上呼吸道感染、慢阻肺等,不一定是肺炎。因此,患者出现咳嗽咳痰的表现往往需要其他检查来确诊是否为肺炎。

☆　冬春季,肺炎患者照护要点有哪些

（1）冬春季是肺炎的高发期。患者在淋雨、受凉、醉酒后易感染肺炎,照护者应注意及时为患者更换干燥衣物,让患者冲热水澡,然后多喝热水,可以驱除体内的寒气。

（2）婴幼儿、老年人和免疫力较差患者外出时避免去到人群密集的地方，注意保暖。

（3）注意观察患者感染的前期症状，出现鼻塞、咽痛、发热、头痛等症状时应及时就医。

☆ 肺炎患者用药的照护要点有哪些

（1）告知患者勿滥用消炎药及镇咳药，及时就医。

（2）遵医嘱按疗程服用药物，切记不可随意停药或加药，即使呼吸道症状缓解后也需按疗程将药物服用完。

（3）服药后若出现任何不适症状，需及时入院就诊。

☆ 肺炎患者饮食照护要点有哪些

（1）如果患者大汗时，照护者需提醒患者多喝水补充体液同时能起到稀释痰液的作用。

（2）肺炎患者应食用含有足够热量、富含维生素及蛋白质的食品，如牛奶、鸡蛋、鱼肉、虾肉、苹果、香梨、橙子等。

（3）高热患者应食用半流质或流质食物，以补充高热引起的营养物质消耗。

☆ 照护肺炎患者，照护者的自身防护要点有哪些

（1）肺炎多经呼吸道传染，照护肺炎患者注意佩戴口罩，勤洗手。

（2）患者的口鼻分泌物应及时清理。

（3）建议与患者的碗筷分开使用，夹菜使用公筷。

（4）每日给患者居住处进行擦拭消毒，注意保证病房空气流通，早晚各开窗通风30分钟。

（毛奕文　林玲）

第三节　慢性阻塞性肺疾病患者的照护

慢性阻塞性肺疾病简称慢阻肺,是最常见的可预防也可治疗的慢性气道疾病,但患者会因呼吸不畅甚至在家中长时间需氧疗而生活质量严重下降。本章将详细介绍慢阻肺相关疾病知识及照护此类患者注意事项。

☆ 慢阻肺患者会有什么症状

(1)慢性咳嗽:早上及夜间咳嗽较重。
(2)咳痰:晨晚间体位变化时痰量增加。
(3)呼吸困难:早期在劳累时发生,疾病进展后日常活动及休息时也会发生,患者呼吸变快变浅。
(4)胸闷和喘息:缺氧时皮肤黏膜变紫绀。

☆ 照护者该如何判断患者呼吸困难程度

照护者可通过患者的日常表现判断患者呼吸困难程度,如发现呼吸困难加重应立即告知医护人员。下表详细讲述了呼吸困难分级,级别越高,呼吸困难程度越重。

呼吸困难分级

呼吸困难级别	呼吸困难症状	照护者做法
0 级	剧烈运动时出现呼吸困难	避免剧烈活动
1 级	平地快步行走或者缓坡向上行走时出现呼吸困难	注意提醒患者缓慢行走,康复期循序渐进增加活动量
2 级	平地行走比同龄人步行速度慢或需要停下来休息	同上
3 级	平地行走 100 米左右或数分钟后即需要停下来喘气	患者一切活动照护者需陪同,外出检查时使用轮椅

续表

呼吸困难级别	呼吸困难症状	照护者做法
4级	因严重呼吸困难而不能离开家或在家穿脱衣物即出现呼吸困难	卧床休息,尽量一切活动在床上缓慢进行,密切观察患者呼吸困难程度

☆ 慢阻肺患者康复期进行呼吸功能锻炼,照护者该如何指导

照护者应指导患者进行呼吸功能锻炼,如缩唇呼吸、膈式或腹式呼吸,具体指导方法见呼吸系统疾病的常见症状及照护章节。

☆ 需自行进行氧疗的慢性呼吸衰竭患者,应注意些什么

(1)仪器使用:照护者应仔细阅读氧疗仪器的使用说明。学会装置的安装、连接、开关及清洁方法。

(2)规范用氧:遵医嘱需做氧疗的患者多通过鼻导管吸氧,氧流量为每分钟1~2升,照护者不可随意调节氧流量的大小。其次,患者每日吸氧时间为10~15小时。若患者吸氧时间未达标,照护者应提醒。

(3)安全用氧:要注意防火、防油、防燃,也防止局部过热引起一些危险。氧气通常是要用水来进行湿化,湿化用的水要注意及时更换,湿化瓶也要注意经常进行消毒、清洁,包括给患者用的鼻导管、往鼻子里面插的鼻塞,也需注意经常清洁与消毒。

☆ 冬春季,慢阻肺患者的照护要点有哪些

(1)照护慢阻肺患者最重要的是预防呼吸道感染,尤其在冬春季,照护者应嘱咐患者减少外出,避免到人群聚集的地方。

（2）照护者应提醒并监督患者戒烟,远离空气污染严重的地方,控制职业和环境污染,在恶劣空气环境中佩戴相应的口罩以减少有害气体或粉尘吸入,日常烹饪时需在一个通风的环境中进行。恶劣天气时,应避免到室外活动,并及时增减衣物,避免感冒。

（3）患者若有慢性支气管炎等慢性气道疾病,应定期进行肺功能的检测,预防呼吸道感染,避免加重病情做到早期预防、尽早发现、及时治疗。

☆ 慢阻肺患者饮食照护要点有哪些

（1）照护者应注重平日饮食搭配,准备清淡的高蛋白易消化食物,如香蕉、葡萄、包菜、西红柿、鸡蛋、瘦肉、鱼类、牛奶、面条、粥等。

（2）患者应避免摄入过多的高碳水化合物和高热量饮食,如馒头、包子、奶油、肥肉等。避免服用易导致胀气的食物如豆类、马铃薯、啤酒等。

（3）也要避免服用一些如坚果、油煎食物、干果等易引起便秘的食物。

（毛奕文　林玲）

第四节　哮喘患者的照护

☆ 什么是支气管哮喘

支气管哮喘（简称哮喘）是一种比较常见的肺部疾病,由于气道受刺激引起患者呼吸困难。

☆ 哮喘如控制不佳有什么危害

哮喘如果不能很好的控制,急性发作时患者会发生不能讲话、呼吸困难、意识模糊等严重症状,如若不能及时控制甚至会导致死亡。照护者需时刻关注患者呼吸情况,学习、掌握应对哮喘的急救措施。

☆ 哮喘患者会有哪些症状

哮喘患者呼气时会呼吸困难,多在夜间至凌晨之间并加剧,其他非典型哮喘症状见下表。

哮喘患者症状

哮喘类型	症状
典型哮喘	发作性伴有哮鸣音的呼气性呼吸困难,用药后或自行可缓解。在夜间及凌晨发作与加重
不典型哮喘	发作性咳嗽、胸闷
运动性哮喘	运动时胸闷、咳嗽、呼吸困难

☆ 哮喘患者急性发作时,该怎么做

在急性发作期,通常将哮喘分为轻度、中度、重度和危重4级,具体症状表现及照护者应对方法见下表。

哮喘的分级与照护

急性发作期分级	表现	照护者做法
轻度	步行或上楼时气短,呼吸频率轻度加快	立即让患者脱离相关的致敏环境后,让患者取坐位,打开衣领,以患者舒适的姿势适当休息
中度	稍稍活动时感到气短,讲话时常会有中断,呼吸频率增加,呼吸时哮鸣音响亮,心率增快	同上,遵医嘱服用药物,注意转移患者注意力以缓解患者紧张焦虑的情绪,有条件的可以给予患者氧气吸入

续表

急性发作期分级	表现	照护者做法
重度	休息时也会感到气短,端坐呼吸,只能发单字讲话,常有焦虑、烦躁、大汗淋漓的表现。呼吸频率每分钟大于 30 次,心率每分钟大于 120 次	同上,出现此情况立刻通知医护人员或并陪伴在患者身边,立即使用自备哮喘药物,观察患者病情变化
危重	患者不能讲话,并且嗜睡、意识模糊	同上,此时患者情况十分危急,关注患者病情变化,配合医护人员

☆　哮喘患者用药方面有什么需要照护者予以注意

（1）坚持用药:照护者应督促患者定时按量服用,用后记住用清水漱口。

（2）随身携带药物:哮喘严重患者外出时应随身携带哮喘药物,以免哮喘急性发作。

（3）关注患者哮喘症状有无缓解:定期带患者去医院进行复查,检查呼吸功能情况。

（4）知晓哮喘药物的用法及不良反应:常见不良反应有口腔黏膜感染及声音嘶哑、心悸、骨骼肌震颤、乏力、恶心、呕吐、血压下降及多尿、腹胀、肌肉无力等低血钾反应,如若出现上述症状应立即就医。

☆　日常生活中照护哮喘患者有什么需要注意

（1）有明确过敏原的患者,其居住环境应确保没有引发过敏的物质。居住的房间里不应养殖花草、宠物等,可因花香而激起发作。

（2）患者使用的被褥需暖和适度,卧床时应备有靠背支撑,以便不能平卧时使用。平日注意个人卫生,勤洗、勤换衣物,保持居住环境干净。

(3)患者使用的枕头内不宜填塞羽毛或陈旧的花絮,以避免吸入该种物质而引起哮喘发作。

☆ 照护哮喘患者饮食方面有什么需要注意

(1)照护者应为患者提供清淡、易消化、含有足够能量的饮食,避免进食较硬、冷、油煎食物。

(2)如若明确患者吃什么过敏则应完全避免接触此类食物。

(3)年龄较小的易过敏哮喘患者在尝试新食物时,应先将食物少量涂抹在皮肤上,观察皮肤有无红、肿、搔痒等过敏症状,之后再给患儿少量食用,观察两到三天后再逐步加量食用。

(毛奕文 林玲)

第五节 肺结核患者的照护

结核病是在全球流行的传染病之一,严重危害我国居民的呼吸道健康。结核病的防控需要广大群众共同关注并参与,本章节将介绍详细肺结核的相关知识以及结核患者的照护要点。

☆ 什么是肺结核,能痊愈吗

是结核分枝杆菌引起的肺部慢性传染性疾病。经过规范化治疗,肺结核是一种可以痊愈的疾病。

☆ 肺结核患者会有什么表现

肺结核患者的症状表现,如下图所示。

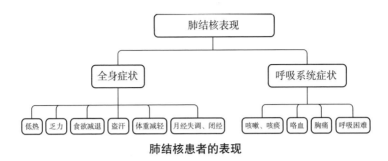

肺结核患者的表现

☆ 肺结核是如何传染的

主要通过飞沫传播,患者在咳嗽、咳痰、打喷嚏或高声说笑时,如果和患者共同待在空气不流通的房间里5小时,都有感染结核病的可能。

☆ 照护肺结核患者都会被传染吗

并不是所有的肺结核都会传染,比如血行播散型肺结核、结核性胸膜炎就不具有传染性。具体情况需咨询医生,做好相应的防护工作。

☆ 照护具有传染性肺结核患者该如何做好自我防护

(1)照护肺结核患者一定要佩戴好专用口罩、手套,必要时需穿着防护服。

(2)注意手卫生,接触患者后立即洗手。

(3)注意房间通风,尽量减少与患者近距离接触。

☆ 肺结核患者该如何正确留取痰液

照护者应指导患者正确留取痰液,以避免影响疾病的诊断,具体方法如下图所示。

留取痰标本方法　　患者清晨起床后用清水漱口数次　→　用力咳出深部第一口痰液　→　将痰液存入带盖子的无菌容器中

留取痰液方法

☆ **肺结核患者用药治疗时的注意事项有哪些**

（1）照护者应提醒患者一定要坚持按医嘱服药，坚持完成全程化疗，以提高患者的治愈率。

（2）照护者也需了解患者服用药物的种类，观察患者有无出现此类药物的不良反应，如出现听力障碍、皮肤变黄、胃肠道不适等表现及时就医，但切记不要自行停止用药。具体不良反应见下表。

抗结核药物常见不良反应

药名	不良反应
异烟肼	肢体远端如手、脚感觉麻木及腹泻腹痛等消化道不适
利福平	体液及分泌物呈现橘黄色，皮肤瘙痒、红肿等过敏反应
链霉素	听力障碍、平衡失调产生眩晕感及肾功能损害
吡嗪酰胺	腹泻、腹胀等胃肠道不适，关节疼痛，肝肾功能不全等，血尿酸浓度升高及肝功能异常
乙胺丁醇	视觉灵敏度及颜色的鉴别力下降

（3）提前了解不同药物的用法要求，按照说明书指导患者服用，例如服用利福平药物时需空腹。

☆ **肺结核患者的痰液等分泌物该如何正确处理**

（1）平时患者咳嗽打喷嚏时，应用双层纸巾捂住口鼻。

（2）咳痰时应将痰液吐入带盖的容器内，并用1%的消毒灵浸泡1小时后丢弃,如不小心接触痰液,一定要用流动的清水清洗双手。

☆ 肺结核患者居住处该如何进行消毒

（1）患者使用过的餐具应煮沸消毒,吃饭时应注意使用公筷。

（2）患者的衣物应经常在烈日下暴晒,以起到杀菌效果。

（3）平日可以用84消毒液擦拭地板和家具。84消毒液在使用之前需要先进行稀释,之后使用消毒液对肺结核患者的房间、地面、墙面进行仔细的擦拭,同时也要擦拭周围房间的家具以及其他物品。

☆ 照护肺结核及哮喘患者饮食方面有什么需要注意的

（1）照护者应给予患者高蛋白、高热量、富含维生素并且易消化的食物,如牛奶、鸡蛋、动物的内脏、鱼肉、虾、瘦肉及豆制品等食物。

（2）患者如有反复的咯血症状,照护者应注意给予患者铁质的供应,同时也要多提供绿叶蔬菜如白菜、菠菜等,水果以及杂粮可以补充多种维生素和矿物质。同时患者要注意避免吃过于辛辣的、过于刺激的食物。

（3）如果患者食欲不佳,可少食多餐,烹饪时搭配多种颜色的食物促进食欲,可以食用山楂、藕粉等可促进食欲的食物。

（毛奕文　林玲）

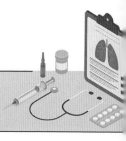

第 十 一 章

运动系统疾病患者的照护

运动系统疾病是指发生于骨、关节、肌肉、韧带等部位的疾病，临床常见。随着医学科学的发展，生活条件的改善和寿命的延长，运动系统不同疾病的发生率也发生了变化。老年骨折、骨关节病、颈臂痛及腰腿痛的发病率逐年升高。随着高速交通工具的发展，创伤的发病率也不断增加。运动系统疾病的患者生活自理能力会有不同程度的下降，因此专业的照护非常重要。

第一节 运动系统疾病的常见症状及照护

☆ 常见的运动系统疾病有哪些

包括骨折、关节脱位、骨肿瘤、骨质疏松症、关节扭伤、颈椎病、腰椎间盘突出症、骨与关节感染等。

☆ 运动系统疾病常见的症状有哪些

患有运动系统疾病的患者，往往除了有全身症状外，还会有十分明显的局部症状，主要表现为疼痛、肿胀、活动障碍及畸形，常常合并出现。

☆ 照护者如何简单的帮助患者评估疼痛的程度，如何划分疼痛的等级

（1）照护者可采用数字分级评分法协助患者进行疼痛评

估,数字评估法是用数字计量评估疼痛强度的一种常用方法。

（2）范围为 0~10 分,其中 0 分代表"无痛",10 分代表"最痛",分值越高,疼痛程度越强。

（3）疼痛程度简单分为轻度疼痛（1~3 分）,中度疼痛（4~6 分）,重度疼痛（7~10 分）。

☆　患者对于疼痛及止痛药物常见的错误认知有哪些

（1）疼痛对骨折患者是正常现象,疼痛没有危害或危害较小。

（2）对待疼痛能忍则忍,只要是能忍受的疼痛都对身体影响不大。

（3）止痛药物有成瘾性,疼痛时要尽量忍耐。

☆　疼痛会对患者造成哪些危害

在全球范围内,约 20% 的患者经历过疼痛,其中约 50% 的患者属于慢性疼痛,慢性疼痛可能导致患者焦虑、抑郁、睡眠障碍等。因此照护者应告诉患者,无须忍痛,按医嘱正确使用镇痛药物,促进患者的舒适。

☆　照护者可以采取哪些方法帮助患者减轻疼痛

（1）对于 1~3 分的轻度疼痛:照护者指导患者取舒适的体位,鼓励患者看报,听音乐、玩手机、与家人交谈、深呼吸、放松等分散对疼痛的注意力,以减轻疼痛。

（2）对于 4~6 分中度疼痛:照护者可在医护人员指导下应用冷疗法来减轻患者的局部疼痛,如患者关节扭伤和关节置换术后 72 小时内,应用冰袋外敷患者局部 20~30 分钟,每日 3 次,可明显改善局部疼痛。

（3）对于 7~10 分的重度疼痛:照护者立即告知医务人员,配合医务人员使用镇痛药物治疗,并评估者疼痛是否缓解,及时告知医务人员。

☆ 对于患肢肿胀的患者,照护者应注意哪些

(1)对于患肢肿胀的患者,照护者应警惕深静脉血栓的形成,制动患肢,避免按摩热敷等,及时告知医务人员,排除深静脉血栓的可能。

(2)应警惕包扎是否过紧,观察患肢末梢血液循环情况,若患者出现麻木感,疼痛症状严重则说明包扎过紧,应立即告知医务人员重新包扎。

(3)在排除深静脉血栓后,照护者可鼓励患者尽早进行功能锻炼,如上肢骨折的患者可指导患者行上举患肢练习和握拳练习,下肢骨折的患者可指导患者行股四头肌伸缩练习。

☆ 照护者在照护肢体麻木的患者时应注意哪些

(1)肢体麻木的患者病程较长,反复发作,患者常伴有烦躁、焦虑,甚至抑郁等不良情绪,照护者需及时了解患者的心理状态,适时对患者进行心理疏导。

(2)为患者进行药浴时要严格控制水温,以 50~60℃为宜,避免烫伤患者。

(3)照护者要督促患者按时活动,做肢体按摩及关节活动。

☆ 什么是活动障碍

是指关节活动的范围减少或丧失。

☆ 照护者怎样帮助患者做被动脚踝运动

照护者一只手固定患者踝关节的上缘,另一只手放在患者脚板处,帮助患者脚板做出背屈(绷脚)与跖屈(勾脚)的动作,至患者感觉到有紧绷感时,就停止继续动作,并维持 3 秒后放松。

☆ 照护者怎样帮助患者做被动手部运动

照护者一只手固定患者前臂,另一只手握住患者的手指,

帮助患者的手部关节完全屈曲("握拳"),再完全伸展("松拳"),同样是停留 3 秒,再放松。

☆　照护者怎样帮助患者做肩关节的关节运动

　　照护者双手分别握在患者的手肘与手腕两个关节处,支撑患者上肢重量的同时帮助患者做肩关节屈曲的动作(将手臂举起向头顶方向伸展),至可达到的最大角度或患者感到受限制时停止,每个动作重复数次。

请扫描二维码观看演示视频

☆　照护者如何预防运动系统损伤的患者出现跌倒

　　(1)在照护者离开床边时应拉起床栏,尤其是老年或儿童患者。

　　(2)将呼叫器及常用物品置于床头患者伸手可触及的地方。

　　(3)明确告知患者下床活动时易出现跌倒的风险,从而加重损伤,因此应正确评估自己的活动能力,遵医嘱进行活动。

　　(4)患者下地活动时,照护者应清理运动场所,确保宽敞、明亮、无障碍物阻挡;地面保持平整干燥;患者穿防滑软橡胶鞋底,衣着应宽松。

　　(5)照护者需陪伴患者,若患者需使用辅助工具,照护者应提供指导,具体操作参见患者转运章节。

☆　照护者如何预防患者发生深静脉血栓

　　(1)照护者应指导卧床患者每日饮水 2 000~3 000 毫升。

　　(2)照护者应指导患者双下肢行踝泵关节运动,以踝关节为中心,脚趾做 360° 环绕,尽量保持动作幅度最大,每天练习 5~8 组,每次 10~20 分钟。

（3）足背伸练习　将脚踝和脚趾同时用力往上翘,维持 10 秒,再用力往下压,停 10 秒后反复进行,每日 5~8 组,每次进行 10~20 分钟。

（4）照护者在医护人员指导下使用气压治疗仪对患者双下肢进行物理预防,每次 20 分钟,每日 2 次。禁止随意调节气泵压力及时间。

☆　照护者如何指导运动系统疾病患者进行功能锻炼

照护者可在医护的指导下,选择适合患者的功能锻炼方式,在患者锻炼过程中,全程陪伴患者,若有不适时,应及时告知医务人员。康复训练的方式如下。

（1）直腿抬高练习:照护者协助患者取平卧位或者坐位,保持患者膝关节处于伸直状态,患者用大腿的力量使下肢抬起,抬离床面 10~15 厘米,保持 10 秒,然后缓慢放下。

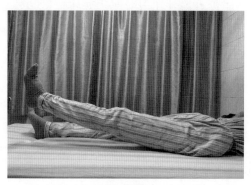

直腿抬高

（2）飞燕式锻炼:照护者协助患者俯卧床上去掉枕头,患者双手置于背后,用力挺胸抬头,使头部及胸部离开床面,同时膝关节伸直,双下肢向后用力也离开床面,维持 3~5 秒,然后休息片刻,继续锻炼。

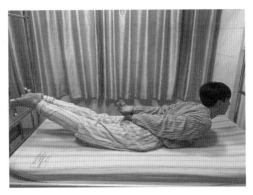

飞燕式

（3）五点支撑法：照护者协助患者仰卧在床上去掉枕头，患者膝盖弯曲，双肘及背部支撑于床面，臀部及腹部用力向上顶，使靠头部、双肘部和双脚这五点支撑整个人体重量，每次坚持 3~5 秒，每天可做 20 次。

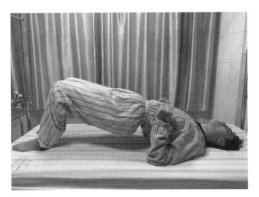

五点支撑法

（4）三点支撑法：在五点支撑法的基础上照护者协助患者将上肢抬离床面就是三点支撑法。

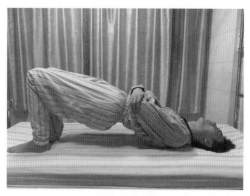

三点支撑法

（5）股四头肌收缩：照护者协助患者用力伸直膝关节，背伸踝关节，绷紧腿部肌肉，持续 10 秒后放下，如此反复进行 20 次。

（张银平 王璇）

第二节 扭伤及关节脱位患者的照护

☆ **患者发生扭伤时会出现哪些症状**

当患者扭伤后会出现损伤部位疼痛、肿胀和关节活动受限等症状。

☆ **患者肢体关节扭伤时，照护者应为患者进行哪些紧急处理**

（1）停止活动：患者扭伤时，照护者应指导患者立即停止活动，并告知医护人员。

（2）尽早冰敷：照护者应在医护人员指导下，尽快协助患者对扭伤部位进行冰敷。冷敷进行得越早越好，最佳冷敷时机为扭伤后 48 小时内。可每 2~3 小时冰敷一次，每次 15~20 分钟。冰敷时照护者要注意在冰袋外裹一层棉垫或薄毛巾，避免冻伤。

（3）抬高患肢：在医护人员为患者进行加压固定后，照护者应协助其患侧足部保持抬高至心脏水平以上，促进血液回流，进而缓解肿胀。

☆　急性腰扭伤后应该怎么处理

（1）最基本的治疗方法为卧床休息。

（2）可选用口服或外敷的消炎镇痛、活血化瘀的药物。

（3）严重扭伤患者应休息 3~4 周，使软组织充分修复后再恢复工作。

☆　什么是关节脱位

关节脱位又称脱臼，是指构成关节的上下两个骨端失去了正常的位置，发生了错位。

☆　对于上肢关节脱位的患者，照护者应如何协助患者进行体位摆放

（1）对于肩关节脱位患者：医生为患者复位后，照护者应注意保持患肢的有效固定，勿自行拆除固定带。在患者卧床时，仍协助患者保持固定姿势，软枕抬高患肢，促进血液回流。

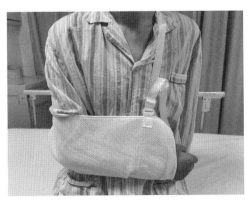

肘关节及腕关节脱位固定

（2）对于肘关节及腕关节脱位的患者：医生会采用三角巾或前臂吊带固定患肩部，避免前臂下垂。

☆ **对于髋关节脱位的患者，照护者应如何协助患者进行体位摆放**

（1）患者关节复位后照护者可协助抬高床尾 20°~30°，使患者保持头低足高位。

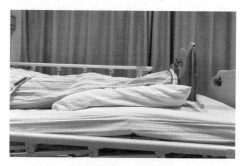

髋关节脱位肢体摆放

（2）同时在医务人员的指导下，协助患者将患肢保持于外展中立位，即患肢腿打开，并保持足部垂直于床面；患肢穿防旋鞋。

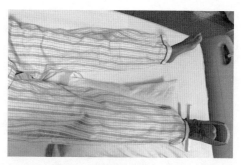

外展中立位

（3）照护者为防止患者患肢体位变化，可在患者两腿间摆放软枕,保持固定体位,防止髋关节屈曲、内旋、内收,以免发生再脱位。

☆　对于髋关节脱位患者,照护者应如何协助患者翻身

（1）照护者在为髋关节脱位的患者进行翻身时,一人站在患者健侧,一手伸入患者患侧肩部,另一手伸入患者患侧腰部协助患者翻身。

（2）或者让患者手拉健侧床栏自主翻身,另一人站在患者患侧,一手托患肢脚踝部,另一手托患肢膝部,跟随躯干翻动而移动患肢,保持患肢外展。

☆　对于髋关节脱位患者,照护者应如何协助患者排便

照护者为髋关节脱位患者协助排便时,使患肢保持外展中立位,指导患者健侧下肢屈膝脚踩床面,双手拉住牵引床吊环,使臀部抬至足够高度,照护者需从健侧取放便盆。

☆　对于髋关节脱位患者,照护者的照护要点有哪些

（1）照护者在照护髋关节脱位患者时应警惕髋关节脱位后压迫血管和神经,需密切关注患者患肢运动及感觉情况,患侧肢体有无麻木及感觉消失,患侧膝关节、踝关节及足趾是否能正常活动。

（2）患侧脚趾的皮温,颜色跟健侧是否一致。

（3）鼓励患者患肢行踝泵运动和足背伸练习（见本章第一节）,预防深静脉血栓形成。

☆　寰枢关节脱位患者,照护者应如何协助患者摆放体位

早期应使用颈托固定颈部,自然放松,禁止旋转和屈伸,照护者应监督患者不可随意取下颈托。

☆　寰枢关节脱位患者,照护者的照护要点有哪些

（1）照护者应密切观察四肢的运动及感觉情况,是否有

肢体麻木和无法活动等情况;

（2）同时应尤为注意患者呼吸的变化和大小便情况。

发现以上异常情况,应及时报告医护人员。

（柯洁　王璇）

第三节　椎体疾病患者的照护

☆　什么是颈椎病

是指颈椎间盘退变及继发性改变,刺激或压迫相邻脊髓、神经、血管和食管等组织,并引起相应的症状或体征。

☆　颈椎病有什么症状

常见的症状包括:颈部疼痛及僵硬,短期内加重并向肩部及上肢放射,手部麻木,运动不灵活,手握力减弱,下肢无力,步态不稳、眩晕、头痛,视物模糊,耳鸣、听力下降等。

☆　对于颈椎病术后的患者,出现哪些情况时,照护者应立即告知医生

对于颈椎骨折的患者,当照护者发现患者出现以下症状时应立即告知医生。

（1）呼吸困难,烦躁,喉痛,声音嘶哑,发热,哮喘,有呛水或吞咽困难,发音不清。

（2）四肢运动感觉及大小便异常。

（3）引流液或切口渗液较多为淡黄色液体,同时伴有头痛,头晕等情况。

☆　对于颈椎病术后的患者,照护者的照护要点有哪些

颈椎骨折的患者,照护者应该观察。

（1）四肢的感觉及运动情况,呼吸是否通畅。

（2）术后的患者观察伤口敷料有无渗血,颈围有无增粗。

（3）引流管是否固定稳定,引流是否通畅,引流液的颜色、性质、量。

（4）照护者还应保持床单位的干净整洁,在医护人员的指导下给患者翻身,和患者多交流,关注患者的心理变化。

☆　平日里怎么预防颈椎病的发生

（1）养成良好的睡姿:选择略硬的床垫和高矮适中的枕头,使人的脊椎和颈椎保持正常的生理弯曲,老年人应顺应现有的曲度,枕部承托高度略高于颈部承托的高度,使颈椎略前倾。

（2）保持正确的坐姿:颈部过低、歪头、斜颈、前伸等动作容易形成颈椎病,坐时保持端正坐姿,使用电脑、手机等电子设备时应平视屏幕,避免长时间低头。

（3）劳逸结合:建议工作学习每隔 1 小时起身放松休息,左右大幅度轻柔转动颈部,前后点头,使颈椎劳逸结合,预防慢性劳损。

（4）加强肩颈部肌肉的锻炼:可通过打羽毛球、练瑜伽、打太极、引体向上等活动锻炼颈椎,增强颈部肌肉的韧性,提高颈部脊柱的稳定性,增强抗击外力的能力。

（5）注意防寒保暖和防止颈部受伤:严防寒风侵袭和夏季长时间在空调房中冷风吹袭,避免颈部软组织急性损伤,防止发展为颈椎病。

☆　什么是腰椎间盘突出

是因腰椎间盘变性、纤维环破裂、髓核组织突出压迫和刺激腰骶神经根、马尾神经所引起的一种综合征。

☆　腰椎间盘突出症的患者应选择什么样的睡姿

腰椎间盘突出症的患者可选择仰卧位或侧卧位,仰卧位时在膝关节和头下各放一个枕头,将肩部抬高,侧卧位时位于上方的膝关节屈曲,在两侧膝关节之间放置一个枕头。

☆ 椎体疾病患者术后,出现哪些情况时,照护者应立即告知医生

（1）轻触患者双下肢,若患者出现双下肢无知觉时。

（2）指导患者活动双足,若患者无法配合做相应动作,双下肢无法活动时。

（3）患者出现大小便失禁时。

（刘倩　王璇）

第四节 \ 骨折患者的照护

☆ 一旦发现患者可能出现骨折时,照护者应如何正确地应对

（1）照护者一旦发现患者可能出现骨折时,应尽量减少患处的活动,并给予患处临时固定。

（2）如果是脊柱及髋部骨折时勿轻易搬动患者,检查疼痛部位的肿胀情况,是否有麻木或感觉减退等症状。

（3）必要时拨打救援电话,送患者到医院进行进一步检查。

☆ 骨折后,照护者应该注意哪些

（1）观察患者肢体感觉是否正常:是否有麻木或感觉功能减退情况,发现异常时及时报告护士、医生。

（2）注意观察骨折部位疼痛情况:如疼痛加剧或持续疼痛无缓解,应及时报告护士、医生给予相应的处理。

（3）注意观察骨折部位肿胀情况:如肿胀加剧或出现水泡、皮肤颜色改变等现象,应及时报告护士、医师。

☆ **照护者在照护脊柱骨折的患者时应注意哪些**

（1）需注意观察患者四肢的感觉、活动情况，如患者感觉麻木甚至无感觉，或者出现肢体力量变弱或无法活动等异常情况，应立即报告医务人员。

（2）防止压力性损伤的发生，详见患者常见皮肤问题的预防与照护章节。

（3）脊柱骨折患者由于卧床时间较长，胃肠功能减弱，食欲缺乏，所以应选择易消化、高蛋白、高热量、高维生素含量的膳食，如鱼肉、鸡蛋、豆类、虾、新鲜的蔬菜和水果等。

☆ **如何协助椎体骨折的患者翻身**

（1）照护者在协助患者翻身时，应在医务人员的指导下进行，务必提前拉起床栏。

（2）轴线翻身，具体参见患者转运章节。

（3）患者有颈椎损伤时，照护者应确保患者颈托的有效固定，翻身时勿扭曲或旋转患者的头部，以免加重损伤。

☆ **照护者应如何为腰椎骨折的患者选择合适的腰围**

腰围的规格要与患者腰周径及长度相适应，其上缘须达肋下缘，下缘至臀裂以下，腰围后侧不易过分平凸，一般以平坦或向前凸为宜。

☆ **照护者如何协助腰椎骨折的患者正确的佩戴腰围**

（1）可自主抬起腰部的患者：①照护者协助患者以双肘、双足支撑于床面，使腰部抬起；②将腰围从患者腰部左侧快速且轻柔地穿入至右侧，腰围有带的一侧朝下，并使腰中线处于腰部正中位置；③协助患者调整腰围，使腰围的上缘达到肋下缘，下缘至臀裂以下。

（2）无法自主抬起腰部的患者：①照护者协助患者轴线翻身至右侧卧位；②将腰围左侧向内卷成筒状，放入患者腰

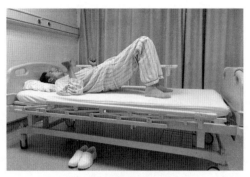

双肘双足支撑腰部抬起

部,使腰围中线的位置正对患者脊柱正中,腰围有带的一侧向外;③协助患者轴线翻身至平卧位;④调整腰围,使腰围的上缘达到肋下缘,下缘至臀裂以下;⑤将腰围两侧的粘贴胶带粘于腰围的粘贴处,松紧适宜,可放入 2 横指为宜;⑥协助患者床旁静坐 15~30 分钟,再离地站立。

☆ 患者在佩戴腰围期间能不能随意将腰围取下

患者腰部症状较重时应长期佩戴腰围,不要随意取下。腰部症状较轻的患者可在外出时,特别是要长时间站立或一个姿势端坐时佩戴腰围。患者在卧床时需取下腰围,防治腰部肌肉废用性萎缩。

☆ 对于佩戴颈托的患者,照护者在护理时应注意哪些

(1)密切观察患者的呼吸情况,呼吸频率和呼吸形态的变化,有无胸闷等不适,保持呼吸道的通畅。

(2)注意预防发生压力性损伤,特别是后枕部,耳廓及后颈部。

(3)饮食应少量多餐,用小勺喂食。

(4)使用颈托时颈部的松紧要合适,受压部位要用衬垫垫起。

☆ 照护者应怎样协助胸椎和腰椎骨折的患者在床上大小便

胸椎和腰椎骨折的患者在床上使用便盆有可能会导致疼痛加重或胸椎、腰椎的二次损伤,因此照护者需要协助患者取侧卧位,在床上垫好护理垫,使患者在侧卧位下进行排泄,然后整理床单位,增加患者的舒适度,避免造成二次损伤。

☆ 椎体骨折患者术后出现哪些情况时,照护者应立即告知医生

椎体骨折术后,应密切观察患者双下肢运动、感觉情况。轻触患者双下肢,观察是否有知觉,指导患者活动双足,观察双下肢的活动情况,了解患者的排便情况,若发现异常,照护者应立即告知医生。

☆ 椎体疾病患者术后日常生活中应注意哪些

(1)禁止患者久坐,如必须长时间端坐,应指导患者在腰部后垫一个小软垫给予腰部支撑。

(2)照护者应告知患者避免弯腰工作,禁止弯腰后转身,禁止突然过度弯腰后直腰。

(3)患者俯身拾物时,照护者应指导其屈膝下蹲拾物,再用腿部力量站起,禁止弯腰搬运重物。

☆ 照护者如何协助骨盆骨折的患者选择正确的舒适体位

(1)对于稳定性骨折患者,照护者可协助患者取侧卧位或者仰卧位,但尽可能不要卧于患侧或者选择坐位。

(2)对于不稳定性骨折或者多发骨折患者,照护者应协助患者取仰卧位,且尽量少搬动患者。

(3)不确定时,照护者应询问医护人员后为患者选择正确的舒适体位。

☆　骨盆骨折的患者照护者还应观察哪些情况

照护者需注意观察患者腹部疼痛情况及小便的颜色（淡黄色还是带有红色）、性质（清亮或血性）和量的多少，并将观察的情况及时报告给医护人员。

☆　锁骨骨折患者的正确体位

（1）锁骨骨折的患者卧床时，应去枕仰卧，并辅助患者将肩关节向外伸展 45° 左右，而肘关节则向内弯曲 90° 左右。

（2）锁骨骨折的患者下地时，患肢应使用前臂吊带将手固定在胸前。

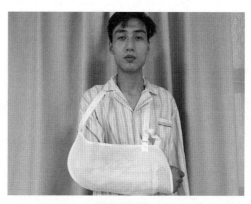

前臂吊带固定

☆　照护者如何协助锁骨骨折患者手术后尽早进行功能锻炼

（1）患者术后 7 天使用前臂吊带固定肩关节，应避免肩关节大幅度活动；

（2）术后 24 小时：指导患者进行握拳、屈肘练习，促进患肢静脉回流，减轻肿胀情况；

（3）术后 2~3 天：照护者在医护人员指导下，可协助患者开展肩关节被动训练,训练内容包括伸展肘关节、肩关节,手臂前后左右小幅度摆动,肌肉等长收缩,可配合爬墙训练,促进患者肩关节的功能恢复。

☆　照护者怎样协助四肢骨折的患者正确地摆放体位

（1）上肢骨折的患者:应使患者处于平卧位,并在患肢下方放一软枕抬高患肢,使患肢高于心脏水平。

（2）下肢骨折的患者:主要将患肢抬高制动:①膝关节骨折时,患肢应弯曲10°左右,使患肢与心脏在同一水平位置上,待患者稳定且无肿胀情况后,可将患肢弯曲到50°左右;②股骨骨折患者,应指导患者患肢处于外展中立位,并抬高20°左右,在下肢间放置海绵软枕,维持膝关节弯曲10°,踝关节保持背伸90°。

☆　照护者应该怎么协助四肢骨折的患者改变体位

（1）有硅胶托或石膏初次固定患肢的患者:照护者可双手平托硅胶托或石膏,协助患者改变体位。

（2）没有硅胶托或石膏的固定患肢的患者:照护者可一手平托骨折部位的近心端,另一手平托骨折部位远心端,并随患者体位的改变而缓慢移动患肢。

☆　使用石膏固定的患者,照护者需要注意观察哪些方面

（1）需观察患肢末梢血运、感觉及指（趾）端活动情况:患者患肢进行石膏固定后当日,照护者应重点密切观察患肢末梢血液循环情况,观察患肢皮肤是否存在颜色青紫或苍白、感觉麻木、极度肿胀、皮肤温度较健侧温度低,突然发生剧烈疼痛等情况,认真听取患者主诉,及时反馈给医护人员,以便医护人员及时处理,避免发生肢体坏死及缺血性肌挛缩。

（2）需观察患肢出血情况:患者患肢行石膏固定后,应进一步观察患肢出血情况,观察石膏表面有无渗出血渍,如有渗血渗液情况,应使用记号笔在石膏表面标记出渗血面积的大

小,观察标记处渗血面积有无进一步扩大,如出血面积扩大,要及时告知医护人员。

(3)需注意嗅闻石膏内有无异常气味:照护者应经常近距离嗅闻石膏固定处皮肤有无异常气味,特别是对于有开放伤口的患肢。认真听取患者不适主诉,如患者主诉石膏内瘙痒、疼痛,或者嗅到石膏内有异常气味等情况,照护者要及时告知医护人员进行检查。

☆ 针对四肢骨折患者,照护者应注意观察哪些

(1)需观察伤口出血情况,若出血增多或持续有出血,应及时报告医护人员。

(2)需观察患侧肢体疼痛和肢端的颜色、皮温及肿胀情况,若疼痛加剧;肢端颜色发红、青紫或苍白;肢端皮肤温度低或过高;肢体肿胀加剧等,应及时报告医护人员。

☆ 患者行牵引术后的注意事项有哪些

(1)行牵引的患者:照护者不得随意增减牵引重量,不得放松牵引装置,注意不可将被服压在牵引绳上。

(2)行皮牵引的患者:牵引套内骨突出部位应垫软毛巾,同时注意松紧度,防止皮牵引套滑脱至踝部及足跟而导致压力性损伤。

(3)行枕颌带牵引的患者:照护者应密切观察呼吸情况。患者牵引期间,照护者应防止枕颌带滑动压迫患者气管;同时应注意防止患者进食速度过快或食物质地过硬而导致窒息。

(4)行肢体骨牵引的患者:照护者须密切观察患肢末梢血运,运动及感觉情况,如发现异常及时报告医护人员。

(5)行颅骨牵引的患者:照护者应密切观察患者呼吸及有无头痛、呕吐等情况,如发现异常及时报告医护人员。

(张英英　王璇)

第五节　骨与关节感染患者的照护

☆　常见的骨与关节感染疾病有哪些

骨与关节感染疾病包括化脓性骨髓炎、化脓性关节炎、骨与关节结核等。

☆　骨与关节感染类疾病患者在饮食上需要注意哪些

（1）照护者应为患者提供有营养、易消化的食物;督促患者多吃瘦肉、鸡蛋、鱼、牛奶等富含蛋白质的食物。

（2）多吃新鲜的谷类、蔬菜与水果，补充维生素。

（3）对于食欲差的患者，可少量多餐，给予丰富食物种类以增加患者食欲，并告知患者补充营养对疾病康复的重要性。

☆　骨与关节感染类疾病患者在日常活动中需要注意哪些

（1）该类疾病患者易发生骨折，活动时应穿着防滑鞋，照护者应陪同在侧，协助患者使用助行器等辅助器具，避免其活动时发生磕碰或跌伤。

（2）避免患者负重过度及运动强度剧烈。

（3）照护者应督促患者养成良好作息习惯，协助患者制定日常生活时间表，白天勿贪睡，睡前不宜谈论不愉快的事情或观看紧张、刺激电视剧或电影。

☆　照护者应如何对骨与关节感染类疾病的患者做好病情自我检测

（1）骨髓炎易复发，若患者伤口愈合后再次出现红、肿、热、痛、流脓等症状，应及时告知医务人员。

（2）照护者应督促患者养成定期复诊的好习惯。

☆　照护者应怎样帮助患者做好骨与关节感染的预防

（1）为患者增强营养补给，增强其机体抵抗力。

（2）督促患者养成良好的个人卫生习惯，勤洗手。

（3）嘱患者勿用手搔抓皮肤，以免因皮肤破损引起继发感染。

（4）对患者进行骨与关节感染知识的科普，提高患者疾病认知能力。

☆　照护者应警惕哪些患者易发化脓性骨髓炎

当患者开放性骨折直接污染或在骨折术后发生骨感染，可引发化脓性骨髓炎。若早期未能彻底控制，反复发作，则会演变成慢性骨髓炎。

☆　患者得了慢性骨髓炎有哪些后果

慢性骨髓炎在我国又被叫作"附骨疽"，就是形容患者常骨头外露且有严重的脓症。慢性骨髓炎患者往往需要多次手术治疗以清除病灶，有的甚至导致截肢甚至危及患者生命。

☆　骨髓炎患者出现哪些情况时，照护者应立即告知医务人员

（1）当患者发热时，应及时告知医务人员，并督促患者多喝水，并为其进行温水擦浴、更换干燥衣物等。

（2）督促患者保持伤口敷料干燥、整洁，若患者渗液较多、敷料有异味、松脱或伤口明显红肿、流脓时，也应及时告知医务人员。

（3）患者患处邻近关节若发生红肿、热胀、疼痛等炎症现象，应及时通知医务人员处理。

☆　如何指导骨髓炎患者正确服用抗生素

（1）照护者应督促患者遵医嘱规律足量服用抗生素，可通

过告知规律服药对疾病康复的重要性来提高患者配合程度。

（2）因骨髓炎的病程长、治疗时用药复杂,药物使用过程中照护者应注意观察药物治疗效果和不良反应,如患者出现红疹等过敏反应,应及时报告医务人员。

☆　照护行伤口冲洗治疗的骨髓炎患者时需要注意哪些

（1）协助患肢抬高 20°~30°,观察患肢有无肿胀及活动障碍,患肢末梢颜色有无变化。

（2）照护者在为患者翻身及转运患者时,应妥善安置冲洗管路以防脱出。

（3）照护者及患者均不可随意调节冲洗液高度及负压开关。

（4）行冲洗治疗时,照护者应在患者患肢下垫一次性康复垫,防止渗液污染床单。

（5）患者若使用立式输液架,活动时要注意避免碰撞,以防输液架倾倒受伤。

☆　照护中什么情况提示患者可能出现管路堵塞

当患者出现以下情况时,表示管路堵塞,照护者应立即告知医务人员:①冲洗过程中突然出现冲洗液滴入不畅或引流液突然减少;②患者伤口敷料突然渗血、渗液。

☆　照护中,如何避免骨髓炎患者发生骨折

（1）监督患者抬高患肢,保持功能位,避免因过早负重造成病理性骨折。

（2）协助患者移动患肢时,不可拖拉硬拽,动作应做到轻、准、稳。

☆　照护者应如何协助骨髓炎患者进行患肢功能锻炼

（1）在局部炎症消退后,照护者即可督促患者坚持运动。肢体放松,保持静止不动,肌肉发力绷紧,坚持 5~10 秒后放松

2~3秒,锻炼时每次坚持15~20组,每天2~3次,加强各关节的活动。

(2)术后3周,照护者应鼓励患者积极主动锻炼,协助患者使用拐杖、助行器等辅助工具,活动时减轻患者患肢负重,同时活动强度应遵循循序渐进原则,以避免继发骨折。

(3)指导患者卧床期间适当床上活动,不可暴饮暴食,保持稳定的体重,防止体重增加过快,而导致患者骨折的发生。

☆ 什么是化脓性关节炎

化脓性关节炎指发生在关节内的化脓性感染,好发于膝关节与髋关节。

☆ 化脓性关节炎患者会有哪些症状

(1)高热:患者出现高热,体温达39℃以上。

(2)红肿疼痛:关节局部红肿、局部皮肤发热、疼痛剧烈;为缓解疼痛,患肢关节常处于屈曲位。

☆ 化脓性骨关节炎患者出现高热时应该如何处置

(1)减少消耗:告知患者卧床休息,以减少消耗和保护患肢。

(2)有效降温:指导患者多饮水,并可使用冰袋、温水擦浴等方法促进患者降温。

(3)保障安全:照护者应拉好床栏,对于患儿可使用防撞围栏,以防患者高热惊厥时受伤。

☆ 化脓性关节炎患者可以热敷止痛吗

(1)在患者处于急性发作期,应进行冷敷:可使用毛巾包裹冰袋冷敷局部,使温度降低、血管收缩,可有效缓解患肢肿胀及疼痛。

(2)当急性期过后,可适当进行热敷:以促进局部血液循环和炎性物质吸收,有利于缓解疼痛。

（3）注意保护患者关节：避免患处关节受寒凉刺激和过量活动，多注意休息。

☆　关节腔穿刺术后照护要注意哪些

（1）穿刺后应压迫穿刺点5分钟以止血，并协助患者屈伸患处关节10次左右，使注入的药液在关节腔均匀分布。

（2）一般术后6~12小时患者疼痛程度较重，照护者可提前告知患者增加心理预期，教会患者使用深呼吸、转移注意力等方法缓解疼痛，必要时遵医嘱使用止痛药物。

（3）保持穿刺部位局部清洁、干燥，避免发生感染。

（4）监督患者不可长时间站立、行走及爬楼梯，禁止登山、跑步等过度活动。

☆　什么是骨与关节结核

指骨与关节被结核杆菌感染引发的一种结核病，大多由肺结核发展而来。

☆　照护者应警惕患者哪些部位易发生结核菌感染

骨与关节结核好发于脊柱、膝关节、髋关节等负重大、活动多、易损伤的关节。

☆　骨与关节结核患者会有哪些表现

（1）患者在午后会出现低热、盗汗、乏力、食欲差、消瘦等症状。

（2）患者的关节肿胀、疼痛、活动受限，活动时疼痛加剧，疼痛程度随着病情进展逐渐严重。

（3）患者髋膝关节结核时常出现跛行。

（4）患者患处出现体表破溃时，会流出米汤样脓液。

☆　骨与关节结核会传染吗

单纯的骨与关节结核不会经呼吸道传染。但患者若合并开放性肺结核时,则易通过飞沫传播疾病,在照护中应做好防护。

☆ 照护骨与关节结核患者要注意哪些

(1)为患者加强营养,因该类疾病消耗快,照护者应为患者提供肉、蛋、奶等高热量、高蛋白、易消化的食品。

(2)督促患者多休息,减少机体消耗。

(3)协助患者多晒太阳,强度以患者耐受为宜。

☆ 脊柱结核患者疼痛发作时如何有效缓解

(1)应协助患者卧床休息,严格卧硬板床。

(2)减少局部活动,协助患者翻身时应轴线翻身。

(3)可协助患者使用支具、腰围等稳定脊柱,缓解疼痛,同时可预防和矫正畸形。

(4)必要时在医师指导下可对患者使用止痛药物。

☆ 照护者如何协助患者正确服用抗结核的药物

(1)照护者应督促患者遵医嘱正确、规律服药,让其知晓有效的药物治疗是杀灭结核杆菌的根本方法。

(2)观察患者的用药效果,如患者的体温是否下降、食欲是否改善、局部疼痛是否得到缓解。

(3)观察不良反应,患者若出现眩晕、口周麻木、肢端疼痛、耳鸣、恶心等不良反应时,及时告知医务人员进行处理。

☆ 照护者应如何协助骨与关节结核术后患者进行功能锻炼

(1)照护者应鼓励患者早期功能锻炼,在卧床期间,照护者即可督促其每日进行30次踝泵运动,30次股四头肌等长收缩训练。

(2)脊柱结核患者术后第2日即可进行直腿抬高训练,即在照护者保护下,患者将腿抬高到适当的高度,停留3~5分

钟再放下,过程中逐渐增加抬高的幅度,每日 20 次(左右腿各
10 次)。

(3)膝关节结核术后患者应局部制动至少 3 个月。

(4)活动时强度以患者耐受为宜,避免过度劳累。

☆　照护者应如何避免脊柱结核术后患者并发肺炎

由于术后伤口疼痛,脊柱结核术后患者常不愿咳嗽咳痰,
容易引发肺炎。因此照护者应督促患者有效咳嗽,病情允许
时为患者每 2 小时翻身、拍背排痰,以促进痰液咳出。

（闫芳　林玲　谢芬）

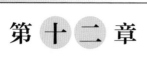
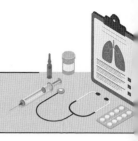

第十二章

消化系统疾病患者的照护

消化系统疾病病因复杂,不同的消化系统疾病症状往往表现有所不同,最常见的症状有吞咽困难、恶心呕吐、腹痛、腹胀、黄疸、呕血和便血、反酸等,极大地影响到患者的舒适及营养状态,因此照护者应为患者提供专业细致的照护。

第一节 \ 消化系统疾病的常见症状及照护

☆ **什么是吞咽困难**

是指固体或液体食物从口、咽、食管推进至胃的过程中受到阻碍的一种病理状况,即吞咽时食物堵塞或卡住,不能通过。表现为流口水、哽噎或咳嗽、气喘或呼吸困难。

☆ **能够给吞咽困难的患者吃什么**

照护者应根据吞咽困难程度选择适宜的食物,如半流食或软饭等,避免粗糙、干硬、辛辣的食物。

吞咽困难患者的食物种类

半流食	粥、汤、面条、米糊、蒸水蛋等
软食	米饭、馒头、面包、蛋糕、饺子等
粗糙、干硬食物	杂粮、坚果、油炸及烤制食品等
辛辣食物	辣椒、生姜、胡椒、大蒜、花椒、芥末等

☆ 吞咽困难的患者进餐时,照护者应该注意哪些

吞咽困难的患者进餐时易发生呛咳或误吸,照护者应该注意以下问题。

(1)进餐时不要打开电视、收音机,避免周围人员过多,不要边吃边讲话,防止以上因素分散患者注意力,而引起呛咳。

(2)进餐前、后检查患者口腔是否有食物残留并给予清除。

(3)患者进食时,应协助其取端坐位,选择适宜的食物,进食速度宜慢。注意每口食量,不要超过 1/2 茶匙量(约 2.5 毫升),确认完全吞下后,再进食下一口。

☆ 吞咽困难患者应如何服药

(1)照护者应将患者服用的药物逐一告知医生,方便医生选择可供磨粉或水剂的药品替代。

(2)口服药物在医生允许的情况下可碾碎制成糊状或液体后服用。

☆ 吞咽困难患者发生呛咳时,照护者应该怎样做

(1)出现呛咳时,照护者应指导患者暂停进食,让患者屈颈弯腰、身体前倾,下颌尽可能靠近前胸,缓解咳嗽症状。

(2)若患者咳嗽缓解,同时出现呼吸不畅、面色发紫时,应及时呼叫医护人员。

☆ 什么是误吸,误吸后患者有哪些表现

(1)误吸是指在吞咽过程中食物(包括水和饮品)、分泌物、血液等进入到呼吸道的过程。

(2)误吸后会出现剧烈的咳嗽、同时可能伴有憋闷、呼吸困难、反常呼吸,严重时由于缺氧,还会出现全身皮肤黏膜呈青紫色、昏迷、死亡等情况。

☆ 患者发生误吸怎么办

立即通知医务人员的同时,采取以下紧急处理措施。

(1)如果误吸液体,照护者可协助患者上身稍前倾,头稍微低于胸口便于分泌物引流,并及时擦去分泌物。

(2)如果误吸固体,照护者应立即采用海姆立克法进行救援(详见第四部分患者误吸的应急预案及处理流程)。

(3)如果患者发生憋闷、呼吸困难、反常呼吸等情况,立即通知医护人员采取相应处理。

☆ 如何照护伴有恶心与呕吐的患者

当患者产生恶心、呕吐前驱症状时,照护者可协助患者采取坐位、侧卧位或仰卧位,头侧向一边,一手扶住患者额头,一手置于患者背部,帮助患者呕吐在准备好的清洁容器内,避免呕吐物呛入呼吸道而发生窒息或吸入性肺炎。

(1)在患者恶心呕吐明显的情况下,照护者可指导其禁食水,待缓解后,如患者病情允许,可给予清淡、易消化的食物(如米汤、藕粉等),避免油腻、辛辣等刺激性食物,以及易产气的食物,忌烟、酒,少食多餐,温热适中。

(2)呕吐后立即将口腔、鼻腔内的呕吐物清理干净,协助患者用生理盐水或温水漱口,必要时可用漱口液清洁口腔,以减少口腔异味。

(3)呕吐后及时更换脏衣服、被褥,迅速将呕吐物容器拿出室外,开窗通风,保持室内空气新鲜。

(4)严重呕吐带有胃管或鼻肠管的患者,照护时要注意管道照护(详见管道照护章节)。

(5)患者发生呕吐时,出现面色青紫、呛咳及呼吸困难情况,应立即呼叫医护人员。

☆ 腹痛患者能不能使用镇痛药,使用时要注意哪些

(1)腹痛未明确诊断时,照护者不得随意使用吗啡类镇

痛药,以免掩盖患者的症状而延误诊断。

(2)对于明确诊断的疼痛,如癌性疼痛等,照护者应遵医嘱使用镇痛药,勿超剂量使用,避免发生成瘾等不良反应。

☆ 患者发生腹痛时,改变体位可以减轻疼痛吗

急性腹痛患者应卧床休息,照护者可协助其仰卧或侧卧,双下肢屈曲,可避免腹壁紧张,从而减轻疼痛。

☆ 什么是腹胀,为什么会腹胀

(1)腹胀是一种常见的消化系统症状,而非一种疾病。可以是主观上感觉腹部的一部分或全腹部胀满,也可以是检查发现腹部一部分或全腹部膨隆,通常伴有呕吐、腹泻、嗳气等相关的症状。

(2)引起腹胀的原因很多,多因消化不良、胃肠动力下降、腹水、腹腔内肿瘤、肠道梗阻等引起。

☆ 如何照护腹胀的患者

照护者可采取以下措施协助患者缓解腹胀。

(1)帮助患者取仰卧屈膝位,以促进其腹部放松。

(2)饮食给予清淡易消化食物,少量多餐,多食蔬菜、高纤维食品,避免产气食品(如奶类、豆类、坚果、干果、碳酸饮料),控制高淀粉类等不易消化的食物(如红薯、土豆、藕等)。

(3)对于腹水患者,照护者应协助护士每日定时测量患者的腹围、体重,并准确记录每日的尿量。

(4)不能下床活动的患者鼓励床上活动,如翻身、床上抬臀、肢体屈伸活动等,在医生允许情况下,可协助患者从右向左进行腹部环形按摩,促进排便与排气;可以下床的患者进行床边活动;康复期的患者可进行室内活动或室外活动。

(5)做好引流管照护,发现异常及时报告医护人员。

☆ 黄疸患者皮肤瘙痒,照护时应该注意哪些

（1）建议患者穿棉质、柔软舒适的衣物,以免皮肤受到化学性或机械性刺激,加重皮肤的瘙痒症状。

（2）用温水擦浴或洗浴,擦拭后涂抹润肤液,保持皮肤清洁、湿润。

（3）剪短患者指甲,必要时戴棉布手套,避免抓伤皮肤。

（4）发放的止痒药物,一定要注意使用方法。

☆ 什么是呕血和黑便

（1）呕血指患者呕吐出血液,出血少可为褐色或咖啡色,出血多为鲜红色或暗红色,偶有血块,常伴有黑便。

（2）黑便又称为柏油便,由于血液在胃肠道停留时间较长,与肠道消化液反应导致。两种情况均说明上消化道如胃和十二指肠有出血的情况出现。

☆ 发生呕血时,应该怎么做

（1）立即通知医务人员,协助患者绝对卧床休息,去枕平卧,头偏一侧,可避免血液吸入呼吸道,引起窒息等危险。

（2）遵医嘱告知患者暂禁食水,在出血停止后,遵医嘱由少渣温凉流食逐步过渡为正常饮食。

（3）注意为患者保暖,利于末梢血液循环（禁用热水袋）。多数患者可能出现低热,一般不超过 38.5℃,可持续 3~5 天。

（4）协助护士准确记录呕血、黑便、小便的次数、颜色和量,观察有无面色苍白、烦躁不安、冷汗、尿少（每日少于 400 毫升）、神智淡漠等异常,及时报告医护人员。若患者使用三腔气囊管止血,管道应严格由护理人员处理,避免意外发生。患者出现胸闷、气促、呼吸困难等情况,立即报告医护人员。

（5）及时清理污物,协助护士为患者漱口,进行口腔及面部清洁,去除血渍,并加铺护理垫,保持床单位整洁。

☆ 什么是便血

是指血液从肛门流出、粪便带血或全血便。多见于下消化道出血,如小肠、结肠或直肠出血,或痔疮出血。粪便可呈鲜红、暗红果酱色、黑色等,若出血量少时,粪便颜色仍为黄色,须经隐血试验检查才能确定是否出血。

☆ 如何照护便血的患者

(1)少量出血者可卧床休息,减少活动,重者应遵医嘱绝对卧床休息,使用便器排便。保持病房安静,注意通风。

(2)急性大量便血者应禁食。非急性期遵医嘱给予清淡易消化的饮食,避免进食过硬、冷、过热、辛辣刺激性食物。

(3)频繁便血会引起肛门黏膜皮肤糜烂,照护者可参照失禁性皮炎的护理。肛裂、痔引起便血者,在医护人员指导下药物坐浴,以减轻疼痛。

(4)如患者出现头晕、心悸、口渴、腹痛、腹胀;甚至烦躁不安、意识模糊、皮肤苍白,大汗淋漓时,照护者应立即通知医护人员。

(5)协助患者排便后应观察粪便的颜色、量、次数,仍有出血或黑便时应及时报告护士。

☆ 患者反酸、烧心,照护时需注意哪些

患者反酸、烧心,照护者要叮嘱患者遵照医嘱规律服药,避免食用以下食品(如下表),尽可能规律饮食,少食多餐,每日 5~6 餐,每餐七八分饱,可下床活动者餐后不要立即卧床,卧床者可协助患者床头抬高 30°~45°。

反酸、烧心症状患者避免食用的食物种类

高糖分食品	稀饭、糖果、蛋糕、巧克力等
过酸食物	腌制食物如泡菜、酸菜、腌渍李子、腌渍杨梅等

续表

黏腻食物	年糕、汤圆、糍粑、粽子等
煎炸、油腻食物	油条、麻花、爆米花、薯条、炸鸡等

☆ 患者食欲下降,照护者可以做什么

（1）多与患者沟通,寻求符合疾病要求、患者又易于接受的食物。

（2）可以与患者家属沟通为患者准备食物,建议家属增加菜色,经常变换食谱,避免食物单调、重复。

（3）为了改善患者的食欲,在患者病情允许的情况下,可多协助患者下床活动。

（葛琳　张艳）

第二节　胃部疾病患者的照护

☆ 如何照护胃溃疡患者

（1）活动与休息照护:溃疡发作期症状较重的患者应该卧床休息,症状轻的患者应鼓励适当下床活动。

（2）饮食照护:溃疡发作期严格根据医嘱进食。饮食习惯要有规律,保证定时、定量,少食多餐,避免两餐间进食零食和睡前进食,进食时细嚼慢咽。饮食结构应当合理,选择营养丰富,易消化食物,如面食、软饭、粥等。避免质地粗糙、辛辣及刺激性食物和饮料,忌烟、忌酒。

胃溃疡患者避免食用的食物

粗糙食物	菠菜等粗纤维蔬菜、油炸食品、坚果
辛辣食物	辣椒、火锅、烧烤等
刺激性饮料	浓肉汤、咖啡、浓茶、酸性饮料

（3）服药照护：抗酸药物应在饭后 1 小时和睡前服，片剂应嚼服，乳剂应充分摇匀。抗酸药避免与奶制品同时服用。西咪替丁等 H2 受体拮抗剂在餐中或餐后立即服用，也可在睡前服用，具体服用方法遵照医嘱。硫糖铝片宜在进餐前 1 小时用，不能与多酶片同时服用。

（4）病情观察：胃溃疡常见并发症穿孔、出血、幽门梗阻、癌变。当患者出现黑便、剧烈腹痛、呕血时，要及时向医护人员反映。

☆　如何照护胃镜检查的患者

（1）检查前：检查前一天禁止吸烟，检查前需禁食 6~8 小时。如果禁食时间较长，患者体力难支，照护者要向医护人员反映，可以给予静脉补液。

（2）检查后：检查后 2 小时可进食流质饮食。取活检的患者检查后 1~2 天内，应进半流质饮食，避免粗糙、辛辣及刺激性食物和饮料，注意观察大便颜色，防止创面出血发生。

☆　幽门螺杆菌阳性会不会传染，要注意哪些

幽门螺杆菌主要是在家庭内传播，主要通过人与人之间的口 - 口、粪 - 口途径传播。照护者只要做到分餐制，使用个人的餐具，餐前洗手，就不会被传染。

☆　如何照护胃部手术后患者

（1）管道照护：参照管道照护章节。

（2）活动照护：下床活动要注意预防跌倒，第一次下床必须有护士在旁。因疾病原因不能下床的患者要协助或督促其翻身，做踝泵运动、股四头肌锻炼等。为预防肺部感染，要鼓励患者做深呼吸和有效咳嗽。

（3）术后疼痛照护：向医护人员正确反映患者疼痛情况，便于调整镇痛药用量及频次。

（4）饮食照护：严格按照医护人员要求进食，注意饮食种

类、量,宜少食多餐,忌暴饮暴食。一般由禁食过渡到流质饮食、半流质饮食至软食,逐步恢复到普通饮食。

☆ 如何照护胃手术后倾倒综合征的患者

早期倾倒综合征多于胃手术后 1~3 周开始进食时发生,症状出现在餐后 1 小时之内。表现为头晕、心慌、大量出汗、颤抖、面色苍白或潮红,严重者会出现血压下降、晕厥等症状。如果确诊是倾倒综合征,照护者应注意:

(1)要让患者每次进食后平卧 15~30 分钟,尽量进食营养高、易消化的固体食物如米饭、馒头等。

(2)少食多餐,每日进餐 5~6 次,每次吃七八分饱,避免进食过甜、过咸、过浓饮食和乳制品。

(3)饮水和流食可在两餐之间而不在餐时进服。

(葛琳 张艳)

第三节 肝胆疾病患者的照护

☆ 肝脏疾病都会传染吗,照护者要注意哪些

肝脏疾病种类很多,不是所有的肝脏疾病都具有传染性,具有传染性的一般是病毒性肝炎。

(1)对于甲型和戊型肝炎,主要经粪 - 口途径传播,照护者要做好手卫生,在协助患者排便后要严格落实洗手和手消毒,同时做到患者专碗专筷,物品专用。

(2)对于乙型、丙型和丁型肝炎,主要经血液、性、母婴垂直传播,因此在接触患者血液时,应注意防护,防止被患者的血液污染的利器损伤。

☆ 照护肝硬化的患者应该注意哪些

肝硬化疾病患者有食欲减退、黄疸、腹痛、腹泻、腹水等症

状。可按照相应症状进行照护。

（1）肝硬化失代偿期由于食管胃底静脉曲张，易发生消化道出血，所以要避免进食粗糙、过硬或辛辣刺激食物。

（2）注意有无黑便、呕血、便血情况出现。

（3）当患者出现精神异常，如焦虑、欣快、激动、淡漠、睡眠时间倒错、健忘等情况，可能是发生肝性脑病，需保证患者安全，并通知医护人员。

☆　照护肝脏手术后患者应该注意哪些

（1）肝脏手术后要注意管道照护、活动照护、术后疼痛照护等（同胃手术后）。

（2）胃管拔除后，在医护人员的指导下，先饮水，进食流质，逐步过渡到半流质和普通饮食；宜少食多餐，忌暴饮暴食。

（3）要观察意识状态，注意有无肝性脑病的症状，发现异常，通知医护人员。

☆　肝脓肿患者照护特点有哪些

肝脓肿常常表现为上腹疼痛、寒战、高热等，首先要做好高热症状的照护，其次要加强寒战、高热、意识模糊等症状的观察。上述症状一旦出现，要向医护人员反映。

☆　肝胆疾病的患者全身发黄，会不会传染

肝胆疾病的患者全身发黄是出现了黄疸，临床上黄疸是一种肝胆疾病的症状，通常没有传染性。患者若患有传染性肝炎，也可能引发黄疸，而肝炎本身是具有传染性的。

☆　照护胆道疾病的患者要注意哪些

（1）胆道疾病患者常有进食少、腹胀、便秘等症状，因此要多食瘦肉、鸡蛋、牛奶、豆制品等高蛋白食品，多食新鲜水果、蔬菜，多饮水（每日饮水1 500毫升以上），少食高脂肪、高胆固醇食物。

（2）烹饪方式以炖、煮、烩、蒸等为佳,切忌炒、炸、烧、烤、熏、腌。忌烟酒、生冷、辛辣刺激食物。

（3）黄疸患者加强皮肤护理。带有引流管的患者做好管道照护。

（4）严重胆道疾病患者凝血功能障碍,要注意使用软毛牙刷,拔针后按压时间 5 分钟,避免碰撞、跌倒,同时观察有无牙龈出血、黑便、尿血等情况,如有异常,向护士报告。

（葛琳　张艳）

第四节　胰腺炎患者的照护

☆ 什么是胰腺炎

胰腺炎是各种原因导致胰酶被激活,出现胰腺自身消化、水肿、坏死等炎性反应,表现为恶心、呕吐、发热、剧烈腹痛等症状。

☆ 能给急性胰腺炎患者吃东西、喝水吗

急性胰腺炎在治疗初期,都会给予患者短时间的禁食。具体患者什么时候,可以逐渐的开始恢复饮食,医生会根据患者检查情况综合评估来告知。所以作为照护者,要严格遵守医生的医嘱,在不能进食时,不要自作主张给患者喂食东西,或者是饮水,以免加重病情。

☆ 胰腺炎患者腹痛剧烈如何照护

（1）胰腺炎患者腹部疼痛剧烈而持续,照护者应帮助患者取弯腰屈膝侧卧位,以减轻疼痛。同时,可为患者进行背部按摩,使患者放松。

（2）因剧烈疼痛辗转不安的患者,要注意防止坠床,周围不要有锐器等危险物品,以免发生意外。

（3）遵医嘱使用镇痛药的患者,要注意用药后疼痛有无减轻,如无改变,要向医护人员汇报。

☆　胰腺炎患者出现哪些情况提示病情加重

（1）腹痛剧烈而持续。

（2）腹痛剧烈伴高热。

（3）尿量减少、神志改变、出冷汗、皮肤苍白等。

☆　胰腺炎患者发热时如何照护

（1）患者发热时要注意保持皮肤清洁、干燥,配合护士及时更换衣物。

（2）使用冰袋降温时,要避免冰袋直接接触患者皮肤,必须用毛巾包裹后放置在患者腋下、腹股沟等大血管处。

（3）患者高热虚弱,照护者要帮助患者于床上翻身,预防皮肤压力性损伤。

（4）注意观察患者意识等情况,发现患者神志改变、出冷汗、皮肤苍白立即向护士汇报。

☆　胰腺炎患者胃肠减压的目的是什么,如何照护

胰腺炎胃肠减压是通过胃管将胃液等引出体外,减轻腹胀,缓解疼痛。减轻消化液对胰腺的刺激,使得胰腺得到休息。胃肠减压管是"救命管",照护者要耐心解释,看护好,不要让患者拔出。

☆　胰腺炎患者禁食期间需要刷牙吗

生活能自理患者需每天刷牙,口干时可用清水漱口。对昏迷、生活不能自理的患者,护士应每天为患者进行两次口腔护理。

☆　胰腺炎患者恢复饮食时如何照护

病情好转后在医生指导下,从少量易消化的低脂流质开

始,逐渐增加,半流食,软食再到正常的食物。注意严格遵守医嘱,避免因过早进食,而使病情复发。

(葛琳　张艳)

第五节　消化道大出血患者的照护

☆ 什么是消化道出血,症状有哪些

消化道出血是内科常见的疾病,食管到肛门之间的任何一个部位的出血均可称为消化道出血。消化道大出血是指出血量达到 20% 全身血量的消化道出血,其表现为呕血、面色苍白、乏力、便血等症状。

☆ 上消化道大出血的患者能吃东西吗

(1)急性大出血时应禁食。

(2)出血停止后,可遵从医嘱改为半流质饮食,如软烂的面条、小米粥等,逐步改为正常饮食。

(3)避免吃生硬及刺激性的食物。

☆ 当患者发生上消化道大出血时,照护者需要观察什么

照护者需要观察患者排便情况,是否出现黑便、柏油样大便或血便,出现次数,并将情况向医护人员反映。

☆ 为什么不能让上消化道大出血的患者到厕所如厕

为了避免加重病情,上消化道大出血患者急性期要绝对卧床休息、静养,禁止剧烈活动、反复坐起。上消化道大出血患者由于失血,易发生体位性低血压,导致跌倒。所以上消化道大出血的患者不能到厕所如厕。

☆　**上消化道大出血的患者如何做好口腔照护**

在消化道大出血期间,要对患者的口腔进行清洗或使用漱口水漱口,以避免呕血后残留细菌在患者口腔内,出现口腔感染问题。

☆　**上消化道大出血的患者如何做好皮肤照护**

保持会阴部及肛门清洁和卫生,避免因下消化道出血使患者会阴及肛门出现感染。在消化道大出血期间,应经常对患者体位进行更换,避免皮肤出现压力性损伤。

（葛琳　张艳）

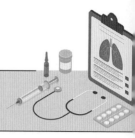

第 十 三 章

循环系统疾病患者的照护

　　循环系统也称心血管系统,心脏是循环系统的中心,为人体输送血液及养分,维持人体的正常生命活动,循环系统一旦出现异常,就会导致人体各部分的器官功能障碍,甚至会危及患者生命安全,因此应受到照护者的重视。

第一节　循环系统疾病的常见症状及照护

☆　常见的循环系统疾病有哪些

　　(1)先天性循环系统疾病:常见的有房间隔缺损、室间隔缺损、动脉导管未闭等,一般在产检或者出生时即可发现。

　　(2)后天性循环系统疾病:常见的有冠状动脉粥样硬化性心脏病、原发性高血压、心力衰竭、心律失常、风湿性心脏瓣膜病等。

☆　循环系统疾病患者通常会出现哪些症状表现

　　照护者若发现患者有如下症状和表现,应警惕患者患有循环系统相关疾病,并引起重视。

　　(1)水肿:常见下肢等低垂部位肿胀。

　　(2)呼吸困难:患者出现口唇发紫、乏力、头晕甚至昏厥等症状。

　　(3)胸闷、胸痛:患者时常觉得左侧胸部或胸部正中沉闷感,甚至有压榨样的疼痛,与心脏缺血相关。

(4)心悸心慌:患者常自诉心脏仿佛快从嗓子眼跳出来,触摸患者脉搏可发现明显加快。

(5)易疲劳:患者活动后出现喘气、憋闷、疲乏等不能耐受症状。

☆ 循环系统疾病的患者一般在什么时候出现呼吸困难

呼吸困难常在患者进行体力活动、俯身及夜间睡眠时出现。其中体力活动包括上楼、走路、洗漱、穿衣、吃饭等。

☆ 患者呼吸困难时有什么表现

呼吸困难发作时患者常自诉胸闷,会出现张口呼吸、呼吸加快、口唇发紫等表现,可伴有咳嗽、伴有白色泡沫痰等症状。此时,照护者应立即告知医务人员处理。

☆ 什么情况提示患者呼吸困难严重

患者在安静状态下仍觉呼吸困难,不能平卧,只有通过保持坐姿、双腿下垂的方式才能稍微缓解时,应引起照护者警惕并告知医生。

☆ 在照护呼吸困难患者的过程中,需要注意哪些

(1)为患者准备宽松、舒适的衣物。

(2)患者如出现咳嗽、咳痰或呼吸有痰音时,照护者应指导患者深咳嗽并为其轻拍背以辅助排痰。

(3)若患者不能平卧或夜间睡眠中会憋醒,照护者须及时为患者摇高床头。

(4)患者嘴唇和指甲发紫、血氧饱和度降至90%以下时,应立即报告医护人员。

☆ 照护者应如何协助呼吸困难患者进行日常活动

(1)根据医嘱及患者病情,鼓励患者做一些力所能及的

活动,以不引起症状为度。比如症状轻者可慢走、打太极或做一些轻体力家务等。

（2）症状较重者可协助患者在床边行走等,如果下床行走即导致患者喘息不止,则应告知患者需绝对卧床休息。

（3）活动过程中,照护者应询问患者有无不适,是否耐受,若有异常应立即让患者停止活动并告知医生。

☆　若患者处于端坐呼吸的状态,照护者该如何促进患者舒适

（1）照护者可通过摇高床头、在患者身后垫高被子或借助床上桌使其伏桌休息等方法给患者力量支撑,抬高患者上半身,同时使其双腿保持下垂。

（2）可在患者肩、臂及膝部等受压部位垫上软枕,以预防压力性损伤。

（3）为患者拉起两侧床栏,避免患者因虚弱乏力发生跌倒、坠床。

☆　照护过程中,应警惕患者的哪些部位易出现水肿

水肿常见于身体低垂部位。

（1）卧床患者会出现在腰部、会阴或阴囊。

（2）可下床活动的患者会出现在脚踝、小腿。

按压水肿部位后可出现皮肤凹陷且皮肤回弹缓慢。因此,照护此类患者时应尤其重视其水肿部位的皮肤保护。

☆　照护者如何缓解及监测患者水肿症状

（1）对于下肢水肿并且没有呼吸困难的患者,可适当抬高患者双腿,以促进静脉回流;对于阴囊水肿的患者,可在阴囊下垫软枕以减轻水肿。

（2）应督促患者每日晨起排尿后、早餐前着同类服装、用同一体重计测量体重,观察体重变化。

（3）准确记录患者 24 小时液体出入量,若患者每小时尿

量少于30毫升,应及时报告医护人员处理。

（4）有腹水的患者,照护者应每天协助测量患者腹围。

☆　照护者应如何保护水肿患者的皮肤安全

（1）水肿患者皮肤很薄,比正常人群更易受损,照护者在接触患者前应修剪指甲,以避免划伤患者。

（2）保持患者使用的床褥和衣物清洁、柔软、平整、干燥,必要时可使用气垫床。

（3）定时协助患者更换卧位,受压关节处可垫软枕以减轻局部压力。

（4）卧床患者使用便盆时动作轻巧,勿强行拖拽。

（5）使用热水袋时水温不宜过高,以防止烫伤。

（6）若患者已经出现皮肤破溃,请尽快报告医护人员,勿自行处理,以免造成破溃处感染。

☆　什么是心悸

心悸是一种自觉心脏跳动的不适感。但出现心悸症状不代表就患有心血管疾病,健康人群在进行剧烈运动、情绪激动、过量吸烟、饮酒、饮浓茶或咖啡等情况下也可出现心悸。

☆　照护心悸发作的患者时应该做些什么

（1）患者心悸发作时,若卧床可为其垫高枕头,尽量避免左侧卧,并指导患者进行深呼吸。

（2）患者如同时出现呼吸困难、口唇发紫等缺氧表现时及时告知医务人员,给予患者吸氧。

（3）心悸发作时容易引起患者恐惧,照护者应及时安抚患者,保持其情绪稳定。

（4）应督促患者清淡饮食,减少茶及咖啡、可乐等饮料的摄入。

☆ 循环系统疾病患者的胸痛有哪些特点

胸痛症状广泛存在于各种心血管病,常见的疾病有心梗、心绞痛、急性主动脉夹层等,且因疾病不同呈现出不同的特点。

(1)心绞痛患者疼痛常表现为胸骨后压榨性疼痛。

(2)急性主动脉夹层患者疼痛表现为撕裂样疼痛或烧灼感,定位可为左侧胸部,也可定位不准确。

☆ 患者胸痛发作时,照护者应如何促进患者舒适

(1)照护者应指导患者卧床休息,勿用力咳嗽、深呼吸或突然改变体位,以防疼痛加重。

(2)有心绞痛病史患者,照护者应嘱患者随身携带硝酸甘油,在患者疼痛发作时,立即协助患者停止活动、就地休息,必要时协助医务人员给予硝酸甘油含服、吸氧等处置。

(3)照护者切记不可自行给予患者镇痛药物,以免延误病情。

☆ 照护过程中,有哪些预防胸痛发生的办法

(1)关注患者在进行哪些活动过程中容易发生胸痛,避免可能引起胸痛的诱因。

(2)记录患者疼痛持续时间,观察有无出现面色苍白、大汗、呕吐等伴随症状,询问患者疼痛的位置、是什么样的疼法,为医生判断病情提供依据。

(3)保持患者排便通畅,避免用力排便。

(4)督促患者放松心情,遇事勿急勿躁,保持心境平和。

☆ 循环系统疾病患者的晕厥有哪些特点

患者晕厥发作前常无明显异常,常表现为患者突然晕倒且失去意识,一般持续时间短。有时患者无意识丧失,仅突发全身无力、眼前发黑。晕厥发作通常不代表疾病严重程度,但

若反复发作,则应引起警惕。

☆ 哪些患者容易出现晕厥,要注意什么

严重心律失常、严重主动脉瓣狭窄、急性心肌梗死等患者应格外警惕晕厥发生。此类患者应尽量避免单独外出,减少进行剧烈活动、避免情绪激动或紧张、快速改变体位等,以避免诱发晕厥,造成患者受伤。

☆ 患者突发晕厥后,照护者应如何处理

(1)照护者应保证患者所处环境干净、整洁,避免杂物堆积;可将桌角、床脚等尖锐处用泡沫垫包裹起来,以避免患者磕伤。

(2)患者一旦晕倒,应立即呼叫医务人员,若程度较轻,可扶患者至床上休息并安抚患者情绪;若患者摔伤较重(如骨折),切勿自行扶起患者以免造成二次创伤,应等待专业人员进行处理。

☆ 患者行心电图检查时,照护者需要注意什么

(1)患者行检查时因要暴露前胸及四肢,因此在检查前应协助患者更换宽松衣物,避免穿连体裤遮挡脚踝。

(2)不要空腹,以免发生低血糖或心动过速而影响心电图结果。

(3)避免患者在运动后或跑步去进行检查。照护者应指导患者检查时平静呼吸,避免紧张,以防止干扰检查结果。

☆ 患者行动态心电图检查时能正常活动吗,照护者需要注意哪些

(1)为能检测出最真实的情况,照护者应督促患者保持正常的日常活动,不可因检查刻意减少活动。

(2)协助患者将其 24 小时内的活动情况及出现的症状按时间顺序做好记录。

（3）避免患者接近有强电源、磁场及放射性等场所,如 X
线透视、CT、核磁共振等检查场所。

（4）照护者应督促患者不要自行打开仪器盒、玩弄电极
或导线,若检测过程中出现电极片脱落,应及时告知医护人员
进行更换。

☆　照护循环系统疾病患者时,饮食上需要注意哪些

（1）应做到既控制饮食,又合理营养。

（2）低盐饮食,即限制患者每日食盐摄入,每日盐摄入量
应少于 2 克,避免食用腌制品、罐头、海产品等。

（3）督促患者多进食瘦肉、鸡蛋、牛奶等富含蛋白质的
食物。

（4）避免患者进食油腻食物,避免暴饮暴食、建立良好的
饮食规律。

（5）让患者多吃蔬菜、水果,以预防便秘,避免用力大便。

☆　照护者在陪同患者活动时需要注意哪些

照护者应鼓励患者正常工作和生活,建立健康的生活方
式,适度锻炼,同时避免过度劳累。运动方式可选择有氧运动,
如散步、打太极、慢跑等,运动量应以不发生不适症状为原则。
应注意的是,循环系统疾病患者应尽量避免长途旅行,如无法
避免,应有亲朋陪伴并带足常备药品。

（闫芳　林玲）

第二节　高血压患者的照护

☆　什么是高血压

高血压是指在未使用降压药物的情况下,在不同日期的
3 次测量中,收缩压均大于等于 140 毫米汞柱和 / 或舒张压大

于等于90毫米汞柱。

☆　患者有哪些症状时应警惕可能是高血压

高血压患者通常无典型的症状，照护者在护理患者的过程中，若患者具备高血压高风险因素，在患者出现头晕、头痛、容易疲乏、偶有耳鸣等不适时，应引起警惕，可为患者进行血压监测。部分高血压患者也可能出现视力模糊、鼻出血等症状。

☆　如何迅速发现高血压患者出现脑出血或脑梗的症状，该如何处理

照护者在为患者监测血压的过程中，若患者血压突然显著升高至180/120毫米汞柱及以上，伴有头痛、呕吐及视力模糊，部分患者也可能表现为恶心呕吐、昏迷不醒、肢体麻木无力，是脑出血或脑梗的表现，一旦处理不及时会导致患者严重后遗症甚至死亡，因此照护者应引起警惕，立即呼叫医务人员处理，并通知患者家属。

☆　如何迅速发现患者有心力衰竭的症状，该如何处理

照护者在为患者监测血压的过程中，若患者出现严重喘憋、不能平卧、大汗淋漓，甚至发生晕厥，心脏呼吸停止时，是心力衰竭的表现，情况紧急，处理不及时会导致患者猝死，也应立即告知医务人员进行抢救。

☆　照护过程中，高血压患者出现哪些异常时照护者应立即告知医务人员

（1）水肿：可以下地活动的患者下肢的水肿，卧床的患者受压部位的水肿；或眼睑水肿。

（2）尿量：患者小便次数明显减少，如每天少于400毫升。

（3）呼吸：轻微活动就出现憋闷、呼吸急促。

（4）疼痛：患者诉胸痛或头痛伴呕吐。

（5）语言姿势：患者突发言语不清，出现口眼歪斜，一侧

肢体麻木、无力;患者夜间睡眠姿势改变,需坐姿才可安睡。

☆　**如何为高血压患者提供科学营养的饮食照护**

（1）科学合理饮食:①提供低盐治疗饮食,减少钠盐摄入,每日患者的食盐摄入量逐步降至 6 克;②增加钾摄入,如瘦肉、牛肉、橘子、香蕉、猕猴桃等。

（2）注意营养搭配:建议高血压患者或有高血压风险的患者,可加强低脂奶制品、植物来源的蛋白质、富含食用纤维的全谷物、水果、蔬菜的摄入,如苹果、香蕉、紫菜、芹菜、牛奶、红薯、高粱、燕麦等。适当减少饱和脂肪及高胆固醇食品的摄入,如油炸食品、动物内脏、猪油等。

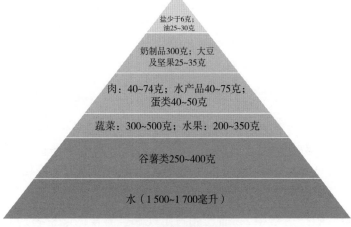

高血压患者的饮食指导

☆　**高血压的患者可以饮酒和吸烟吗**

（1）应劝诫患者不饮或限制饮酒,不吸烟。

（2）酒精摄入量以男性每天少于 25 克(0.5 两),女性少于 15 克(0.3 两);每周酒精摄入量男性少于 140 克(2.8 两),女性少于 80 克(1.6 两)。每周白酒、葡萄酒、啤酒摄入量分别少于

50 毫升、100 毫升、300 毫升。

（3）尽可能督促患者彻底戒烟，照护者也不可在照护患者时吸烟，减少患者被动吸烟的机会。

☆ 高血压患者可以功能锻炼吗，如何协助患者锻炼

（1）除日常生活的活动外，照护者可鼓励患者每天进行 30~60 分钟的中等强度运动，每周以 4~7 次为宜。

（2）在病房可进行缓慢步行训练，居家可采取慢跑、骑自行车、游泳等方式进行，运动强度以不引起患者头晕、心慌、胸闷等不适为宜。

（3）也可通过佩戴具备心率监测功能的手环进行患者运动过程中的心率监测，照护者可以通过监测患者运动中的最高心率来评估运动强度是否合适。最大心率（次／分钟）= 220 – 年龄；最大心率的 60%~70% 为中等强度运动需达到的心率状态，若超过此心率状态应降低运动强度，适度休息。

（4）患者下地活动时，照护者应全程陪同，询问患者有无不适，一旦出现胸闷、气短、头晕等表现时，应停止运动，并监测患者血压情况，并及时告知医务人员。

☆ 如何帮助高血压患者维持平和的心态

（1）讲解不良情绪状态对患者血压控制的危害，鼓励患者学习情绪调节的方法，勿大喜大悲。

（2）在患者情绪激动时，可指导患者采取深呼吸、听轻音乐，带患者到花园欣赏花草、运动，或与信任的朋友倾诉来进行情绪疏导。

（3）照护者要注意观察患者情绪变化，及时提醒，切勿与患者起争执。

☆ 高血压患者偏信偏方和保健品怎么办

（1）告知患者相信科学，勿信偏方，规律地服用降压药物才是控制患者血压和预防并发症的关键。

（2）提醒患者对于偏方、特效药、保健品的疗效时刻保持清醒的头脑、谨慎服用，防止上当受骗，以免因药物滥用导致肝肾功能损伤。

（3）对于鼓吹短期治愈高血压的药物，勿偏听偏信，告知患者可及时咨询医生，以免对身体造成伤害。

（4）对于依从性较差患者，照护者应监督患者降压药物的使用，并主动对患者进行正确服高血压药物的健康宣教。

☆ 照护者在监督高血压患者服用降压药的过程中，应注意哪些

高血压患者平时服用的降压药种类繁多，医生一般会根据患者的病情，为其选择不同种类的降压药，联合控制患者的血压水平，同时也会根据血压的情况进行用药的动态调整。因此作为患者的照护者不仅需要提醒患者按时服药，还要知晓用药过程中的注意事项，保证照护安全。

（1）监督患者规律服药，提醒患者每日按时、按量服用药物。

（2）如患者出现漏服现象应告知护士，切不可在患者下次用药时让其双倍服用。

（3）在患者服用药物 30~60 分钟后，可为患者测量血压并记录结果。

（4）指导患者不可擅自加药、停药或减药，任何用药剂量上的改变，均需询问医生，按医嘱服用。

（5）患者可遵照医嘱逐步、缓慢减药，调药期间，照护者须落实患者的血压监测，注意防止血压突然升高，诱发心脑血管疾病，造成危险。

☆ 如何避免漏服药物

（1）制定服药提醒的闹钟。

（2）下载提醒用药的 App 小程序。

（3）采用一周 7 天的药盒，协助患者分装好每日需服用

的药物,定时查看。

（4）按医生的医嘱制定服药清单,备注药名、每日何时服用、服用多少、服用次数,从而指导患者正确服用。

（5）定期进行使用药物清理,清理内容包括药物有效期、药物剂量、药物剩余量,建议将药物的限用日期醒目地标注于药盒上,便于提示患者,同时在药物不足时及时备药,以防止药物漏服。

☆ 医生联合利尿剂进行血压控制时,如何保证患者的用药安全

（1）在服药过程中,若患者出现小便增加的情况,是用药后的正常反应,照护者可告知患者无须紧张。

（2）对于高龄老人,为预防频繁起夜,造成跌倒损伤,照护者应做好患者如厕时的安全保障,如房间内备小夜灯或将便器放置于患者易于取用的地方。

（3）使用利尿药降压的过程中,若患者出现腹胀、便秘、乏力等情况时,可能出现了低血钾的情况,照护者应及时告知医生,进行口服补钾,在饮食上也可为患者多提供香蕉、橙子、新鲜的绿叶蔬菜、豆类等,为患者进行饮食补钾。

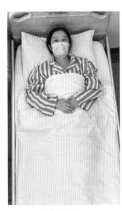 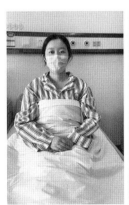 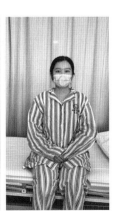

卧姿30秒　　　　坐姿30秒　　　　　悬腿坐姿30秒

三步起床法

☆　用药过程中如何防止患者因晕厥引起的跌倒

（1）老年患者使用降压药早期,血压控制不稳的患者,照护者应叮嘱患者注意需缓慢改变体位,尤其防止快速由平卧位变成站立位,而出现头晕甚至晕厥等体位性低血压的表现。

（2）可以指导患者服用降压药物后,尽量不要进行剧烈活动,应卧床休息 30 分钟,并向患者讲解起床三步法:卧位 - 坐位 - 悬腿坐,才可过渡到站立行走,每个步骤间应逐步进行,中间停顿休息 30 秒。

（林玲　毛奕文）

第三节　冠心病患者的照护

☆　什么是冠心病

冠心病是冠状动脉粥样硬化性心脏病的简称。我们把心脏比作一个房子,这座房子里的水管也就是心脏的血管,其中动脉血管,叫作冠状动脉。当心脏这座房子的供水管出现狭窄、堵塞等导致心肌缺血缺氧的问题,就会出现冠心病。

☆　哪些人容易得冠心病

中老年男性、高血脂者、高血压者、吸烟者、糖尿病患者等更容易患冠心病。

☆　冠心病患者出现哪些症状时照护者需要提高警惕

（1）出现胸痛、胸闷、心慌等表现,警惕患者心绞痛发作,一般服用硝酸甘油后可缓解。

（2）出现面色苍白或青紫、呼吸困难、大汗淋漓等表现,警惕出现心肌梗死,立即告知医务人员。

☆　冠心病患者心绞痛发作时照护者如何进行紧急处理

（1）立刻嘱咐患者停止一切活动，扶患者就地休息，不能随意搬动患者。

（2）取出随身携带的硝酸甘油 1 片让患者嚼碎后舌下含服，观察患者疼痛变化，若服药 3~5 分钟后症状不能缓解可再次服用，但不宜超过 3 次。

（3）有条件者可让患者吸氧。

（4）时刻观察患者面色、反应，若患者疼痛剧烈且难以缓解，或者出现昏迷、脉搏消失，应立即拨打 120 并对其进行心肺复苏。

（5）对于住院患者，照护者则应该立即通知医护人员处理。

☆　心肌梗死患者在发病早期需要注意哪些

（1）在患者发生心肌梗死 12 小时内，照护者应严格限制患者活动，使其卧床休息。

（2）协助患者完成床上大小便、洗漱、翻身、饮食等生活护理。

（3）限制探视，保持环境安静，让患者充分休息。

☆　患者发生心肌梗死后照护者如何指导其进行康复运动

在患者病情稳定后，照护者应协助患者进行早期运动，提高活动耐力。一般从卧位到坐位、到站立、再到步行，循序渐进。4 步早期运动方案如下。

（1）第一步：上午指导患者取仰卧位，双腿分别做直腿抬高运动，抬腿高度为 30°；双臂向床头抬高深吸气，放下慢呼气；5 组 / 次。下午患者床旁坐位和站立 5 分钟。

（2）第二步：上午让患者床旁站立 5 分钟；下午床旁行走 5 分钟。

（3）第三步：让患者床旁行走，每次 10 分钟，每天 2 次。

（4）第四步：在病房步行，每次 10 分钟，每天 2 次。

☆ 如何避免冠心病患者诱发心绞痛或心梗

照护者应指导患者尽量避免过度劳累、情绪激动、饱餐、用力排便、寒冷刺激,以免诱导心绞痛或心梗发作。

☆ 患者发生心肌梗死后的饮食需要注意哪些

(1)患者发病 4~12 小时内应给予流质饮食,如米汤、面条汤、藕粉、果汁等。

(2)逐渐过渡到半流质或软食,如粥、蒸鸡蛋、麦片、面条等。

(3)随着患者恢复日常活动,饮食可恢复正常,但是饮食应以清淡、营养、易消化为宜;少量多餐。

(4)预防便秘。

☆ 如何照护冠心病患者术前进行功能锻炼

督促患者术前每天进行功能锻炼,可以促进患者术后心肺功能的康复,以下每个项目每天锻炼 1~2 次,每次 5~15 分钟。

(1)肺部康复

1)腹式呼吸:吸气时腹部鼓起,呼气时腹部凹下。每口气坚持 10~15 秒,每分钟呼吸 4 次左右。

2)缩唇呼吸:经鼻吸气,嘴巴像吹口哨一样缓慢吐气 4~6 秒。吸气呼吸时间比由 1∶2 逐渐过渡至 1∶4。可与腹式呼吸联合进行训练。

3)有效咳嗽:患者采取腹式呼吸,一手放胸前,一手放腹部,深吸气,然后腹部收缩同时伸舌咳嗽。

(2)运动康复

1)练习踝泵运动:即脚踝像泵一样进行屈伸和绕环练习。

2)直腿抬高训练:一侧腿屈膝,一侧腿伸直,抬离床面 15~20 厘米,维持 10~15 秒,休息 10 秒后重复进行。

☆ **冠心病介入术后照护注意事项有哪些**

（1）行股动脉穿刺患者需卧床休息 12 小时方可下床活动；指导患者不要弯曲穿刺部位，至少压迫止血 6 小时；注意观察穿刺部位止血情况，有渗血及时告知医护人员。

（2）照护者发现患者出现全身红疹、胸闷等其他不适状况，及时告知医护人员。

（3）患者卧床期间，协助患者床上大小便、翻身等。

（4）早期康复：根据患者病情，协助患者从床边座位或床旁轻微活动开始，一般术后第 2 天可下床站立或慢步行走，第 3 天可在病区行走或上下楼梯；基本原则是尽早活动，循序渐进，患者可以耐受。

☆ **如何照护冠脉搭桥术后患者**

（1）管道照护：搭桥术后患者会有引流管、尿管、输液导管等各种管路，详见"引流管的照护"。

（2）伤口照护：注意观察患者伤口是否有渗液、渗血、疼痛，如有告知医生及时处理。

（3）生活照护：患者卧床期间需注意加强生活照护。关注患者体温，汗多者及时更换衣物、被服；每日为患者擦洗；预防压力性损伤；协助患者床上进食、排便等。

（4）饮食照护：患者术后饮食宜清淡且营养丰富，多吃鱼类、豆类、奶类、蔬菜及水果。患者早期口渴感严重，可分次少量给予温热水，缓解口渴感，但需要控制饮水量。

☆ **如何照护冠脉搭桥术后患者进行运动康复训练**

（1）在术后早期，用枕头为患者抬高术侧肢体，减轻肿胀。

（2）协助长期卧床患者进行关节活动训练及推拿、按摩等被动肢体活动。

（3）指导卧床患者进行床上功能锻炼，如肢体屈伸、踝泵运动、下肢直腿抬高训练等。

（4）患者坐起没有头晕、心慌时，协助患者改变体位，由床上半坐位、坐位、独立坐位，逐步过渡至床旁坐位。

（5）协助患者由床边活动过渡到在病房内步行，逐渐增加活动量。

（6）运动时间从每日 5~10 分钟起步逐渐增加至 15~30 分钟，以患者可以耐受为宜。

☆ 日常生活中，冠心病搭桥术后患者的伤口照护需要注意哪些

冠脉搭桥手术后，患者的胸骨愈合大约需要 3 个月，因此在恢复期间，照护者应告知患者以下几点。

（1）应避免用力牵拉胸骨，比如抱小孩、举重物。

（2）当身体站立或坐位时，保持上半身挺直，双肩后展。

（3）每天做上肢水平上抬锻炼，以免肩部僵硬。

（4）若腿部被取血管，术后腿部可穿弹力防护袜促进腿部血液循环；卧床休息时应脱去护袜，并用枕头垫高患肢。

☆ 日常生活中，对于冠心病患者的饮食照护应注意哪些

（1）低盐、低脂、低热量饮食：每日钠盐摄入量宜控制在 5 克以下；减少使用味精、酱油、豆瓣酱等调料；少吃咸菜、炒制坚果和腌制品等，减少饱和脂肪和胆固醇摄入，如油炸食品、动物奶油、动物内脏，减少红肉包括猪肉、牛肉、羊肉等。

（2）少吃米饭、面包等精制主食：多吃全麦谷物，如麦片、玉米、黑米等；多吃含有高纤维的水果、蔬菜，多补充优质蛋白质和优质脂肪，如鱼类、蛋类、豆类、牛奶和坚果等。

（3）合理分配：每餐食物中蔬菜水果占 50%，蛋白质类占 25%，主食占 25%。少量多餐，每餐 8 分饱为宜。

（4）戒烟限酒：劝诫患者戒烟，不饮或限制饮酒。

☆ 日常生活照护时，如何指导患者进行适当运动

（1）运动方式：主要以有氧运动为主，抗阻力训练、柔韧

性训练及平衡训练辅助,可选择做家务、散步、打太极、快步行走、跳广场舞、瑜伽等。出院后 1 个月内不建议选择慢跑、骑自行车、游泳等运动,建议以步行为主。

（2）运动量:建议从每天 10~20 分钟逐渐增加到每天 30~60 分钟;按照患者自身的耐受程度逐渐增加运动量,不需要一次达到推荐量。运动前要有 5~10 分钟的热身,运动后要有 5~10 分钟放松运动。

（3）规律运动:坚持长期、规律的锻炼对患者的好处更大,如果不是病情原因,尽量不要中断锻炼。

☆ 冠心病患者的用药注意事项有哪些

（1）规范服药,严格指导患者按照医嘱督促患者服药,不可擅自增减药量、自行停药。为避免漏服,照护者可为患者设置服药闹铃提醒患者服药。

（2）在服用阿司匹林、波立维等抗血小板药物时应注意观察患者是否有刷牙时齿龈渗血,皮肤淤斑或紫癜、鼻出血,女性月经量过多,或者是否出现呕血、黑便等,出现这些情况应及时就医。

（3）阿司匹林宜在饭前服用;不宜在酒后服药;药物受潮后不宜用;不可嚼碎服用。

（4）波立维与奥美拉唑或埃索美拉唑联合使用会降低药效,不宜一起服用。

（5）服用降压药物期间需经常监测血压;服药后注意体位改变不要过快,以免出现头晕、昏厥。

（6）服用控制心率的药物,如倍他乐克缓释片、富马酸比索洛尔片等药物时照护者需监测患者心率,一般维持患者安静状态下心率在每分钟 60~70 次比较合适。

（7）告知患者随身常备硝酸甘油。

（岳明叶　林玲）

第四节 \ 心律失常患者的照护

☆ 什么是心律失常

如果将心脏比作一座房子,那么穿行在墙壁里的电路系统,我们叫作"心脏传导系统"。若是电信号的产生和传导出了故障,心跳就会过快、过慢或无规律的"乱跳",也就是"心律失常"。

☆ 患者心律失常发作时,照护者应注意什么

(1)当患者因心律失常发作引起胸闷、乏力、头昏等不适时,可照护患者采取半卧或其他舒适卧位。

(2)严重心律失常患者应尽量卧床休息,由照护者提供生活照护。

(3)如果患者出现疼痛、头晕、呼吸困难、昏厥、生命体征异常等病情变化,需及时告知医护人员。

☆ 心律失常患者术前照护包括哪些

(1)协助患者完成术前相关检查。

(2)协助患者练习床上大小便,术前一日洗澡、洗头、剪指甲。

(3)手术日早晨协助患者更换干净衣服,入手术室前排空大小便。

☆ 射频消融术后照护者需注意哪些

(1)指导患者穿刺处肢体不要弯曲,至少压迫止血6小时,如出现渗血及时告知医护人员。

(2)照护患者卧床休息至少12小时才可下床活动。

(3)患者第1次下床活动时应协助其缓慢起床,术后活动以步行为主,逐渐延长活动时间。

☆ 起搏器或除颤器植入术后如何进行伤口照护

（1）术后患者胸前伤口会压迫止血至少 6 小时，伤口渗血及时告知医务人员。

（2）伤口处皮肤如有变暗变紫，肿胀、皮下波动感等情况发生及时告知医务人员。

☆ 起搏器或除颤器植入术后如何协助患者活动

（1）为防心脏电极脱位，术后需监督患者平卧或左侧卧至少 12 小时。

（2）照护患者术后 2 小时内术侧手臂制动，其他肢体可正常活动。

（3）术后 24 小时后协助患者小幅度活动术侧手臂。

（4）术后 48 小时后可协助患者进行小范围术侧肩关节活动。

（5）照护者指导和监督患者术侧肢体活动范围应逐渐增加，不可操之过急。

☆ 照护者指导心律失常患者用药注意事项有哪些

（1）遵医嘱按时、按量、正确服药。

（2）服用倍他乐克、胺碘酮等药物会引起心率缓慢，应注意监测心率，心率每分钟低于 60 次时询问医生是否需要停服。

（3）若患者出现腹痛、呕吐、呕血、黑便、月经量过多、眩晕、低血压、光过敏等其他不良反应，应及时告知医生。

（4）服药期间应提醒患者经常复查心电图。

☆ 植入心内除颤器或起搏器者需要注意哪些

（1）植入心脏复律除颤器的患者在经历心内电击后会有不适，照护者应给予理解，耐心听患者倾诉，给予患者安慰，帮助患者树立战胜疾病的信心。

（2）照护者需监督患者在术后逐步进行术侧肢体的活动,但在 6 周内不能游泳、打高尔夫、网球等,6 周后方可进行正常活动,但应避免剧烈活动,避免心脏电极移位。

（3）指导患者避免接近强磁场区域,如高压线、电站等。

（4）指导患者外出时随身携带心内除颤器或起搏器识别卡,备注姓名、家人联系方式、仪器型号,以备急用。

（岳明叶　林玲）

第五节　心脏瓣膜病患者的照护

☆ 什么是心脏瓣膜病

正常心脏有 4 个瓣膜,我们可以把心脏比喻为一座房子,瓣膜就是这座房子里的门。这些门可以在心脏跳动的时候适时地开关,保证血液正常流动。当门被卡了,只能开个狭小的缝,叫"瓣膜狭窄";当门关不严,叫"瓣膜关闭不全"。

☆ 心脏瓣膜病患者有哪些症状

心脏瓣膜病患者可有头晕、黑矇、晕厥、咳血、胸痛等症状。随着疾病进展,患者可能会出现水肿、心悸、中风等症状。风湿性瓣膜病患者还会经常发热。

☆ 心脏瓣膜病如何治疗

外科治疗通常是治疗心脏瓣膜疾病的根本措施,主要包括瓣膜成形和瓣膜置换术。

☆ 瓣膜病患者术后为何需要抗凝

由于人造瓣膜并非人体自身组织,在人造瓣膜及其周围血液容易凝集,形成血栓,使瓣膜功能受到损害,血栓脱落也会造成血管栓塞事件,后果严重。抗凝治疗常见口服华法林、阿司匹林等,需每日固定时间服用。

☆ 照护风湿性瓣膜病患者需要注意哪些

（1）风湿热患者经常发热,照护者应为患者勤测体温,体温过高时可给予患者温水擦浴、冰敷等帮助降温。

（2）发热期间应督促患者尽量卧床休息,减少身体消耗,增加营养摄入。

（3）汗多时及时为患者更换衣裤、被褥,防止受凉。

（4）保持室内通风、温暖、干燥,注意督促患者防寒保暖,预防感染。

☆ 瓣膜病患者术前如何进行功能锻炼

请参考冠心病患者术前的功能锻炼。

☆ 照护瓣膜病术后患者需要注意哪些

（1）照护者应注意观察监护仪上的生命体征变化,当监护仪报警应及时告知医护人员。

（2）准确记录患者每日进食、进水量和尿量,并告知医护人员。

（3）注意观察患者伤口、穿刺部位是否有渗液、渗血、疼痛,如出现上述情况需告知医生及时处理。

（4）照护者协助患者翻身、活动时注意保持导管固定妥善。

☆ 瓣膜病术后患者饮食照护需要注意哪些

（1）鼓励患者多进食各种瘦肉、鱼、豆制品、牛奶、蔬菜等营养丰富的食物。

（2）鼓励患者适当进食富含钾的食物,如芹菜、橘子、香蕉、青枣等。

（3）告知患者少量多餐,保证饮食规律。

（4）并控制每日饮水量,以轻微口渴为宜。

☆ 如何照护瓣膜病患者术后进行康复训练

（1）早期可协助患者床上活动,如刷牙、洗脸、进食。

（2）卧床期间督促患者进行床上功能锻炼。坐起时没有头晕、心慌时,协助患者改变体位,逐渐增加活动量,活动时间逐渐延长,以不感到劳累为宜。

（3）同时指导患者进行呼吸功能训练,如腹式呼吸、缩唇呼吸和有效咳嗽。

☆ 瓣膜病患者服用华法林期间照护者需要注意哪些

（1）监督患者遵医嘱按时按量、连续服药,不可自行加药、减药、停药。可设定服药闹铃,提醒患者按时服药。

（2）切忌漏服药物,一般漏服 4 小时以内可告知医护人员后,遵医嘱补服;漏服超过 4 小时则不可自行补服,应听从医生安排。

（3）患者出现皮肤黏膜、牙龈、鼻出血,女性患者出现月经量增多和经期延长,黑便、呕血、头痛等抗凝过度情况时,照护者应及时告知医务人员。

（4）若发现患者出现下肢疼痛、苍白、厥冷等肢体栓塞,血尿、头晕、心慌、泡沫痰等瓣膜栓塞,肢体偏瘫等脑栓塞症状,说明抗凝不足,照护者须及时告知医务人员。

（5）告知患者服药前应询问医生,不可自行服用其他药物。

（6）指导患者很多食物可以影响华法林的抗凝作用,如芒果、菠菜、花菜、动物肝脏类等;酒精会影响华法林药效,患者服药时须忌酒。

☆ 出院后,什么情况下照护者应协助瓣膜病术后患者及时就医

（1）当尿量远少于每日进食进水量,或患者出现心慌、呼吸困难、酱油色尿、双下肢水肿等不适情况时。

（2）患者服用华法林期间出现出血等抗凝过度或血栓等

抗凝不足表现时。

（3）服用地高辛患者，出现看东西发黄发绿、恶心等药物过量反应时。

（4）患者出现胃肠道反应、低血压、心律失常等不良反应症状时。

☆ 如何照护瓣膜病术后患者活动

（1）督促患者保持健康的生活方式，按时作息，生活规律，戒烟限酒。

（2）术后1个月内可以适当进行有氧运动，如散步、水平抬上肢等。

（3）术后3个月左右可以从事轻体力劳动，如拖地，或者练瑜伽、太极拳等。

（4）锻炼时间与强度以患者不觉劳累，无头晕、乏力等不适症状为宜。

（5）术后3个月内睡觉时尽量保持平卧，避免剧烈扩胸动作，防止胸骨移位。

（6）术后半年内不宜进行剧烈运动，活动量需随着康复情况逐渐适度增加。

（岳明叶 林玲）

第六节　心脏移植患者的照护

☆ 心脏移植前如何预防患者心衰加重

（1）监督患者按医嘱正确服药。

（2）补充蛋白质，控制患者的饮水量，少食稀饭、汤类食物；限制含钠盐过高食品如烟熏制品、香肠、罐头等；少食多餐。

（3）戒烟、戒酒。

（4）肥胖者控制体重。

（5）每天测量体重，监测是否水肿增加。测量时间一般选择在晨起排尿后、早餐前，应穿着同类衣服、用同一体重秤进行测量。每日准确记录患者 24 小时进食进水量和尿量，并告知医护人员。有腹水的患者应该每天测量腹围。

☆　如何对心脏移植患者进行心理照护

（1）耐心向患者解释，"换心后"别人的心脏不会对患者的记忆、性格等有影响。

（2）向患者讲述其他患者移植成功案例，给予患者鼓励、支持和安慰，避免患者因担心手术效果、术后终身服药、经济压力等产生恐惧、忧虑心理。

（3）当患者因为漫长的等待、长期病痛的折磨产生焦虑情绪时，照护者应理解患者，并向患者解释一旦有心脏供体的来源，一般根据先后顺序、配型结果、病情轻重缓急确定手术患者，同时给予患者陪伴并耐心、细致疏导患者情绪。

☆　如何照护心脏移植术后患者进行保护性隔离

因抗排斥药物会降低患者免疫力和手术原因，心脏移植术后必须在隔离室进行严格的保护性隔离，降低患者感染风险。

（1）照护者进入隔离室前必须穿隔离衣裤，佩戴无菌口罩、帽子，换拖鞋、消毒双手后方可入内。有感冒、结核等其他感染的人员禁止入室。

（2）所有物品入室前须消毒。

（3）定期为患者更换消过毒的床单、被套、病员服，拖鞋每日晚浸泡消毒。

（4）协助患者做好口腔、尿道口、肛周清洁护理。

（5）每日清洁消毒病房内家具、仪器、地面。每日使用空气消毒机消毒病房内空气。

（6）食物须经微波消毒，水果使用消过毒的水果刀去皮。

（7）饭盒、勺子等生活用品每次使用后洗净消毒备用。

☆ 心脏移植术后照护者需要注意哪些

（1）观察患者生命体征：关注患者是否有低热、活动后呼吸困难、食欲变差、活动能力下降、乏力等排斥反应症状的出现，若有应及时向医护人员汇报。

（2）每日观察伤口情况：如有渗血、渗液、红肿等及时告知医生；若伤口疼痛，可协助患者半坐卧位减轻疼痛。

（3）注意保持管道通畅、固定妥善：协助患者翻身、活动时注意不要牵拉造成管道脱落、勿使管道打折。

（4）协助患者翻身、拍背，促进患者痰液排出。

（5）准确记录患者每日进食量、饮水量、尿量。

（6）提供卧床患者生活照护：如翻身、擦浴等；协助患者每日保持个人卫生，如饭前洗手、饭后漱口、早晚刷牙等。

☆ 心脏移植术后患者饮食须知

（1）移植术后需加强患者营养，饮食由肉粥、蒸鸡蛋、面条等逐步过渡到正常饮食。

（2）为患者提供高蛋白、富含维生素、少盐、少油、少糖的食物。

（3）少吃柑橘类水果及西柚，以免影响抗排药的药效。

（4）为降低感染风险，尽量不吃生食，比如蔬菜沙拉、生鱼片、非全熟牛排等。

（5）此外，应禁烟酒，少量多餐，不可暴饮暴食。

☆ 如何照护心脏移植术后患者进行康复训练

（1）运动康复：早期可协助患者床上活动，如刷牙、洗脸、进食。卧床期间督促患者进行床上功能锻炼，如肢体屈伸、踝泵运动、下肢直腿抬高训练等。对于长期卧床患者，每天为其进行关节活动训练及推拿、按摩等被动肢体活动。

病情允许时，协助患者改变体位，观察患者坐起时没有头晕、心慌，由半坐位、坐位，独立坐位，逐步过渡至床旁坐位。

协助患者由床边活动过渡到在病房内步行,逐渐增加活动量,活动时间逐渐延长,以不感到劳累为宜。

（2）肺部康复:请参考本章第三节冠脉搭桥术后患者的肺部康复训练。

☆　心脏移植术后患者用药照护时需要注意哪些

（1）监督患者按医生嘱咐正确、按时、按量服药,千万不能自行更改剂量、停药、漏服。

（2）服用其他药物前需咨询医生,以免其他药物影响抗排药物效果。

（3）注意观察药物不良反应和排斥反应,如常见不良反应:①环孢素 A 有肝肾毒性、神经毒性,还可引起牙龈增生、多毛症、高血压等;②他克莫司可能造成肾功能损害、糖尿病、动脉粥样硬化、贫血、头晕、感觉障碍、癫痫、恶心、呕吐等;③霉酚酸酯的不良反应为胃肠道症状、贫血等;④强的松的常见不良反应包括血压升高、血糖升高、骨质疏松、面部痤疮等。患者出现药物不良反应,或者出现发热、水肿、心慌等身体不适应及时告知医务人员。

☆　日常生活中,如何照护心脏移植患者预防感染

（1）注意卫生:监督患者进食前认真洗手;勿与他人共用洗漱用品、餐具等生活用品;选择新鲜、干净、卫生的食物,尽量不吃生食,不喝生水,少在外就餐。

（2）指导患者尽量不养宠物:家里有宠物的患者应避免与宠物直接接触,注意宠物卫生防疫;接触土壤、植物、家畜等须佩戴口罩、手套,处理完及时洗手。

（3）注意防寒保暖:督促患者避免与感冒或传染病患者接触;避免去人群拥挤的地方如商场、地铁等;外出时戴口罩。

（4）不能接种活疫苗:比如口服脊髓灰质炎疫苗、麻腮风三联疫苗、水痘疫苗。疫苗接种时应告知医生病史,经医生同意后方可接种。

☆　**日常生活中,如何照护心脏移植患者进行活动**

（1）胸骨愈合约需 3 个月,胸骨愈合前应监督患者不可举重物、抱小孩等,避免胸骨过度牵拉。

（2）胸骨恢复期内,督促患者坐立时应保持背部挺直,双肩后展;每日进行上肢水平上抬动作,避免肩部僵硬。

（3）照护患者进行适当的身体锻炼,增强身体抵抗力,如做家务、散步、瑜伽等。

（4）锻炼应循序渐进,以身体可耐受为宜。

（5）不建议进行滑冰、踢球等高风险以及容易受伤的运动。

（6）心功能恢复良好者,可逐步恢复劳动和工作,避免强体力劳动。

☆　**日常生活中,心脏移植患者照护需要注意哪些**

（1）注意排斥反应观察:当患者出现食欲下降、呼吸困难、活动能力下降、水肿、持续低热、乏力、心律失常等表现,警惕慢性排斥反应的发生,应及时就医。

（2）病情监测:出院后仍需坚持记录患者血压、心率、体温、血糖、进食进水量、尿量及体重改变,如有异常及时就医。

（3）心理照护:移植患者恢复期长,需要终身服用抗排斥药物,经济压力大,容易产生抑郁、焦虑、愧疚等情绪,照护者应多给予患者鼓励和支持,增强患者康复信心。

（岳明叶　林玲）

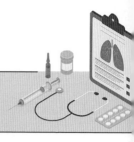

第十四章

血液系统疾病患者的照护

血液系统疾病是指人的造血系统出现障碍或影响造血系统而伴发血液学的异常改变,表现为贫血、出血、发热及肝脾淋巴结肿大等为特征。血液系统各种疾病的治疗过程都很漫长,血液病患者除了积极配合治疗外,更要承受身心痛苦,对该类疾病患者的照护质量往往也成为影响病情好转和康复的关键,因此照护者细致入微的护理工作同样举足轻重。

第一节 \ 血液系统疾病的常见症状及照护

☆ 血液病的患者常见症状有哪些

常见的有四大症状:出血或有出血的倾向、发热、骨或关节的疼痛以及贫血。

☆ 照护中需要警惕患者哪些部位易发生出血

血液病的患者全身各部位都有可能出血,特别是皮肤、牙龈及鼻腔的出血最多见,另外,关节腔、肌肉、眼底甚至内脏也可见出血。

☆ 皮肤出血有什么表现

患者皮肤上可见瘀点、瘀斑,若为女性患者,可出现月经量过多或者阴道持续出血。

☆　为预防患者皮肤出血,照护者可以做些什么

(1)避免患者碰撞和跌倒,患者睡觉时为其拉起两侧的床栏,将水杯、开水瓶、刀、剪等物品放置在患者不易触碰的地方,不要穿硬底鞋或赤脚走路。

(2)保持患者床单平整,穿着棉质柔软衣服。

(3)为患者擦洗时将水温调至 37~40℃,防止水温过高引起皮下出血,注意动作应轻柔,勿用力揉搓患者皮肤。

(4)照护者须勤剪自己及患者的指甲,以免抓伤皮肤。

(5)高热的患者降温不能用酒精擦拭身体,以免使血管扩张引发出血。

(6)在患者接受注射或穿刺后,照护者须帮患者按压穿刺点至少 5 分钟,且避免按压时用力过猛导致皮肤瘀斑。

☆　为预防患者鼻出血,照护者可以做些什么

(1)保持鼻黏膜湿润:开空调时,可在房间放一盆冷水,勤用湿拖把拖地,也可应用空气加湿器,使房间湿度保持在50%~60%。此外,每天至少一次开窗通风,每次要达到半小时以上。

(2)勿用力捏鼻子或擤鼻涕:当鼻涕多而黏稠不易擤出时,可协助患者用少量生理盐水稀释鼻涕。避免患者用手抠鼻痂。可在医生指导下,每日为患者鼻黏膜涂抹复方薄荷油3~4 次,直至鼻痂软化、松动。

(3)避免碰撞鼻部:家具尽量靠墙摆放,且确保牢固,茶几、饭桌、床头柜等物品的边缘可包裹防磕碰防护条,以避免边缘的尖角磕碰到患者鼻子。

☆　当患者鼻出血时,如何进行紧急处理

(1)休息:安置患者坐靠椅上或半躺在床上,安慰患者使其保持镇静。

(2)指压止血:照护者可用拇指和示指夹紧患者两侧鼻翼,压迫鼻中隔 5~10 分钟。

（3）冷敷:用浸了冷水的毛巾湿敷患者额头及颈部。出血比较少时,照护者可用清洁的棉球填塞患者鼻腔,出血较多或棉球填塞仍止不住血时,可用冷毛巾湿敷鼻子并立即通知医护人员。

（4）清洁:鼻腔填塞止血后患者常被迫张嘴呼吸,照护者应注意选择清洁棉布或软毛牙刷为患者清洁口腔残留的血痂,既可去除患者口腔的异味,增进患者的舒适感和食欲,还可避免局部感染。

☆ 为防止患者口腔、牙龈出血,照护者该怎么做

（1）洗漱:照护者可指导患者选择舒适的软毛牙刷刷牙,避免用针头、牙签等尖锐物品剔牙。

（2）饮食:照护者尽可能避免患者吃刺多、煎炸、未去骨的食物,如鲫鱼、油炸饺子、油炸春卷、油炸脆骨等;当患者食用坚果类食品前,要注意去壳、去核;避免患者直接吃甘蔗等质硬的水果,可榨汁饮用;平常吃饭时尽量做到细嚼慢咽。

（3）牙龈渗血:可用清洁棉布压迫出血点,并及时通知医护人员。

☆ 患者关节腔出血有什么表现

患者会感到关节腔内蚁咬感或针刺感。关节处肿胀、压痛、不能像平时一样正常伸展或弯曲活动。

☆ 患者关节腔出血时,照护者该如何处理

指导患者抬高患肢高于心脏水平,让出血的关节或肌肉处于休息状态的位置,用冷毛巾或毛巾包裹冰袋冷敷,每次15~20分钟,每4~6小时进行冷敷1次。

☆ 若患者突然感觉视野缺损或视力下降,照护者该如何处理

该情况应警惕可能发生了眼底出血。照护者应指导患

者卧床休息,并减少活动,每天保证充足的睡眠,成人最好睡6~8小时,小儿睡8~10小时为宜。指导患者避免情绪大起大落、避免剧烈咳嗽、排便不畅时避免过于屏气用力、避免揉搓眼睛以免诱发结膜或眼底出血,并尽快通知医护人员。

☆　照护者发现患者出现哪些情况时要警惕颅内出血

当患者突然感到有剧烈的头痛感、看东西模糊且可伴随发热、呼吸急促、呈现喷射状呕吐、情绪激动、抽搐、意识不清甚至昏迷等症状时,须警惕可能发生了颅内出血。

☆　患者颅内出血时,照护者该如何处理

照护者应立即让患者平躺并通知医生。患者想呕吐时,将患者头偏向一侧,随时清理患者口腔的呕吐物,保持呼吸道通畅。指导患者便秘时勿过于屏气和用力,可在医生指导下协助患者用缓泻剂,咳嗽时尽量用手按压胸前再轻声咳出。

☆　还有哪些提示患者出血可能的情况

当发现患者呕血、大便带血或黑色大便、血尿、女性患者月经量比平时多等情况,说明出血很严重了,照护者应当迅速告知医生,不及时治疗可能会有生命危险。

☆　当发现血液病患者发热,除了常规降温措施外,照护者还应该注意哪些

勿用酒精擦拭,以免造成皮肤出血,可用32~34℃温水以轻拍的方式为患者擦浴,禁忌揉搓,同时擦浴时间控制在半小时内,并注意观察患者皮肤有无出血点。

☆　血液病患者的饮食须知

(1)鼓励患者吃蛋白丰富的食物,如精瘦肉、牛奶、鸡蛋等;维生素丰富的食物,如绿叶蔬菜、新鲜瓜果等;易消化的软食或半流质食物,如烂面条、米糊、新鲜蔬菜泥、蒸鸡蛋、稀饭、

炖烂的杂粮粥、米汤、芝麻糊、稀藕粉等。

（2）禁食过硬、粗糙的食物,如花生米、硬青豆、炸黄豆等;避免带核食物,如生枣、未去皮的虾、未去骨肉类等。

（3）避免生、冷、变质和辛辣刺激性食品,如辣椒、芥末、胡椒、腌制品等。

（4）预防便秘。

☆ 为避免增加患者出血的危险,照护者该如何协助患者活动

（1）如果患者只有皮肤黏膜出血,无须太多活动限制,可正常进行洗漱、穿衣等日常活动。

（2）若医生告知患者出血风险较大时,照护者应协助患者完成日常生活护理,尽量让患者多卧床休息。

（3）当患者严重出血时,患者要绝对卧床休息,不要做任何体力活动,吃饭、洗漱、穿衣等都由照护者协助完成。

☆ 血液病患者可以进行哪些运动

（1）患者应避免赛车、踢足球等剧烈和危险的运动,但可以在医生指导下进行游泳、骑自行车、散步、打乒乓球等这些非对抗性运动,注意循序渐进,如感疼痛则应停止运动。

（2）运动前须穿戴好头盔、护膝等保护装置,避免磕碰撞伤。

（3）运动后如不适应及时就诊,整个运动过程中照护者均应全程陪伴。

☆ 血液病的早期表现

当患者出现牙龈肿胀、扁桃体红肿、吞咽困难、疼痛等情况,常提示早期感染。绝大部分患儿发病前2周左右有感冒或咽喉炎等上呼吸道感染病史,照护者须及时通知医生。

第二节　血液系统肿瘤患者的照护

☆　血液系统有哪些常见肿瘤

血液系统肿瘤主要有白血病（俗称"血癌"）、淋巴瘤、多发性骨髓瘤和骨髓增生异常综合征。

☆　急性白血病有哪些症状

急性白血病患者的主要症状有贫血、持续性的发热、出血，部分患者在体检时被发现肝脾肿大，且伴随骨和关节疼痛等症状。患者常因出血不止或贫血就医。

☆　白血病患者在化疗过程中食欲不佳，应如何照护

（1）鼓励患者以半流质为主、少量多餐，如蒸鸡蛋、牛奶、新鲜蔬菜泥、果汁、小米饭、炖烂的杂粮粥等，保持饮食清淡有营养，避免进食产气食物（如黄豆）等。

（2）避免在化疗前后2小时内进食，以免加重恶心、呕吐或腹胀等不适症状。

（3）尽可能满足患者的饮食习惯或对食物的要求，患者食欲不好时，可在进食前给予一杯柠檬水或酸梅汤，以增加食欲。

（4）指导患者进食后在医护指导下适当活动，避免饭后马上平躺，可坐半小时后再半躺，以利于食物消化。

☆　如何为白血病患者营造良好的休息环境

（1）照护者可为患者提供一个安静、舒适、通风良好的休息环境。

（2）睡觉时为患者拉起窗帘，若和其他病友同住一间病房，可用屏风或床帘遮挡床边缘。

（3）在与患者相处时尽量做到说话轻、走路轻、操作动作

轻柔,避免噪声、强光等不良刺激。

☆ 患者因担心化疗会脱发而情绪低落如何化解

（1）以鼓励性语言与患者交谈,给予眼神和肢体动作（竖拇指点赞、轻轻拍肩膀、比心等）的肯定,可告知患者"几乎所有的化疗者都会掉头发,待治疗完毕后头发可再长出来,还有可能会长得比之前的更好",鼓励患者以积极心态去面对脱发这一现象。

（2）指导患者多吃卷心菜、莴苣、菠菜、瘦肉等富含维生素及氨基酸的食物,可有利于其头发生长。

（3）化疗后,照护者要耐心倾听患者对脱发、秃头形象的感受和牢骚,并积极鼓励患者表达出各种负面感受,比如愤怒、失落、沮丧、挫折、羞于见人等。

（4）外出时,陪同患者挑选和佩戴好看的假发、帽子或头巾等。

（5）鼓励和陪伴患者参加自己喜爱的活动,比如下棋、写字、画画等。

☆ 照护者如何做好白血病患者保护性隔离

（1）限制亲朋好友们的探视人数及次数,尽量以电话视频代替面对面探视。

（2）探视者在接触患者之前一定要认真洗手。

（3）照护者需协助患者做好个人卫生,穿着干净衣物并佩戴口罩。

☆ 如何避免交叉感染

（1）为患者更换干净衣物并佩戴口罩,不可与患者有拥抱、亲吻等过于亲密的接触。

（2）密切观察自身及患者体温变化,如出现咳嗽、乏力、咽痛、齿龈出血、呕吐及皮肤瘀斑等情况需及时通知医生。

（3）进入层流病房前,照护者需配合医护人员将患者的书籍、玩具、手机、面盆等个人物品经过 0.1% 氯己定毛巾擦拭后才能带入病房。

（4）入层流病房前 3 天，须在医护人员指导下照护患者口服肠道抗生素及无菌饮食。

（5）照护者需全程佩戴口罩，将口鼻均遮盖严实，长发的照护者可将头发剪短或佩戴一次性圆帽，尽量避免漏出多余的头发。外出后返回病房前，需更换干净的衣帽及鞋子，最好戴上鞋套，接触患者前，在流动的自来水下用肥皂洗净双手，或使用速干式手消毒剂进行手消毒。

（6）当照护者出现咳嗽、发热等感冒或上呼吸道感染的症状时不能进入层流病房，此时需更换照护者。每次进出房间要做到随手关门，并杜绝除医护人员以外的其他人进入病房。

☆ 血液肿瘤患者放疗照射区的皮肤很敏感，应该怎样避免刺激

（1）照护者为患者洗澡前要调好水温，以 37~40℃ 为宜，避免用热水袋或冰袋。

（2）患者外出时避免阳光直接照射，可穿长袖长裤，并佩戴围巾、帽子、口罩等遮挡阳光。

（3）避免患者使用刺激皮肤的化学物品，如肥皂、洗衣粉、胶布、酒精等。

（4）放疗期间，患者应穿着软和、宽松、舒适的纯棉衣物，洗漱的毛巾宜柔软透气，照护者为患者擦洗放疗照射区的皮肤时，注意动作要轻柔，减少对皮肤摩擦后诱发出血。

☆ 骨髓移植术后，患者可以吃些什么

（1）骨髓移植术后 3 个月内，此时患者的胃肠功能还处于自我修复阶段，饮食应清淡少油，推荐照护者为患者制作熟烂的饭食，尽量现做现吃，避免让患者吃隔夜饭和外卖食物。

（2）少食多餐，如两餐间或夜间感到饥饿，可采用芝麻

糊、蛋白粉、新鲜果汁、蒸鸡蛋、苏打饼干等加餐。

（3）术后 3 个月可适当为患者增加辅食，以蒸煮方式为原则，肉类可吃去刺的鱼肉、去骨的牛肉或猪肉、去皮的鸡肉等，蔬菜可吃蒸熟的山药、红薯、土豆、青菜等。

第三节　特发性血小板减少性紫癜患者的照护

☆　什么是特发性血小板减少性紫癜

该病又称为原发免疫性血小板减少症，由于患者自身免疫功能紊乱，造成血小板数量减少及功能减退而导致的一类疾病。

☆　特发性血小板减少性紫癜的患者有哪些特征

该病患者出血较轻微且局限，皮肤、黏膜及牙龈处可见针尖样大小的出血点，鼻腔等部位可有少量出血；部分女性患者月经量多可成为该病的唯一症状。

☆　哪些人容易发病

该病比较罕见，育龄期女性、免疫功能较差、受到感染的人群更容易发病。

☆　特发性血小板减少性紫癜患者在服用糖皮质激素药期间，照护者应特别注意哪些

（1）注意预防感染：照护者可为患者穿宽松舒适衣服、避免患者与其他感染性疾病患者接触，督促患者饭前便后均应认真清洗双手，保持会阴及肛周的清洁卫生。

（2）鼓励患者主动配合治疗：监督患者遵医嘱服药，不可随意减量或停药，为减轻对胃黏膜刺激，尽量选择在饭后半小时服药；陪同患者定期复查。

（3）提防患者活动时受伤：佩戴好护膝等防摔的保护

用具。

（4）保证休息：指导患者早睡早起，保证 6~8 小时的睡眠时间，不要刺激患者，以免引起其情绪波动太大。

（5）其他：控制血压；使用其他药物前告知医生，避免加重疾病。

第四节　过敏性紫癜患者的照护

☆　什么是过敏性紫癜

过敏性紫癜是由于机体对某些物质过敏而导致的一种血管的疾病。

☆　哪类人容易患过敏性紫癜

该病多见于儿童及青少年，2~8 岁学龄期儿童发病率较高，成人及 1 岁内婴儿发病少见。

☆　过敏性紫癜有哪些重要特征

主要表现为皮肤出现瘀点、瘀斑，以小腿尤为明显，严重者会出现血泡、水泡或溃疡，部分患者会出现关节肿胀疼痛、腹痛、血尿、黑便等。

☆　过敏性紫癜有哪些前兆反应

当患儿出现 1~3 周全身不适、乏力、低热等类似感冒的症状，随后出现该病典型紫癜症状时，照护者须警惕，护送患儿及时就医。

☆　过敏性紫癜能不能治好

该病属于自限性疾病，大多数患儿 2 个月内可痊愈，但容易复发，一年内复发率约 30%~40%。

☆　**为警惕患儿并发紫癜性肾炎,照护者需要做什么**

照护者需带患儿至少半个月去医院检查 1 次尿常规。当尿常规异常,特别是红细胞的增多,往往提示孩子并发紫癜性肾炎。

☆　**过敏性紫癜患儿吃哪些食物容易过敏**

鱼、虾、蟹、蛋、鸡、乳类等动物性蛋白容易引起患儿过敏,因此应在医生指导下循序渐进地添加蛋白类物质的摄入,慢慢地过渡到正常的饮食。

☆　**为避免病房内的过敏源,照护者可以做些什么**

(1)避免寒冷刺激,注意保暖:天气转凉及夜间气温低时,及时为患儿加衣、加盖被子。

(2)保持居住环境整洁:定时用湿抹布擦拭患儿接触的物品表面(如床头柜、桌椅、玩具等)及湿拖把拖地,减少尘埃飞扬。

(3)室内不要摆鲜花:避免花粉及昆虫干扰。

☆　**当患儿腹痛和关节痛时,在医生到来之前,如何减轻患儿疼痛**

当患儿腹痛时,照护者可协助其平躺下来,并使其膝盖弯曲。关节肿痛者,照护者应限制患儿肿痛的关节活动,用冷毛巾湿敷患处 15 分钟。此外,可通过放轻音乐、聊天等方式分散患者注意力。

☆　**过敏性紫癜患儿在服用环磷酰胺药物时,照护者应注意观察哪些**

照护者应嘱咐患者多喝水,注意观察患儿尿液颜色及尿量,最好用笔记本记录下患儿用药期间每次的尿量及颜色变化,并每日向医护汇报。

第五节 \ 再生障碍性贫血患者的照护

☆　**什么是再生障碍性贫血**

再生障碍性贫血简称再障,是一种因造血功能衰竭而引起的血液系统疾病。

☆　**再生障碍性贫血有哪些重要特征**

贫血、出血、感染。

☆　**生活中哪些因素与再生障碍性贫血的发病有关**

油漆、塑料、染料、杀虫药、皮革制品黏合剂、X线等放射性物质均有可能增加再障发生的风险,因此,照护者应避免让患者接触这些物质,佩戴口罩,做好个人防护。

☆　**再生障碍性贫血患者服用雄激素后有哪些不良反应**

再障的患者服用雄激素后可出现面部痤疮、头发及汗毛增多、声音变浑厚变粗、性欲增加、女性患者出现乳房缩小、闭经等。

☆　**女性患者因服用雄激素后长胡子而心情郁闷该如何开导**

观察患者情绪和行为,鼓励患者说出自己的烦恼;告知患者病情好转后,医生会逐渐减药,这些症状会逐渐消失;多与患者讲解类似病例的成功案例,帮助患者找回自信心。

☆　**为避免再生障碍性贫血患者腹泻,饮食上应特别注意哪些**

照护者要特别注意保证饮食的干净卫生,蔬菜类可先清水冲洗三五次后,再用淡盐水先浸泡半小时,最后用清水进行冲洗,以大大减少农药残留,烹饪食物建议使用高压锅进行高温消毒、高压消毒。

第六节 \ 缺铁性贫血患者的照护

☆ 什么是缺铁性贫血

缺铁性贫血是机体对铁的需求增加而得不到有效的铁供给时发生的一种贫血性疾病。

☆ 缺铁性贫血的患者有什么特殊表现

(1)缺铁性贫血的患者可出现皮肤干燥、角化、萎缩,且毛发枯黄、容易脱落、无光泽。

(2)手指或脚指甲扁平、脆薄易断裂,严重时有反甲、匙状甲,易发舌炎、口角炎及食欲减退。

(3)部分患者还可表现异食癖,比如喜欢吃黏土、生米、冰块、碎玻璃、石子等。

☆ 哪些食物含铁丰富

常见的有动物的肝脏、蛋黄、动物血液制品、肉类、海带、黑木耳等。

☆ 缺铁性贫血患者在饮食搭配上该注意哪些

(1)照护者要注意均衡患者饮食,荤素结合,不挑食不偏食。

(2)食用含铁丰富的食物时,应避免同时饮用牛奶、咖啡或浓茶,以免降低铁的吸收效果。

(3)多给患者吃维生素 C 含量高的食物,如猕猴桃、青椒、樱桃、菠菜、西红柿等。

☆　婴幼儿如何预防性补铁

照护者可为婴幼儿（5月龄开始）膳食中添加蛋黄、肝泥、菜泥、肉末等辅食。

☆　缺铁性贫血患者在口服铁剂治疗中，照护者应注意哪些

照护者应提醒患者在餐后用吸管口服铁剂，避免牙齿染黑，同时防止胃部不适、恶心、呕吐等不良反应；告知患者大便变成黑色属于正常现象，不用害怕和担心。

☆　缺铁性贫血患者在静脉输注铁剂时，照护者应注意观察哪些

照护者发现患者出现面色潮红、肌肉关节痛、皮肤瘙痒起皮疹、恶心、呕吐、胸部发憋等不适时，可能是发生铁剂过敏现象，应及时告知医生。

☆　照护者应如何协助缺铁性贫血患者进行活动

（1）轻度贫血患者：应限制患者室外活动、避免搬运物品等。

（2）中度贫血患者：嘱咐患者增加卧床休息时间，减少活动，可做些刷牙、洗漱、穿衣等日常活动。

（3）重度贫血患者：照护者指导患者卧床休息，协助喂饭、洗漱等，起床站立时应搀扶患者，动作宜慢防止跌倒。

第七节　血友病患者的照护

☆　什么是血友病

血友病是一种遗传性的出血性疾病，主要原因是机体缺乏凝血因子。血友病患者即通常所说的"玻璃人"。

☆　**血友病患者出血不同于其他疾病出血的特点有哪些**

该病通常以自发性出血或轻微外伤后出血难止为特征，较其他疾病出血时间更长、止血更困难。

☆　**哪类人易患血友病**

有血友病家族史的人容易患该病，这种遗传性疾病需终身治疗，且应注意预防出血。

☆　**血友病患者发生哪些症状提示有血肿压迫**

当患者出现局部麻木、肿痛、肌肉萎缩、身体某些部位有淤血、水肿甚至皮肤肌肉发黑坏死的情况时，提示血肿可能压迫到了血管或神经，照护者须紧急报告医护人员。

☆　**血友病患者出病房活动期间，照护者可做哪些准备和指导**

（1）为患者穿着宽松舒适衣物。

（2）指导患者走路慢、稳、轻，谨防外伤。

（3）照护者除了学会常规止血方法外，还可在医生指导下学会并鼓励患者掌握注射凝血因子的方法，以应对突发情况时的严重出血。

（4）患者外出活动或检查时应随身携带紧急联系卡或病历卡，以便在意外情况下能得到及时救助，尽量避免患者单独外出。

（袁颖　林玲）

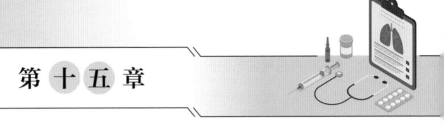

第十五章

神经系统疾病患者的照护

　　神经系统是人体中最精细的一个系统。神经系统方面的疾病以运动、反射、感觉功能障碍为主要的表现。累及人的大脑时,常常会出现精神症状。因此,照护者不但要进行生理方面照护,还需要关心患者的生理心理精神状况。

第一节　神经系统疾病的常见症状及照护

☆　患者癫痫发作时,照护者该如何保证患者安全

　　(1)立刻解开患者的衣服,把枕头立于床头。

　　(2)使患者平躺,头偏向一侧。

　　(3)拉升两侧床栏,降低患者跌倒和受损的风险性。

　　(4)避免窒息,检查患者口腔里存不存在异物,如有需要及时清理。

　　(5)认真观察患者意识,确定有无其他风险性。患者抽搐停止后,观察患者是否可以自己睁开眼睛,能不能正确的说话。如果不能做到,或者出现舌咬伤、小便失禁的情形。需要及时到医院就诊。

　　(6)不可强力按压患者四肢等,以免引起患者骨折,加重伤害。

☆　癫痫患者日常如何照护

（1）鼓励患者进行适当运动，注意休息，防坠床跌倒。

（2）平时要提醒患者随身佩戴个人信息及诊疗卡。

（3）照护者督促患者改变不良习惯和生活方式，保持生活规律，戒烟戒酒，不要熬夜，保持充足的休息。

（4）遵医嘱服用抗癫痫药物，督促患者按时服药，不可漏服、错服，使用正确的服药方法。

（5）照护者需要努力营造一个温情、友爱的环境。

（6）告知患者避免高空作业、潜泳、驾驶车辆等危险活动。此外，避免显著的刺激如强光、惊吓等。

☆　癫痫患者发作时，照护者的错误做法有哪些

（1）离开患者，出去求助，导致患者没有人守护。

（2）大力按压患者的肢体。

（3）当患者未完全头脑清醒时，通过嘴给患者服用水、药品、食物。

（4）对于患者的情况不了解的情况下，往患者嘴里塞物件。

（5）患者发病时，不观察周围环境，未清除周围有可能对患者造成不良影响的物件。

☆　意识障碍患者如何进行日常生活照护

（1）选择气垫床或按摩床，协助患者翻身，每两小时变换1次体位。

（2）保持床单整洁、干燥。

（3）定时给予翻身拍背，按摩骨突受压处。做好排泄护理，保持外阴部皮肤清洁干燥；注意口腔卫生。

（4）为患者提供高维生素、高热量的饮食，补充足够的营养与水分；进食时至进食后 30 分钟为患者抬高床头，以防止发生食物反流。

（5）病情观察，观察患者有无恶心、呕吐的情况，以及呕

吐物的量;观察患者皮肤弹性及有无脱水现象等。

（6）将床栏拉起,不要离开患者,保证患者安全。

☆ 如何帮助语言障碍患者进行语言康复训练

（1）肌肉运动训练:包括缩唇、鼓嘴、咳嗽等活动。

（2）字母发音训练:指导患者说简单的句子,如早、早上好。

（3）转述训练:转述简单的单词和词汇,开展循环训练,达到训练预期效果。

（4）取名训练:在适当环境下,让患者说出日常用品名称,说家属的名字等。

（5）刺激训练:用患者熟知的、比较常见的、有意义具体内容刺激患者,刺激后诱导患者回复。

（张晴　陈智敏）

第二节　脑出血患者的照护

☆ 什么是脑出血,诱因有哪些

脑出血是指非外伤性脑实质内血管破裂引起的出血。高血压是脑出血最常见的病因,此外情绪激动、过度疲劳、剧烈活动、用力排便、饮酒过量等能引起血压骤然升高的情况,都是脑出血的诱发因素。

☆ 照护者可从哪些情况判断患者可能是脑出血

（1）患者出现头痛、意识障碍、恶心呕吐、大小便失禁、肢体活动障碍以及失语等。

（2）患者出现肢体偏瘫、偏身感觉障碍。

（3）严重者会出现昏迷、呕吐咖啡色胃内容物、中枢性高热等。

☆　脑出血患者应保持何种体位

对于出现瘫痪、意识障碍等需要卧床的患者,在医护人员的指导下协助患者保持平卧位头偏向一侧或侧卧位,床头抬高 15°~30°。

☆　如何做好脑出血患者的功能锻炼

(1)指导患者进行发音训练,一周后,开始训练患者说出字词,慢慢加大难度,逐渐过渡到词组和短句。

(2)照护者可选取患者过去熟悉的声音,刺激患者的听力。照护者还可通过患者熟悉的手势来激发患者的理解能力。或者让患者说出所看到的物品的名称,反复进行练习。

(3)照护者通过按摩患者的肢体以防止肌肉萎缩,并且可以协助患者进行各关节的屈伸运动,以防止关节僵硬。

(4)照护者可协助患者在床上取坐位,用膝盖抵住患者的膝部进行保护,同时一手扶住患者患肢的肘部,另一只手扶住腰部,让患者健侧的手撑在照护者的肩上帮助患者站起。

(5)步行训练,在达到动态站立平衡后,患肢可以持体重一半以上的重物向前迈步,进行双腿交替向前后方迈步训练及重心转移训练。

(张晴　陈智敏)

第三节　脑梗死患者的照护

☆　面对脑梗死患者,照护者应该做些什么

(1)心理疏导:照护者积极同患者进行交流,使者对康复抱有足够的信心。

(2)基础照护:保持呼吸道通畅,维持舒适的体位。保持皮肤及床单位清洁干燥。每天评估检查患者的皮肤情况,预

防压力性损伤。

（3）合理饮食：为患者提供低盐、低脂、高蛋白、高维生素、高纤维素易消化的食物；进食环境要做到无干扰，少量多次饮食。

（4）选择既安全又有利于进食的体位：如能坐起的患者可坐位进食，头略前屈，两边放置栏杆，以免跌倒发生。不能坐起的患者取仰卧位，将床头摇起30°，头下垫软枕，使头部前屈。

（5）关注患者的安全：患者卧床休息时应将床栏拉起，做好对患者的留陪，使患者一直在自己的视线内。同时也要防止患者出现自伤的行为，做好对患者的看护，将危险物品放置于患者无法触及处。

☆ **吞咽障碍的脑梗死患者，照护者应该选择哪种食物**

（1）应选择患者喜爱的，易消化的食物，注意营养均衡。

（2）食物应质地柔软，密度与性状均一；不易松散，有一定黏度；可以变形，利于顺利通过口腔和咽部。

（3）选择不易附着在黏膜上的食物。

☆ **照护者如何帮患者进行康复锻炼**

（1）在病情允许的情况下，尽早扶患者下床活动，鼓励患者在允许的情况下自行活动。

（2）鼓励患者进行日常生活自理能力的锻炼，如自己进食等。

（3）指导患者做简单的活动。

（4）将食物调成糊状。在平时要指导患者做吞咽的动作，以锻炼吞咽功能。

（5）对于语言功能障碍的患者，开始先进行简单的发音及单词训练，如"吃""喝""吃饭""喝水"，或者"yi""ya"等。反复训练，最后可训练到句子甚至绕口令，促进患者语言功能的恢复。

☆　服用溶栓,抗凝药物的患者,照护者应注意哪些

（1）服用此类药物,如阿司匹林时,务必严格把握剂量。

（2）严格注意用药时间和正确的方法。

（3）用药期间注意监测患者的血压波动。

（4）注意观察患者皮肤、黏膜、牙龈有无出血。有无出现血尿及黑便。

（5）嘱患者勿抠鼻,以免引发鼻出血,用软毛牙刷刷牙,防止口腔黏膜出血。注意安全,尽量避免发生碰撞或跌倒。

（6）如出现鼻出血、牙龈出血、皮下瘀斑、月经过多、黑便要引起重视,及时报告医护人员。

☆　如何在院前判断患者出现脑梗死

（1）脑梗死的主要表现为,患者突然出现的口角歪斜,言语不利,一侧肢体无力或者不灵活,步态不稳,剧烈头痛,意识障碍等。

（2）"中风120"是一种适用于国内的,方便迅速识别的,和即刻行动的策略。具体为1看,看"1"张不对称的脸,嘴角歪斜。2查,"2"只胳膊抬起时,单侧无力。0听,"聆听"说话不清。

（胡琴　陈智敏）

第四节　颅脑手术术后患者的照护

☆　颅脑手术术后照护者的观察要点有哪些

（1）术后 24~48 小时内,在此期间要严格关注患者的情况,如患者的四肢是否可以抬起,是否可以自主睁眼等。

（2）主要观察患者的意识状态,与患者交谈,看能否正确的回答问题,如患者身在何处,今天的日期等。如回答错误,及时通知医护人员。

（3）监测患者的生命体征,照护者可以购置血压计及指脉氧夹,以便于监测患者的呼吸、心率、脉搏、血压等生命体征。

（4）注意患者的面部表情、四肢运动情况,以及有无手脚麻木等情况。

☆ 在患者出现哪些情况时应立即告知医务人员

（1）患者出现头痛,特别是剧烈的头痛,应该引起关注。

（2）观察有无呕吐的情况,尤其是晨起呕吐,呈喷射性,应当警惕。

（3）关注意识情况,患者是否出现嗜睡,反应迟钝、言不对题。

（4）呼吸也是有参考意义的,呼吸变慢变深的时候要注意。

☆ 颅脑损伤患者术后照护要点有哪些

（1）协助患者取正确的体位,麻醉未清醒的患者去枕平卧头偏向健侧,清醒后头部抬高 15°~30°。保持患者呼吸道通畅。

（2）及时清理口腔及呼吸道分泌物,加强口腔护理,可以使用漱口水。

（3）照护者需每日为患者至少擦洗两次,使患者保持身体的清洁,大小便后及时清洗并保持皮肤干燥,若是长期卧床患者,至少两小时变换一次体位,以预防压力性损伤的发生。

（4）患者头部伤口需要注意,照护者需要观察伤口外敷料渗血、渗液情况。

（5）卧床患者无特殊原因可多在床上坐起,翻身时照护者协助给予叩背,帮助痰液排出,若肢体活动无异常患者,照护者可督促其多下床活动。

（6）照护者应注意选择低脂、高蛋白、高纤维、易消化的食物,如鸡蛋、鱼肉、芹菜、冬瓜等,尽量选择患者偏好的食物,以增加其进食量。

（卢俊伟　陈智敏）

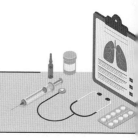

第 十 六 章

泌尿系统疾病患者的照护

泌尿系统由肾脏、输尿管、膀胱、尿道等器官组成,是人体产生尿液、排泄代谢产物的地方。尿液的多少、颜色、成分及排尿过程的改变能很好地反映肾功能,因此照护者需重视该系统疾病的观察和照护。

第一节 \ 泌尿系统疾病常见症状与照护

☆ 泌尿系统疾病常见的症状有哪些

(1)尿液异常:肾脏发生病变时,患者可被检查出蛋白尿、血尿,且尿量发生改变。

(2)水肿:常见患者面部水肿,这是因蛋白随尿液排出过多而体内低蛋白所致。

(3)疼痛:肾脏或者输尿管结石时常出现肾绞痛。

(4)膀胱刺激征:患者出现尿频、尿急、尿痛,常提示泌尿系统的感染。

(5)贫血:常见于慢性肾衰竭患者。

(6)其他症状:还可出现高血压、高血脂、气促、食欲不振、皮肤瘙痒等症状,严重时患者甚至会出现昏迷,一般是因排尿减少,有害物质积累所致。

☆　一天的尿量多少算正常

正常情况下,成年人每次尿量为 200~400 毫升,24 小时尿量为 1 000~2 000 毫升,平均在 1 500 毫升左右。

☆　哪些情况表示患者尿量异常

（1）多尿:患者 24 小时尿量超过 2 500 毫升。

（2）少尿:患者 24 小时尿量少于 400 毫升或每小时尿量少于 17 毫升。

（3）无尿:患者 24 小时尿量少于 100 毫升或 12 小时内无尿液产生。

☆　照护者如何准确计量患者的 24 小时尿量

24 小时尿量指当日早上 7 点至次日早上 7 点尿液总量。患者小便时,照护者可以使用带刻度的尿壶来准确记录每次尿量,最后将 24 小时内尿量相加得出。

☆　血尿是指红颜色的尿吗

血尿可分为两种。一种是肉眼可见尿液呈血色、酱油色或者洗肉水色;另一种仅在显微镜下可找到尿液中红细胞。

☆　红色尿液一定是血尿吗

尿液呈红色并不一定都是血尿,当患者服用部分药物(如酚酞、利福平、四环素等)或部分红汁食物时(红心火龙果等),尿液可变红色。

☆　当患者出现尿频、尿急、尿痛时应考虑哪些情况

患者出现尿路感染或肾结核时,可表现出尿频、尿急、尿痛的症状,称为膀胱刺激征,可伴有尿不尽及下腹坠痛。患者常自我感觉小便就像水龙头没关紧一样淋漓不尽,而且尿意频繁,尿急难忍,排尿时尿道仿佛针扎或火烧一样疼痛,但每次尿

量却不多,对生活造成较大困扰。少数患者会合并有血尿。

☆　排尿异常时患者更易并发泌尿系感染,照护者可以做些什么

(1)督促患者保持会阴部清洁。可以使用38~40℃的温水清洗会阴,或者使用经加热至40℃的干洗洁肤液外喷会阴部,再使用配套的湿巾对会阴部及尿管进行擦拭,早晚各1次。

(2)患者在大小便后,协助其及时使用柔软纸巾轻柔地擦拭会阴及肛周,女性患者应注意从尿道往肛门方向擦拭,以防尿路感染。

(3)保持内衣裤卫生,勤暴晒、勤更换。

(4)女性患者应特别注意经期会阴部的清洁。

(5)病情允许情况下,可督促患者多喝水、勤排尿,也可冲洗尿道,以减轻泌尿道感染。

☆　患者尿痛频发时,照护者应如何处理

照护者应安置患者卧床休息,避免久站,协助患者蜷起身体以缓解不适,并适当热敷或按摩小腹来减轻疼痛感。

☆　什么是尿失禁

尿失禁指患者不能自主控制排尿,尿液不自主地流出的现象。常见于咳嗽、打喷嚏、大笑、活动以及尿意急迫等情况,严重时患者尿液持续不断的流出,呈持续性尿失禁。

☆　尿失禁以后,患者会阴周围皮肤发红应该如何照护

(1)保持患者会阴部清洁干燥,勤清洗,准备一盆温水,用一次性棉柔巾或软布轻柔擦洗。

(2)穿戴吸水性强的纸尿裤,并及时更换,必要时留置尿管。

(3)遵医嘱局部涂抹凡士林、二甲硅油等,或使用水胶体

贴膜给予局部保护。

（4）如已经出现皮肤破溃，及时告知医务人员，勿自行上药。

☆ 照护者应如何协助尿失禁患者进行盆底肌训练

选择患者感到舒适的姿势，坐位、站位或平卧位均可。具体方法如下：放松腹部、臀部及下肢肌肉，收缩肛门，感受到内裤覆盖部分的肌肉同时收紧，坚持 10 秒后放松。以收缩 10 秒后放松休息 10 秒为 1 组，锻炼强度应循序渐进，以患者耐受为宜，一段时间后争取每次锻炼达到 30 组，每天至少锻炼 3 次。

☆ 泌尿系统疾病患者水肿多发生在哪些部位

通常患者的眼睑、颜面部先出现水肿，严重时形成全身性的水肿。

☆ 照护过程中患者脸肿了怎样处理

对于眼睑、面部水肿者，可为患者垫高枕头，水肿减轻后可适当活动，但严重水肿者应绝对卧床休息。

☆ 水肿患者使用利尿剂的过程中，照护者应该注意哪些

（1）将患者的便盆或尿壶放在方便取用的位置。

（2）夜间放置小夜灯避免起床小便过程中发生磕碰摔伤。

（3）部分利尿药物可能导致患者听力减退、眩晕等，应为患者拉好床档，活动时遵循起床三步法，时刻陪同，避免跌伤。

（4）尽量避免在患者睡前使用利尿剂，以免频繁小便影响休息。

☆ 患者在使用利尿剂的过程中，出现哪些症状时照护者应立即告知医务人员

（1）患者出现四肢无力、腹胀、恶心等低钾症状。除遵医

嘱补钾外,可指导患者多补充含钾丰富的食物,如鲜橙汁、香蕉、马铃薯、西红柿汁、柑橘、深色蔬菜等。如需口服补钾药宜在饭后,以减轻胃肠道不适。

(2)患者出现无力、恶心、嗜睡等低钠表现。

(3)患者出现呼吸变慢变浅、手足抽搐、肌肉痉挛、烦躁、语言混乱等低氯症状。

(4)患者出现血压降低,出现心慌、眩晕、眼前发黑等症状,要考虑是否利尿操之过急或过快、过猛,应立即告知医生。

☆ 泌尿系统疾病患者为什么会出现"腰痛"

患者"腰痛",也就是肾区疼痛,表现为胀痛、隐痛或压痛,提示可能存在肾脏或附近组织炎症、肾肿瘤等。当患者有输尿管或肾结石时,还可出现肾区绞痛,常突然发作,痛感强烈。肾区疼痛患者的照护详见本章肾结石患者的照护。

☆ 为什么患者服用降压药后血压仍不降

因为肾脏疾病导致的高血压与心血管系统疾病中的高血压产生机制不同,所以普通降压药常常效果不佳,但持续处于高血压状态易导致患者病情加重。

☆ 照护肾性高血压患者需要注意哪些

(1)戒烟限酒,禁止患者食用具有刺激性的食物,预防便秘。

(2)根据疾病情况,督促患者适当进行有氧运动,如步行、太极等,但不宜过度劳累。

(3)督促患者规律服药,定期检测血压。

☆ 照护者为患者提供优质蛋白饮食时需注意哪些

(1)鼓励患者进食优质动物蛋白,如牛奶、鸡蛋、鱼肉等,忌用豆制品。

(2)若肾炎、尿毒症患者,优质动物蛋白每日限制在40克。

（3）若患者严重肾衰竭,甚至需进食无蛋白饮食,可遵医嘱静脉补充氨基酸。

☆ 照护者如何控制患者饮食中钠盐的摄入

（1）每日钠盐摄入量控制在 2 克以下。

（2）避免食用腌制品,如榨菜、皮蛋、火腿、香肠、咸肉、虾米、罐头等。

（3）患者水肿严重时,则应避免食用海产品、油条、挂面、汽水等含钠食物及碳酸氢钠等含钠药物。

☆ 照护者应怎样督促泌尿系统感染、尿路结石的患者喝水

（1）告知患者多饮水、勤排尿的重要性。排尿可以冲洗尿路、减少细菌在尿路的停留,从而减少尿路感染及结核脓尿对膀胱的刺激。

（2）患者病情允许下,督促患者每天至少喝水 2 000 毫升。

☆ 照护肾脏疾病的患者时,患者的饮水量有哪些需要加以注意

（1）为患者准备有刻度的杯子,准确记录患者经口的液体入量;必要时告知医务人员。

（2）当患者每日尿量小于 500 毫升或严重水肿时,应遵医嘱控制每天液体摄入量,以"量入为出"为原则,每天液体入量不应超过前一天尿量加上隐性失水量（如出汗等）,使出入量保持大致平衡,以免加重水肿。

☆ 照护者应怎样统计患者每天出入量

从晨起 7 点至次日晨起 7 点这 24 小时内的所有水分出入量。入量是指照护者要仔细记录患者的饮食情况,包括饮水、牛奶及各种食物的量;同时记录患者所有的排出量,如尿量、大便、呕吐物等,及时告知医务人员。

☆　照护者应如何做好泌尿系统疾病患者的心理疏导

（1）照护者应及时疏导患者抵触、焦虑、抑郁等负面情绪，为患者树立正确的疾病治疗信念，告知患者坚持遵医嘱治疗对疾病控制的重要性，树立患者战胜疾病的信心。

（2）尿失禁者不自主排尿以及可能存在的异味等因素容易使患者羞于进行社交，应鼓励患者消除自卑心理，可通过喷香水等方式遮挡气味，积极参与活动，保持乐观心态。

（3）慢性肾脏疾病患者病程长，加之利尿过程频繁小便容易产生烦躁心理，照护者应指导患者调节自身情绪，保持心情愉悦，过度紧张可能加重尿频症状，可以指导患者做一些养花草、打太极、看电视或聊天等自己感兴趣的事情分散注意力，减轻对身体不适的焦虑。

（4）照护者可以通过告诉患者透析的目的和定期透析的重要性，帮助患者逐步适应透析带来的生理功能的变化，促使患者积极配合治疗。

第二节　肾脏疾病患者的照护

☆　常见的肾脏疾病有哪些

肾脏疾病包括肾小球疾病、肾囊肿、肾积水、急性肾衰竭、慢性肾衰竭、尿毒症等。

☆　哪些人群应警惕易患肾脏疾病

高龄老人、糖尿病患者、长期吸烟者、肥胖者等都是肾脏疾病的易患人群。

☆　肾小球疾病患者常出现哪些症状表现

患者常出现血尿、蛋白尿、尿量减少、水肿、高血压等表现，部分还可引发肾衰竭。此外，肾病综合征时患者常出现高脂血症。

☆ 照护肾小球疾病患者时要注意哪些

（1）急性肾小球肾炎患者急性期应绝对卧床至少2~3周，是否延长卧床时间需遵医嘱。待患者血尿、水肿消退及血压恢复正常后才能开始循序渐进的增加活动。

（2）照护者应观察患者尿量变化，若尿量急剧减少应警惕出现肾衰竭，应立即告知医务人员。

☆ 照护者应如何帮助肾病综合征患者预防血栓发生

肾病综合征患者因高脂血症等因素，血液黏稠度增加，容易出现血栓，因此照护时应注意以下两点。

（1）督促患者遵医嘱坚持用药，告知患者使用抗凝药物对于预防血栓的有效性及重要性。

（2）观察患者是否出现鼻出血、牙龈出血及眼底出现出血点等使用抗凝药物的不良反应，若有，及时告知医务人员。

☆ 肾结核患者常出现哪些症状表现

（1）膀胱刺激征，如尿频、尿急、尿痛。是肾结核最重要也是最早出现的症状。尿频往往最早出现。

（2）血尿是肾结核第二个重要症状，常在排尿即将结束时出现血尿，少数出现全程肉眼血尿。

（3）脓尿，患者尿如洗米水样，可见干酪样碎屑或絮状物。

（4）发热、盗汗、消瘦、食欲缺乏等结核典型症状。

☆ 照护肾切除术后患者要注意哪些

（1）观察尿量，患者若术后6小时仍无尿，应警惕肾衰竭发生，应立即告知医务人员。

（2）行部分肾切除患者应卧床3~7天，监督患者不可下床，以免引发出血。

（3）应告知患者肾切除术后不可憋尿。

（4）照护者应注意患者伤口敷料是否渗血、渗液,出现异常及时告知医务人员。

（5）协助患者活动时,活动量应循序渐进,避免疲劳,避免腹部用力。

☆ 哪些因素可能增加肾脏疾病患者发生急性肾衰竭的风险

患者的血压控制不良、发生感染、合并糖尿病、合并高血压、使用药物都会增加患者在疾病治疗过程中发生急性肾损伤的风险。

☆ 照护者发现患者出现哪些症状时,应警惕急性肾衰竭并应立即通知医护人员

（1）少尿（每日尿量少于 400 毫升）或无尿（每日尿量少于 100 毫升）。

（2）食欲减退、恶心、呕吐、腹胀、腹泻等。

（3）血压明显升高、心悸。

☆ 照护急性肾衰竭患者时,饮食上要注意哪些

（1）给予患者清淡易消化的食物,每天供给患者充足热量,其中以 2/3 由碳水化合物（粮谷类、薯类）提供,1/3 由脂类提供为优;每日优质蛋白质的摄入量应限制为 0.8~1.0 克每千克,如每个鸡蛋（约 50 克）约含 6.5 克蛋白质,营养不良或接受透析的患者,可适当放宽限制。

（2）少量多餐,避免暴饮暴食。

（3）坚持"量入为出"原则,严格控制患者水、钠盐、含钾食物（紫菜、菠菜、薯类、坚果等）的摄入量。

（4）对于食欲不佳患者,可适当增加食物多样性以增进患者食欲。

（5）照护者可告知患者,保证足够的营养摄入有助于肾脏损伤细胞的修复,对疾病恢复有重要作用,从而提高患者依

从性。

☆ 照护肾衰竭患者活动时应注意哪些

急性肾衰竭患者应绝对卧床休息,下肢水肿者可抬高下肢以促进静脉回流;急性肾衰竭恢复期及慢性肾衰竭中能起床活动的患者,可鼓励其适当活动,如室内散步等。

☆ 照护者应如何预防肾衰竭患者发生感染

（1）应保持患者居住环境干净卫生、定期通风并消毒。

（2）指导患者加强个人卫生,尤其口腔及会阴部清洁。

（3）卧床患者应定时协助其翻身,拍背排痰,促进痰液咳出。

（4）避免患者去人多聚集的地方。

（5）接受血透治疗患者可进行乙肝疫苗的接种。

☆ 照护者如何帮助肾衰竭患者自我监测病情

（1）照护者应指导患者坚持正确用药,不可自行停药,利尿剂不可过量或过少使用。

（2）坚持每日测量患者液体摄入量、尿量以及体重变化（每天增加高于 0.5 千克）情况,是否出现皮肤、黏膜水肿。

（3）督促患者定期检测血糖及血压等指标。

（4）警惕患者是否出现高钾（肌无力、恶心、腹胀等）、低钙（口唇麻木、肌肉痉挛等）等表现。

☆ 什么是血液净化治疗

血液净化治疗是肾脏疾病患者常用的治疗手段,指使用人工机器代替肾脏的"净水厂"功能,以达到清除患者体内多余水分和毒素,稳定机体的内部环境的目的,同时还可以通过人为干预为患者补充热量、蛋白质等营养物质。当肾脏疾病患者出现高钾血症时,最有效的方法就是血液净化治疗,重症患者更宜早期进行血液净化。

☆　常见的血液净化治疗方法有哪些

以血液透析和腹膜透析这两种治疗方法最常见。

☆　如何照护行自体动静脉内瘘手术的患者

血液透析患者常在外科手术下于手臂处吻合动静脉,形成自体动静脉内瘘,为后续治疗做准备。对于该类患者,照护时应注意以下几点。

(1)病情观察:内瘘成熟前照护者应观察患者手术部位有无渗血或血肿,远端肢体有无苍白、发凉及其他不适,有异常及时告知医务人员。

(2)功能锻炼:内瘘术后第3天开始,照护者可协助患者内瘘侧肢体做握拳或握橡皮握力圈运动,每天3~4次,每次10~15分钟,促进内瘘早日成熟。

(3)判断内瘘是否通畅:照护者应学会并督促患者每天自行判断内瘘是否通畅,可用手触摸吻合口的静脉端,若扪及震颤,则提示通畅。

(4)避免内瘘侧肢体受压:治疗前告知医护人员患者瘘口位置,避免其在内瘘侧肢体测血压、抽血、静脉注射、输血或输液;避免患者内瘘侧肢体提重物、戴手表、穿紧袖衣服,睡觉时也应避免内瘘侧肢体受压。

(5)避免外伤:避免患者的肢体暴露于过冷或过热的环境,避免碰撞等外伤。

☆　照护埋植腹膜透析管的患者有哪些要注意

(1)妥善固定:帮助患者保持管路妥善固定,避免牵拉,可将短管末端放入腰带内。

(2)保持干燥:监督患者腹透管置入2周内避免淋浴或盆浴,之后沐浴时可以使用人工肛袋保护导管出口及外露导管以避免淋湿,沐浴后立即更换导管出口敷料,告知患者不可盆浴。

（3）病情观察：观察患者有无出现发热、腹胀、腹痛等症状，是否出现透析管处皮肤红肿、渗液、渗血或脓性分泌物等情况，若有，应及时告知医护人员进行处理。

☆　患者行透析前,照护者需要准备哪些

（1）皮肤清洁：保持内瘘局部皮肤清洁，每次透析前清洁手臂。

（2）情绪疏导：对患者进行有效的心理疏导，鼓励患者与亲友沟通，病情允许时适当活动。

☆　患者行透析后,照护者需要注意哪些

（1）止血：透析结束后按压内瘘穿刺部位10分钟以上，以彻底止血，穿刺部位当天不可沾湿。

（2）预防低血压：密切观察患者血压情况，告知患者透析后2小时内暂不进食，平卧于病床，以避免出现低血压，如有异常及时告知医务人员。

（3）饮食照护：透析后督促患者餐后漱口，保持口腔卫生，避免食用坚硬食物。

（4）预防压疮：协助患者定时翻身，及时更换床单、被褥，保持床面清洁平整。

（5）止痒：告知患者皮肤瘙痒处应尽量避免搔抓，也可应用外用膏剂涂抹患处止痒。

第三节　肾结石患者的照护

☆　什么是肾结石

肾结石是一种成人泌尿系统的常见病，主要发病于肾脏。根据结石成分不同可分为草酸钙结石、磷酸盐结石、尿酸盐结石、碳酸盐结石等，以草酸钙结石最多见。

☆ 哪些人群容易得肾结石

甲状旁腺功能亢进症患者、痛风患者、使用部分药物(如氨苯蝶啶、乙酰唑胺、维生素 C、维生素 D)的人群更容易得肾结石。

☆ 肾结石对患者有哪些危害

结石质地坚硬,容易引起肾脏或尿路的局部损伤,使得患者尿路感染风险大大增加;还会引起患者剧烈疼痛,且可引起排尿不畅,使水分在肾脏内过分淤积,使肾脏受损甚至引发肾功能衰竭。

☆ 照护肾结石患者时需要观察哪些

(1)观察患者有无肾绞痛:肾绞痛多在半夜突然发作,表现为腰部或上腹部剧烈疼痛,持续数分钟至数小时不等,可使患者从熟睡中痛醒,坐卧不安,精神恐惧,还可伴恶心、呕吐、面色苍白、冷汗、排尿困难等症状,严重时患者可能出现休克。

(2)观察患者有无血尿:多数仅在显微镜下发现血尿,少数为肉眼血尿。有时活动后出现镜下血尿是肾结石的唯一症状。

(3)观察患者有无排石:少数患者在便池内可发现细小结石。

(4)其他症状:当结石堵塞双侧输尿管时可导致患者无尿;合并感染时可出现尿频、尿急、尿痛症状。

☆ 患者肾绞痛发作时,照护者应该怎样处置

(1)休息:立即扶患者卧床休息并告知医务人员,遵医嘱行腰部局部热敷,缓解局部疼痛不适。

(2)转移注意力:指导患者深呼吸、看电视等,以分散其注意力。

(3)正确用药:遵医嘱正确服用止痛药,并观察疼痛的缓解情况。

☆　照护过程中,结石患者的每日饮水有什么要求

肾结石患者一定要大量饮水,保证每日饮水 2 500~3 000 毫升,每日尿量在 2 000 毫升以上,多排尿可促进小结石排出且避免结石增大。

☆　不同种类的结石,患者在饮食上有什么不同

(1)草酸盐结石:患者应少吃菠菜、马铃薯、豆类、浓茶、巧克力、草莓、麦麸、芦笋和各种坚果(松子、核桃、板栗等)等食物。

(2)磷酸盐结石:患者避免进食高磷、高钙饮食,如牛奶等。

(3)尿酸盐结石:患者应少吃含嘌呤的食物,如动物内脏等,限制各种肉类和鱼虾等高蛋白的食物。

(4)胱氨酸结石:患者主要限制进食富含蛋氨酸的食物,包括蛋、奶、花生等。

☆　肾结石一定要进行手术治疗吗

不一定。对于结石直径较小(小于 0.6 厘米)、表面光滑、无尿路梗阻且没有感染的纯尿酸或者胱氨酸结石患者,可进行保守治疗。其中结石直径小于 0.4 厘米时约有 90% 的患者可以自行排出。

☆　跳绳可以帮助患者排出结石吗

可以。符合保守治疗条件者,照护者可以带领患者适当做一些跳跃运动或经常改变体位,有助于细小结石的排出。

☆　体外冲击波碎石术前患者需要做哪些准备

(1)术前禁食:督促患者术前 3 天禁食产气类食物,如瘦肉、牛奶及豆类。

(2)个人卫生:督促患者术前一天沐浴擦洗,避免受凉感冒。

☆ 体外冲击波碎石术后患者在照护中需要注意哪些

（1）促进排石：术后当天患者需卧床休息 6 小时，之后如无明显不适，可适当活动，变换体位，一般取健侧卧位，可促进结石排出。

（2）饮水要求：术后应鼓励患者多饮水，每天 2 500~3 000 毫升，保持每日排尿量在 2 000~2 500 毫升。

（3）结石排出监测：协助患者术后可用纱布过滤尿液，观察结石排出情况。

（4）保持患者会阴处清洁：可使用温水清洁会阴，如发现尿液颜色异常，应及时告知医务人员。

☆ 照护取石或碎石术后留置双 J 管的患者时，需要注意哪些

经内镜取石碎石术后常于患者输尿管内放置双 J 管，可起到扩张和支撑输尿管、引流渗血渗液、促进小结石排出、防止输尿管内碎石淤积的作用，部分患者还需带双 J 管出院。照护这类患者时应注意以下几方面。

（1）饮水与排尿：督促患者多饮水、勤排尿，不可憋尿使膀胱过度充盈而引起尿液反流。

（2）活动：鼓励患者早期下床活动，但应注意避免剧烈活动，防止过度弯腰、突然下蹲、咳嗽、便秘等，以防引起双 J 管滑脱或上下移位。

（3）病情观察：观察患者有无排尿疼痛、尿频、血尿症状，一般经多饮水、减少活动后能缓解，若有异常及时告知医务人员。

（4）定期复查：双 J 管一般留置 4~6 周，照护者应督促患者定期复查。

☆ 术后患者出现血尿怎么办

许多患者术后会出现暂时性的肉眼血尿，照护者应要求

患者多饮水,一般两天左右可改善;若为深红色血尿、持续时间较长,应及时告知医务人员。

☆　照护者应如何预防患者肾结石的再发

（1）饮食预防:督促患者多饮水、少憋尿;保持健康规律饮食,少吃动物内脏,少饮酒,忌暴饮暴食。

（2）日常活动:日常加强跳跃运动,照护者可以根据患者自身情况合理安排锻炼活动。

（3）积极治疗原发病:甲状旁腺功能亢进者、痛风等患者应积极治疗原发病,从而减少或控制肾结石的产生。

第四节　肾移植术后患者的照护

☆　什么是肾移植

肾移植就是将健康者的肾脏移植给肾脏发生病变并丧失功能的患者,是目前治疗终末期肾衰竭最有效的办法,也是最理想的肾脏替代治疗方法,移植成功可以使患者的肾功能基本恢复到正常水平,大大提升患者的长期生存率和生活质量。

☆　照护即将做肾移植手术的患者时应该怎样做

（1）皮肤准备:保持患者皮肤清洁卫生,术前淋浴或手术日前晚用消毒液擦身。

（2）营养支持:饮食要求同肾脏疾病患者的饮食,必要时在医师指导下补充营养,以提高手术耐受性。

（3）做好保暖:照护者应注意患者保暖,预防感冒。

（4）术前禁食水:术前 8 小时禁食,4~6 小时禁饮。

（5）心理关怀:照护者术前向患者讲述肾移植成功案例,消除恐惧心理,增强患者手术信心。

☆ **照护者应如何预防术后患者血管吻合口破裂出血**

（1）体位：术后患者需平卧 24 小时，与移植肾同侧的下肢髋膝关节水平屈曲 15°~25°，禁忌突然改变体位。

（2）活动：患者不宜过早活动下肢，根据病情术后第二日方可进行床上活动、术后第 3 日可下床活动，适度逐渐增大活动量；照护者应协助患者如厕等活动，预防患者跌倒。

（3）饮食：合理饮食，避免便秘使腹压突然增高。

☆ **照护中如何及时发现患者大出血**

当患者伤口引流管内血性液体每小时增加超过 100 毫升，提示伤口正在出血，应立即报告医务人员。

☆ **照护肾移植术后患者饮食时要注意哪些**

肾移植术后患者肠鸣音恢复或排气通畅，照护者即可给予患者半流质饮食，如稀饭等，若患者无腹胀，可逐渐改为易消化的半流质和普通饮食；避免给患者食用生冷、油腻、过多粗粮等刺激性食物，以免过度刺激肠道。肾功能迅速恢复者不限制蛋白质摄入量。此外，照护者应阻止患者服用增强免疫力的滋补品，如人参及人参制品等。

☆ **照护肾移植术后患者饮水时要注意哪些**

术后患者水分摄入遵循"量出为入"的原则。

☆ **照护者应如何监测肾移植术后患者尿量**

（1）监测频率：照护者应每小时记录一次患者尿液的颜色、性质及量，保持尿管通畅，有异常及时告知医务人员。

（2）尿量监测：一般情况下，术后 3~4 日内患者尿量维持在每小时 200~500 毫升为宜；许多尿毒症患者术后 3~4 日内每小时尿量可达 1 000 毫升以上，每天可达 5 000~10 000 毫升。若尿量每小时少于 100 毫升，提示病情恶化，应立即告知医务人员。

☆ 照护过程中哪些症状提示患者发生了排异反应

当患者术后出现体温突然升高且持续高热、尿量减少、体重增加、局部闷胀痛、腹胀、血压上升等表现时,应警惕排异反应的发生,严重时会导致移植手术的失败,此时照护者应立即告知医务人员。

☆ 为了预防排异反应,患者会服用免疫抑制剂,照护者应注意哪些

(1)照护者应向患者强调长期、按时服用免疫抑制剂的重要性,不能自行增减或者替换药物。

(2)告知患者服用其他药物前应咨询医师,以免影响免疫抑制剂的药效。

(3)应注意观察患者有无体温升高、尿少等排斥反应的表现,有异常及时告知医务人员。

(4)患者服用激素时易激怒,照护者应多加体贴,关心患者。

☆ 照护者应怎样避免服用免疫抑制剂的患者发生感染

(1)饮食卫生:监督患者注意饮食卫生,不宜生食,餐具每日需煮沸消毒,避免因食物不洁导致的腹泻。

(2)口腔卫生:照护者可督促患者每日使用氟尿嘧啶和生理盐水、碳酸氢钠交替漱口,预防口腔感染。

(3)避免交叉感染:交代患者外出时佩戴口罩,尽量少去人多密集的地方;穿鞋袜、长袖、长裤,以避免蚊虫叮咬。

(4)注意保暖:督促患者注意保暖,预防感冒。

(5)正确服药:督促患者在医师指导下正确服用抗生素。

☆ 照护中,患者出现什么症状提示发生感染

患者若出现体温高于 38℃,伤口出现红、肿、热、痛症状

及分泌物,立即告知医务人员,及时发现感染征象。

☆ 服用免疫抑制剂患者出现腹泻时应如何照护

（1）警惕排异反应:腹泻可影响免疫抑制剂的吸收效果,因此照护者应警惕患者有无肾区不适等症状。

（2）及时止泻:督促患者遵医嘱使用药物止泻。

（3）注意便后肛周清洁:擦洗时应动作轻柔,清洁皮肤后,可用油剂涂抹,防止肛周皮肤红肿。

（4）病情观察:照护者还应观察并记录患者腹泻次数及量的变化,询问患者是否有腹痛、腹胀、恶心、呕吐等并发症,有异常及时告知医务人员。

☆ 照护肾移植术后患者的日常活动时有哪些要注意

（1）一般情况下,术后第 3 天患者可下床活动,体质虚弱者,照护者应协助患者完成洗漱、穿衣、如厕等日常活动。

（2）可为患者制定每日活动目标,从坐起到逐渐增加行走距离,循序渐进的增加患者活动量,鼓励患者进行散步、打太极等活动,以增强体质。

（3）患者活动不耐受时,应注意休息,避免疲乏。

（4）保持活动场地干燥,提醒患者穿着大小适合的衣裤,着防滑鞋,外出时应由照护者陪同,以避免发生跌伤。

（闫芳　林玲）

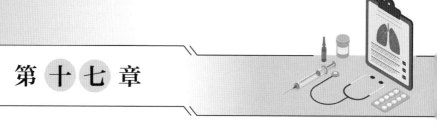

第 十 七 章

内分泌系统疾病患者的照护

　　内分泌系统疾病是由于各种原因引起的内分泌结构或功能改变而出现的一些疾病。内分泌系统疾病种类繁多,常见的包括糖尿病、甲状腺功能亢进及痛风,这几类疾病的患病率高,对日常生活的影响也越来越多,对人类健康威胁也越来越重,专业的照护可以促进患者的健康。

第一节　糖尿病患者的症状及照护

☆　什么是空腹血糖

　　空腹血糖指的是至少 8 小时不吃含热量食物后,测得的血糖值。

☆　什么是餐后 2 小时血糖

　　餐后 2 小时血糖是指从吃第一口食物开始,2 个小时之后测得的血糖。

☆　什么是随机血糖

　　随机血糖是一天中任意时间的血糖,不用考虑上次进餐时间。

☆　正常血糖值是多少

血糖的正常范围:空腹血糖 3.9~6.1 毫摩尔每升,餐后 2 小时血糖不高于 7.8 毫摩尔每升,随机血糖低于 11.1 毫摩尔每升。

☆　什么是糖尿病

以下 3 种方法都可以单独用来诊断糖尿病。但要正式确诊,必须以下任何两种结果为阳性。

(1)糖尿病的典型表现,即多喝、多尿、多吃,以及体重减轻的所谓"三多一少"的表现,加上任意时间点(不论何时进餐,是否运动等)的血糖超过 11.1 毫摩尔每升。

(2)空腹血糖超过 7.0 毫摩尔每升。

(3)口服葡萄糖耐量试验(OGTT)2 小时血糖不低于 11.1 毫摩尔每升。

☆　照护者如何指导糖尿病患者进行正确饮食

照护者应协助患者建立自己的饮食档案,将每日的食谱及食量、测得的血糖值进行记录,不断调整,建立适合自己的饮食搭配。

(1)主食:玉米、小米、紫米、燕麦、大麦、荞麦、高粱米等。每日主食必须吃够。每日主食做到大米、面粉混合食用,即一天二顿大米主食、一顿面主食;或一顿大米主食、二顿面主食。

(2)蛋白质:鸡肉、鸭肉、牛肉、鱼肉、瘦肉、鸡蛋、豆浆、牛奶等,但注意摄入量,不可摄入过多;低糖或无糖脱脂奶可以作为奶和奶制品的首选。但是对伴有肾功能不全的患者要注意减少蛋白质的摄入量。

(3)蔬菜:茼蒿、大白菜、番茄、白萝卜、冬瓜、绿豆芽、青菜、韭菜、芹菜、春笋等。

(4)水果:苹果、梨、橘子、木瓜、奇异果、西柚等。

(5)纤维素的摄入:笋类、茭白、芹菜、青椒、花菜、玉米、南瓜、苦瓜、紫菜、豆类等。

糖尿患者食谱举例

早餐	主食：馒头或饼 副食：水煮鸡蛋或荷包蛋一个；豆浆、牛奶或小米粥
午餐	主食：糙米（糙粳米、糙灿米、糙糯米）饭、粗杂粮（荞麦面、黄豆面、玉米面等）馒头或面条 副食：瘦肉、鸡肉、鱼肉、鸭肉等；清炒或凉拌蔬菜、豆制品等
晚餐	主食：糙米（糙粳米、糙灿米、糙糯米）饭、粗杂粮（荞麦面、黄豆面、玉米面等）馒头或面条；小米粥、红豆粥、绿豆粥等 副食：蔬菜、豆制品等或鸡肉、鸭肉、鱼肉、瘦肉等

☆ 照护者如何协助患者正确进行自我血糖监测

（1）记录患者每餐的进食时间，方便计算餐后血糖的时间。

（2）记录每餐的食物种类及量。

（3）督促患者按医嘱要求服用降糖药物或完成胰岛素注射。

（4）记录患者每次监测的血糖值和监测时间。

☆ 照护者协助糖尿病患者口服降糖药时应注意哪些

（1）遵医嘱要求按量服药，切忌自行减药或加药。

（2）磺脲类降糖药的不良反应有低血糖反应、皮疹和皮肤瘙痒、消化道反应、血液系统反应等，应餐后半小时服药，如优降糖、格列喹酮。

（3）双胍类的降糖药有胃肠道反应，偶有过敏反应等不良反应，餐中或餐后口服，如二甲双胍。

☆ 注射胰岛素可以选择哪些部位

腹部、大腿外侧、上臂外侧，臀部外上侧等部位。注射部位注意轮换，以防局部皮肤出现硬结。

具体轮换方案如下。

（1）四周内采取小轮换：即同一部位的轮换，一个注射部位内连续两次的注射间距大约一指宽。每个部位注射一周，例如将腹部可注射部位分为四区，将臀部、大腿、胳膊分为两区，在各区内轮换。每次更换注射点，每天同一时间注射同一部位。

（2）四周后采用大轮换：即更换另一个部位进行轮换，例如从腹部换到大腿、到臀部、到胳膊。

☆　不同效力胰岛素的注射时间和部位

（1）速效胰岛素类似物：应餐前即注射，部位不受限制；短效胰岛素应餐前 15~30 分钟注射，首选腹部。但应特别注意，一定要保证食物准备好后，才注射餐前胰岛素。切忌注射餐前胰岛素后，再去准备食物，以免进餐不及时，导致患者低血糖。

（2）中效胰岛素：睡前注射，首选臀部或大腿。

（3）长效胰岛素：需要固定时间注射，首选大腿或臀部。

（4）预混胰岛素制剂：早餐前首选腹部，晚餐前首选大腿或臀部。

☆　胰岛素如何保存

未启用的胰岛素适宜的保存温度是 2~8℃，绝不能冷冻。已开封的胰岛素不要再放回冰箱内，室温 25℃内可以保存 28 天，过期勿使用。

☆　照护者协助患者注射胰岛素前应注意哪些方面

（1）分清胰岛素的种类，三餐前和睡前胰岛素。按胰岛素种类遵医嘱进行注射。

（2）注射前检查胰岛素有效期和药物是否有结晶、絮状物等，一旦发现，马上停用。

（3）要仔细检查患者注射部位有无硬结破溃，存在硬结破溃者,应更换注射部位。

（4）胰岛素笔使用的针头应做到"一针一换",也就是针头不要重复使用,应该每打一针就换一个针头。

☆　胰岛素笔的针头重复使用有哪些危害

胰岛素针头重复使用,会让针尖逐渐变钝、产生肉眼看不见的缺口或倒钩,会对患者造成以下危害。

（1）注射时疼痛感增强。

（2）容易产生皮肤硬结,从而影响胰岛素的吸收。

（3）增加感染及断针风险。

（4）注射完毕后如不取下针头,会导致胰岛素注射剂量不准。

☆　照护者协助患者注射胰岛素时应注意哪些方面

（1）安装针头:安装针头时注意让针头方向与胰岛素笔平行,然后再平行用力将针头装入,这样能避免弯折针头。

（2）注射前需排气:防止注射剂量不准。排气方法为调节胰岛素笔剂量旋钮至 1~2 单位,将针头竖直向上,手指轻弹笔芯,使空气聚集在笔芯最上面,然后轻轻按压注射键,直至有一滴胰岛素挂在针尖上为止。

（3）注射部位要注意轮换:本次注射点与上一次的注射点应间距 1 厘米以上,避免 1 个月内在同一注射部位进行注射;避免选择皮肤破溃、红肿、硬结等存在皮肤损伤的部位进行注射。腹部注射时,需避开肚脐周围（约一拳范围内）。

（4）将胰岛素混合均匀:在使用预混胰岛素前,应充分混匀,直至胰岛素转变为均匀的云雾状白色液体,但要注意避免剧烈摇晃。

（5）规范消毒:注射前应使用 75% 酒精消毒注射部位。

（6）正确注射手法:注射时,注意用拇指和示指或加中指捏起皮肤再注射,尤其对于偏瘦的老年人,避免注入肌肉层。

（7）保证充分吸收:注射完需针头在皮肤中停留约 10 秒,

保证胰岛素充分吸收。

（8）注射后正确保存：拔针后，注意平行于针头方向套上针帽，然后取下使用过的针头丢弃，使胰岛素笔处于无针保存状态，以备下次继续使用。

☆ 糖尿病患者出现什么情况时，照护者需要立即通知医护人员

患者出现乏力、肢体无力、极度口渴、多饮多尿等症状，随后食欲不振、恶心、呕吐、头痛困倦、易怒、呼吸深快、有烂苹果味甚至昏迷，一旦处理不及时会导致患者发生严重后遗症甚至死亡，因此陪护应予以重视并警惕，及时呼叫医务人员并告知患者家属。

☆ 什么是低血糖和低血糖反应

糖尿患者测得的血糖值不高于 3.9 毫摩尔每升，就属于低血糖；当患者出现肌肉颤抖、心慌、出冷汗、饥饿感、软弱无力等，即发生了低血糖反应。

☆ 患者发生低血糖反应时，照护者如何处理

照护者应协助患者立即停止活动，嘱其卧床休息，同时协助患者服用含糖量比较高的食物，例如甜食、糖果等来补充所需糖分，缓解病情，并告知医护人员。若患者出现神志改变甚至昏迷时，照护者应立即呼叫医护人员处理并告知患者家属，进行紧急救治。

☆ 什么是糖尿病足

糖尿病足是糖尿病患者发生与神经和血管相关的足部感染、溃疡等。症状轻者表现为足部畸形；症状重时表现为足部溃疡和坏死。

☆　患者出现糖尿病足时如何照护

（1）积极控制血糖，预防糖尿病足出现和进展。

（2）每天检查患者足部，了解有无感觉减退、麻木、刺痛感；观察足部皮肤颜色和温度有无改变，有无足部损伤。

（3）注意每天清洁足部，用温水泡脚，水温 37~39℃ 为宜，泡脚时间不宜过长。不使用刺激性强的肥皂或沐浴露洗脚，避免大力揉搓；勤换鞋袜，防止感染。

（4）预防外伤，避免赤脚，外出勿穿拖鞋，宜选择柔软、前端宽松的鞋子，选择弹性好、透气散热、袜口宽松的棉袜，防烫伤冻伤。正确修剪趾甲，最好泡脚后趾甲较软时修剪，不要修剪得过短，以免损伤甲沟皮肤而导致感染。

（5）足部有溃疡的患者，应保持溃疡处的清洁和干燥，以防止继发感染，照护者应该注意观察溃疡处的外观、范围、气味及分泌物的情况，发现分泌物增多，颜色、气味改变，范围变大、变深，应立即报告医护人员给予相应的处理。

☆　对于糖尿病患者，在日常生活中的照护要点有哪些

（1）要保证患者 8 小时有效睡眠。早 7 点起床，晚 10 点睡觉。

（2）在日常生活中注意督促患者保暖，避免受凉而感冒，尤其要注意防止患者的下肢发凉、麻木、疼痛等循环障碍的情况出现。

（3）避免患者过度的劳累。

（4）预防低血糖的发生。糖尿病患者在出门的时候，照护者应该嘱其随身携带一些含糖食物，如糖果或点心，以防止患者在外面突然发生低血糖，可以及时进食来缓解症状。

（5）预防皮肤感染。经常为糖尿病患者擦洗身体，包括洗头和洗脚。注意清洗时水温适宜，避免烫伤。对于因并发症而腿脚不便或长期卧床的人，应多协助他们下床走动或床上翻身，以免引起皮肤压力性损伤。

（6）穿着上注意尽量选择柔软材质、舒适透气、裤口或袜口宽松的衣裤和袜子，选择软底、不磨脚、透气性好的鞋子。

（7）督促患者严格戒烟、戒酒。

☆ 照护者要如何配合糖尿病患者进行运动治疗

（1）运动前准备：照护者要给患者准备宽松舒适的服装，合脚透气的鞋袜。给予患者心理支持，增加患者运动治疗的信心。

（2）运动方式：患者可以根据自身身体情况选择散步、打太极拳、打球、跑步等运动方式。

（3）运动量：患者运动量应以不感疲劳为宜。照护者也可以利用摸脉搏来测量患者的运动量：运动后立即摸患者脉搏，运动时最高脉搏数 =170 − 年龄。在运动过程中，一旦出现脉搏数超过最高脉搏数值的，应逐渐降低运动量，以确保安全。

（4）运动强度和时间：见下表。

运动强度表

运动强度	运动方法	运动时长
高强度运动	游泳、打篮球、跳绳、百米赛跑等	5 分钟左右
中等强度运动	爬山、打羽毛球、乒乓球、快步走、慢跑等	10 分钟左右
低强度运动	散步、慢骑、打太极拳、家务劳动等	20 分钟左右

（5）运动时间与频率：应在餐后 30~60 分钟开始锻炼为宜（特别是使用降糖药物者），一定要避免空腹运动。每周运动不少于 3 次，单次运动时间在 45~60 分钟之间，每周至少保证 160 分钟的运动时间。

第二节 \ 甲亢患者的症状及照护

☆ 什么是甲亢

是甲状腺功能亢进症的简称。是由于患者体内甲状腺激素释放过多,而引起心悸、出汗、进食和排便次数增多、体重下降的一种临床综合征。部分患者还同时合并突眼、眼睑水肿、视力减退等症状。

☆ 甲亢患者的症状有哪些

最突出的表现为饮食上容易饥饿,食欲旺盛,进食频率增加;排便次数随之变多;情绪上心情急躁、容易生气;睡眠上易失眠多梦等。

☆ 照护甲亢患者发现什么情况时应立即通知医护人员

照护者发现患者原有的甲亢症状加重、高热高于 39℃、大汗、每分钟心跳大于 140 次,恶心、呕吐、腹痛、腹泻、烦躁不安,甚至出现心衰、休克及昏迷时,这是出现了甲亢危象。此时陪护应及时呼叫医护人员予以紧急救治,并通知患者家属。在等待医务人员的过程中,陪护应立即让患者卧床休息,呼吸困难时取半卧位。躁动不安者要注意防止其坠床;体温过高者予以冰敷或用酒精擦洗其腋窝、膝盖窝等大血管处。

☆ 甲亢患者饮食上应注意哪些

(1)禁食高碘食物,如紫菜、海带、海苔、海蜇、海鱼、海虾、海蟹、虾皮等。

(2)多吃优质蛋白质如豆浆、豆腐、酸奶及瘦肉等。

(3)多选择一些富含维生素和矿物质的食物如花菜、南瓜、蘑菇、柑橘、猕猴桃等新鲜蔬菜和水果。

(4)少吃含纤维素多的食物如燕麦、小米、玉米、芹菜、韭菜、菠菜、苹果等。

（5）多饮水,甲亢患者每日应饮水 2 000~3 000 毫升,伴有心脏病者除外。

（6）少食辛辣刺激性食物及饮料,不喝浓茶和咖啡。

（7）可以在三餐之外,多加几餐补充能量。

（8）痊愈后应恢复正常饮食。

☆ 照护者如何指导甲亢患者用药

（1）照护者要注意指导甲亢患者坚持遵医嘱,按剂量和疗程用药。治疗药量要足,在医生指导下慢慢减药至停药,不可自行减药或停药。

（2）服用抗甲状腺药物期间,如果出现皮疹,查血示白细胞减少或肝功能损害,应马上联系医生,及时处理。

（3）服用抗甲状腺药物开始 3 个月,每周查血象 1 次,每隔 1~2 个月做甲状腺功能测定。

（4）服药 1.5~2 年后,如果患者肿大的甲状腺缩小,临床症状好转或消失,心率降至接近正常,体重慢慢恢复理想标准,甲状腺功能检查接近正常,经复查后可遵医嘱考虑停药。

☆ 照护者如何协助甲亢患者进行休息与活动

（1）在日常生活中,甲亢患者不需要绝对卧床休息,可以进行一些适量的活动,以身体不感到疲劳为宜。

（2）严禁过劳与熬夜,特别在病情较重期间,患者一定要卧床休息。

（3）在生活中要避免情绪波动。

☆ 生活中如何照护甲亢患者

（1）保持病房和居室安静、通风,温湿度适宜,光线要柔和,避免噪声、强光等一切不良环境刺激。

（2）让甲亢患者适当休息,适量活动,睡眠充足,避免过度劳累和情绪激动,必要时口服镇静剂。

（3）定期测体重。开始治疗应测量体重，以后每周测一次。每日清晨卧床时自测脉搏。

（4）保持皮肤清洁，养成良好卫生习惯，防止皮肤感染。

（5）甲亢患者要注意按时复诊。在服用抗甲状腺药物最初3个月，甲状腺功能检查异常的时候，每周要注意复查血象，最短要每月复诊1次；甲状腺功能正常后一定要2~3个月复诊1次。

☆ 甲亢突眼患者如何进行照护

（1）甲亢突眼患者休息时可以戴眼罩，外出戴深色眼镜。

（2）可以用眼药水湿润眼睛，防止眼睛干燥。

（3）若有结膜水肿，眼睑不能闭合可涂抗生素眼膏或用生理盐水纱布湿敷。

（4）休息时指导患者垫枕头抬高头部，减轻眼球后水肿和眼睛胀痛。

（5）定期行角膜检查，如有畏光，流泪，视力改变等时，应立即复诊。

☆ 对于行碘131放射治疗的患者，照护要点有哪些

（1）治疗前两周禁食含碘食物和药物，如海带、裙带菜、含碘食盐。用药前2小时不吃东西。

（2）服药后2小时内不要进食，以保证碘131完全吸收；单人单间居住7~14天，在指定的卫生间大小便，便后用水反复冲洗厕所2~3次。

（3）碘131治疗后第1周内不要挤压甲状腺，保证休息睡眠。

（4）服药后2个月内禁用碘剂、溴剂。

（5）服用碘131后1个月内应避免剧烈运动和精神刺激，注意避免感冒、发热或拉肚子等。若患者出现上述情况应作相应处理，以防病情加重。

☆　对于即将进行手术治疗的甲亢患者,术前照护要点有哪些

（1）术前协助患者按医嘱口服碘化钾溶液。

（2）术前避免患者情绪激动,必要时在医生指导下适当应用镇静药和安眠药,以保证良好的睡眠。保持环境安静和通风良好,指导患者少活动、适当卧床休息,避免外来过多的不良刺激。

（3）多吃优质蛋白质如豆浆、豆腐、酸奶及瘦肉等;多选择一些富含维生素和矿物质的食物比如花菜、南瓜、蘑菇、柑橘、猕猴桃等新鲜蔬菜和水果。禁用浓茶、咖啡等刺激性饮料。

☆　对于甲状腺切除手术后患者,术后照护要点有哪些

（1）患者麻醉未醒时,应取平卧位;血压平稳或麻醉苏醒后采用半卧位,应鼓励患者在床上变换体位、起身,但注意保持患者头颈部的固定。

（2）协助患者深呼吸、咳嗽咳痰,详见第十章第一节呼吸系统疾病的常见症状及照护。

（3）注意保持患者伤口干燥,并妥善固定引流管和引流袋（瓶）。发现引流管内血性引流液骤增或伤口敷料渗血时,及时告知医护人员。

（4）术后仍需遵医嘱协助患者口服复方碘化钾溶液,每天 3 次,每次 16 滴开始,逐日每次减少 1 滴,直到每次 3 滴为止,共服 2 周左右。

☆　甲亢患者术后出现哪些情况时,照护者应立即告知医生

（1）术后 48 小时内,患者如果出现呼吸困难、烦躁、嘴唇及手指甲呈紫色。

（2）术后 48 小时内发生高热、血压增高,同时有恶心、呕吐、腹泻、烦躁不安,甚至昏迷。

（3）出现声音嘶哑及发音困难。

（4）音调降低；进食特别是饮水时，易呛咳。

（5）术后 1~2 日出现四肢和口唇麻木、僵硬，手足抽搐。

第三节　痛风患者的症状及照护

☆　什么是痛风

痛风是患者体内的尿酸生成过多或排出过少，使得尿酸在体内堆积，沉积在关节、肾脏甚至心脏等部位，引起身体器官损伤的一系列症状。与长期饮酒、过量摄入高嘌呤食物、遗传因素有关。

☆　痛风有哪些症状

痛风的症状包括高尿酸血症、反复发作的痛风性关节炎、痛风石、间歇性肾炎，常常表现为突发一个或多个关节重度疼痛，多发生于夜间，还伴随有关节红、肿、皮肤温度高、紧张、发亮等，严重者呈关节畸形及功能障碍，常伴有尿酸性尿路结石。

☆　如何照护痛风性关节炎急性发作的患者

（1）首先是应指导患者避免患肢运动，尽量卧床休息，抬高患肢。

（2）局部可采取冷敷，缓解红肿热痛；切忌热敷和按摩。

（3）待关节肿痛缓解 72 小时后，才可考虑下床活动。

☆　痛风性关节炎患者缓解期能运动吗

可以运动，但要从小运动量逐步开始，如快步走、慢跑、游泳等，运动量和运动强度逐渐增加。不要运动过度和进行剧烈运动项目。同时要注意尽量使用大肌群，如能用手臂者不要用手指；避免长时间的重体力劳动，如运动后疼痛超过 1~2 小时，应暂停此项运动。

☆ **照护痛风患者时,饮食上应注意哪些**

(1)痛风患者可放心食用低嘌呤食物,中等嘌呤食物宜限量食用,高嘌呤食物应禁用。食物中嘌呤含量,见下表。

常见食物嘌呤含量

低嘌呤食物	主食:米面、高粱、马铃薯等 奶类:牛奶、冰激凌等 荤食:鸡蛋、鸭血、猪血等
低嘌呤食物	蔬菜:大部分蔬菜,如花菜、白菜、萝卜、番茄、黄瓜、茄子、洋葱、竹笋等 水果:梨、桃、杏、苹果、香蕉、樱桃等
中嘌呤食物	豆类及豆制品:红豆、绿豆、黑豆、蚕豆、豆腐、豆浆、豆奶等 水产类:草鱼、鲈鱼、鳝鱼 蔬菜类:冬笋、芦笋、菠菜、四季豆、豇豆、海带、蘑菇等
高嘌呤食物	豆类及蔬菜类:黄豆、扁豆、豌豆、香菇等 肉类:动物内脏、浓肉汤 水产类:海鱼、海参、虾类、贝壳类 其他:啤酒、浓茶

(2)不要吃过咸过油食物,例如咸菜、腌制品及油炸油煎食物。禁用辛辣刺激的调味品及食物,如辣椒、胡椒、花椒、八角、浓茶、咖啡等。

(3)大量饮水,每天饮水 2 000 毫升以上,同时严禁饮酒。

(4)限制高糖饮食和高糖饮料。

(5)多吃新鲜蔬菜和水果。

☆ **照护痛风患者日常生活时注意事项有哪些**

(1)要使患者保持心情愉快、鼓励适量运动,坚持日常锻炼,维持理想体重[理想体重(千克)= 身高(厘米)-105]。

(2)注意帮助患者建立饮食规律,不要暴饮暴食,三餐固定时间和固定量,非必要不可随意更改。

(3)指导患者多食含水分多的水果和食物,饮水量增加,使摄入总水量维持在每天 2 000 毫升以上。

(4)指导患者适量活动如慢走、划船、骑车、慢舞、快步走等,不要进行剧烈活动。

(5)告知患者可每天热水浴,可促进尿酸溶解和排泄。水温要适宜,防止烫伤。

(6)告知患者注意四肢和关节保暖。

(7)告知患者戒酒,戒烟。

☆ 如何指导痛风患者正确用药

(1)指导患者不要擅自增减或更换药物,要定时、定量服用药物,提醒患者要按照医嘱科学、合理服用药物。

(2)要严密观察患者用药后的反应,及时通知医护人员。若患者开始口服秋水仙碱时就出现恶心、呕吐、拉水样大便,要立即通知医护人员进行处理。若静脉注射秋水仙碱时,要注意患者是否有脱发、肾衰竭、癫痫样发作等反应,是否有注射部位红肿痛等反应,也应及时报告医护人员进行相应的处理。

(3)丙磺舒、磺吡酮、苯溴马隆的不良反应包括皮疹、发热、胃肠道反应等。使用期间,嘱患者多饮水、口服碳酸氢钠等碱性药。一旦出现不良反应应报告医护人员及时停药。

(4)孕妇及哺乳期间不应使用秋水仙碱,治疗无效者,不可重复用药。

(5)用药期间应定期复查血象以及肝肾功能。

(6)对于急性发作期的痛风患者,应当及早、足量使用药物治疗,最大限度缓解患者的痛苦。

☆ 对于痛风石切除术后患者的照护要点有哪些

(1)注意局部手术切口清洁干燥,定期换药,防感染。指导患者穿宽松衣物,保持床单位干净整洁。

（2）根据恢复情况适当进行关节功能锻炼,如关节按摩、指关节抓握训练、其他关节旋转、屈伸训练。

（3）控制饮食,严格低嘌呤饮食。饮食清淡,忌生冷、辛辣食物。

（4）严格戒酒。

（5）多喝水,注意休息,避免劳累、受凉及精神刺激。

（6）服用降尿酸药物,使尿酸控制在正常范围内。

☆　痛风石切除术后,照护者如何协助患者进行功能锻炼

术后,照护者应协助患者进行肢体的被动锻炼和督促患者进行主动锻炼,以促进患者康复,见下表。

痛风石切除术后功能锻炼

时间	锻炼方式	锻炼具体内容	锻炼强度
术后 1~6 天（早期）	轻微主动 + 被动功能锻炼	术日,肢体可做肌肉静力收缩,手指、脚趾屈伸	每次 20~40 下,早、中、晚各锻炼 1~3 次
术后 7~14 天（中期）	轻微被动 + 主动功能锻炼	上肢行握拳、抓捏弹性小球,手指能完全伸直和屈曲后再做吊臂及提肩动作;下肢行踝泵锻炼,抬小腿锻炼	不引起肢体疼痛、疲劳为度,循序渐进
术后 14 天后（后期）	主动锻炼	上下肢关节屈伸运动,力所能及轻微工作	不可过早负重锻炼,一般 6 个月后增加负重力度

（张丽　林玲）

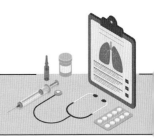

第 十八 章

肿瘤患者的照护

肿瘤是在各种外界因子的刺激下,机体异常增生形成的新生物,分为良性肿瘤和恶性肿瘤。据国家癌症中心发布的《2017 中国肿瘤登记年报》显示,我国每年新发癌症病例达 429 万,人人谈癌色变,癌症已成为影响居民健康的头号杀手。为肿瘤患者提供专业、细致的照护不仅可以提高患者的舒适度,同时还可以为患者提供心理支持,共同抗击疾病。

第一节 \ 良性肿瘤患者的照护

☆ 长了良性肿瘤怎么办,需要做手术吗

良性肿瘤在不影响患者正常器官功能及生活的情况下,无须处理。患者可在家自我观察,定期复诊。

☆ 良性肿瘤的特点有哪些

良性肿瘤一般生长缓慢,形状规则,边界清晰,与周围组织无粘连;用手触摸可推动。肿瘤表面多无皮肤溃疡或感染的情况,很少出现转移。

☆ 良性肿瘤患者会有哪些症状

良性肿瘤患者一般无明显的不适,但是如果肿瘤体积较大,会对其他的组织或器官造成压迫,从而表现出疼痛不适。

☆　四肢的良性肿瘤会产生哪些压迫症状，如何照护

四肢的良性肿瘤压迫神经可出现肢体麻木不适，照护者应：

（1）可指导患者进行手指抓握训练和肢体的屈伸活动。

（2）对于麻木明显的肢体要避免烫伤，洗浴时注意提前为患者试水温，不可使用热水袋或暖手宝保暖。

（3）肿瘤处皮肤脆弱，因此照护者应为患者准备宽松衣物，防止因衣物过紧导致患者皮肤过度摩擦与刺激造成肿瘤处皮肤破损，从而进一步导致肿瘤恶化。

☆　脑部的良性肿瘤会产生哪些压迫症状，如何照护

颅内肿瘤可能导致患者出现头痛、头晕等症状，因此照护者应注意预防患者跌倒，具体内容可参见神经系统疾病患者的照护。

☆　胃肠道的良性肿瘤生长较大会产生哪些压迫症状，如何照护

胃肠道的良性肿瘤可能出现便秘、肠梗阻等表现，部分患者表现为腹泻。照护者应注意以下几点。

（1）为患者备软食，防止因食物过硬导致肿瘤破裂出血；对于腹泻患者，应注意为患者提供足够的饮水；减少辛辣刺激、坚硬的饮食摄入，保证患者三餐定时，勿过饱或过饥，勿进食不新鲜或不洁食物。

（2）患者若出现明显腹胀、腹部疼痛时，应立即告知医务人员。

（3）对于腹泻患者，照护者除了告知医务人员之外，还应做好患者肛周皮肤的护理，具体参见排泄异常的护理。

☆　对于甲状腺结节的患者的日常照护要注意哪些

（1）对于甲状腺的良性结节，照护时应告知患者注意保持情绪稳定，勿大喜大悲，勿过于焦虑或紧张。

（2）在穿着衣物方面,避免患者的衣领处过紧,防止甲状腺压迫。

（3）督促患者保持生活规律、不熬夜、防止过度劳累。

（4）在饮食方面,指导患者尽量避免食用富含碘的食物,如海带等,避免结节受到碘的影响而增大,尽量避免饮用浓茶和咖啡。

（5）告知患者每年进行 B 超复查。

☆　对于乳房结节患者日常照护要注意哪些

（1）日常生活照护时可告知患者注意选择柔软、舒适的内衣,避免乳房受压。

（2）积极与患者沟通,使其保持心情舒畅,避免情绪郁结,避免熬夜。饮食忌辛辣刺激、甜腻饮食。

（3）注意观察患者乳房的皮肤变化,若患者出现乳头挤压时有异常分泌物;乳房皮肤呈现橘皮样改变时,应立即告知医务人员。

（4）月经结束后的 9~11 天可指导患者到门诊由专业医生进行乳房触诊复查,必要时行乳房 B 超或其他专科检查。

☆　对于肺部良性结节患者的日常照护要注意哪些

对于肺部的良性结节,应注意在天气突然转凉时及时添衣,佩戴口罩,防止冷空气对呼吸道的刺激,预防呼吸系统的感染。指导患者每年进行肺部结节复查。吸烟、饮酒患者应提醒其术前戒烟、戒酒。

☆　当良性肿瘤出现什么样的情况时需要立即就诊

指导患者若发现肿瘤生长速度明显加快、疼痛加剧、皮肤表面出现破溃、感染等异常表现时,应立即就诊。此外,若肿瘤的生长影响到周围组织和器官的功能时,也应及时就诊。

☆　良性肿瘤患者术前的照护要点有哪些

（1）术前根据患者的麻醉方式及医务人员的提示，协助患者合理禁饮食。对于全麻患者，术前禁食 8 小时，禁饮 2 小时。必要时按医生要求协助患者进行肠道准备。

（2）协助患者沐浴，更换干净病员服，取下饰品、假牙、隐形眼镜。检查患者的腕带及手术标记是否清晰，切忌在洗漱时摘掉手术标记。

（3）若患者有长期服用的口服药，术前应询问医务人员手术当日晨间是否可正常服用，如何服用，确保患者安全。

（4）安抚患者情绪，保持放松的心情，保证夜间正常的睡眠，以饱满的精神状态迎接手术。

☆　良性肿瘤患者术后的照护要点有哪些

（1）皮肤或乳腺良性肿瘤切除术后，注意保持患者伤口敷料清洁干燥，若发现敷料包扎过紧，患者出现肢体肿胀或者呼吸不畅时，照护者应及时告知医务人员。

（2）若患者伤口处留有引流管，协助护理人员妥善固定引流管及引流袋，告知患者注意防止引流管扯脱、防止引流管反折及引流液反流。在协助患者翻身、如厕或下地活动时，照护者应首先妥善处理好引流管及引流袋。

（3）在饮食方面，应遵守医务人员的要求。一般胃肠道手术后，早期会禁食，在消化道功能恢复，患者排气后，可先饮水，逐步过渡为米汤、牛奶等流质饮食，适应后，改为稀饭、面条等半流质饮食，最后才进食普食。

☆　良性肿瘤术后患者出现哪些症状时，照护者应立即告知医务人员

（1）对于甲状腺良性肿瘤切除术后，患者出现呼吸困难、声音嘶哑时。

（2）对于颅内良性肿瘤患者术后，患者突发头痛加剧、昏

睡不醒时。

（3）对于肺部包块切除术后，患者出现呼吸困难时。

（4）当患者引流液超过每小时 200 毫升，应警惕患者伤口出血。

（5）若引流管颜色异常，如尿色为洗肉水样或者茶色；胃管引流液为红色时。

第二节　恶性肿瘤患者的照护

☆　恶性肿瘤的特点有哪些

恶性肿瘤俗称癌症，生长迅速，边界与周围正常组织不分明，用手触摸，常与周围组织存在粘连，难以推动。若行超声检查可见肿瘤组织动脉血供丰富，同时会出现其他器官和组织的扩散。患者可有疼痛、体重减轻等表现。

☆　恶性肿瘤的治疗方式有哪些

医生一般会根据患者的肿瘤大小、恶性程度、与周围组织的粘连程度、有无转移等情况综合考虑患者的治疗方式。一般包括手术切除、化疗、放疗、生物治疗等。

☆　恶性肿瘤患者疼痛难忍怎样处置

恶性肿瘤早期，患者可能仅表现为局部的胀痛不适，晚期患者的疼痛程度常表现为剧痛，患者常疼痛难忍、大汗淋漓，仅强效的镇痛药才可有效缓解患者的疼痛。作为照护者应该做到以下几点。

（1）重视患者的疼痛：照护者应鼓励患者表达疼痛，若患者出现痛苦面容、辗转反侧、夜间疼痛难忍、无法入睡、大汗淋漓等情况时，应立即告知医生，及时为患者进行镇痛。

（2）健康宣教：告知患者疼痛除了影响患者的舒适外，还会增加其心脑系统疾病的发生率，反而不利于患者的康复。

（3）正确用药：遵医嘱指导患者正确口服镇痛药物，勿私自加量，以免出现镇痛药物依赖。

（4）分散患者注意力：在患者疼痛轻微时，照护者可通过按摩、与患者交谈、为患者播放音乐等方式分散患者注意力。

（5）观察不良反应：使用镇痛药物后若患者出现头晕、呕吐、心慌等不良反应，立即告知医生。

☆　恶性肿瘤的患者饮食须知

为确保患者在术前有良好的身体状态，照护者应为患者提供充足的营养支持，在医护人员无特殊交代的前提下，可为患者提供高蛋白、高能量、高维生素的饮食，比如可适当增加肉制品、牛奶、水果的摄入，确保营养均衡；若患者食欲不佳，照护者应及时告知医生，对患者进行营养评估，并及时给予营养制剂补充。

☆　恶性肿瘤患者出现哪些情况要及时告知医生

（1）出血：患者出现咳血、黑便，严重时可能出现呕血或便血，此时患者的肿瘤可能侵蚀了胃肠道的大血管，危及患者生命。

（2）吞咽困难，拒绝进食：如食管癌患者出现吃东西时吞咽困难甚至拒绝进食，会导致营养不良，从而导致身体机能下降，因此应及时告知医生，进行营养支持治疗。

（3）高热：患者持续高热，甚至寒战，可能并发感染，应及时告知医务人员。

（4）昏睡不醒：患者若出现整天昏睡，呼叫不应答时，应立即告知医务人员。

（5）情绪低落，有自杀倾向：此时应及时告知医务人员，以免患者出现自伤行为，照护者也应时刻陪伴。

☆　如何协助恶性肿瘤患者进行术前准备

恶性肿瘤患者的术前照护要点（见本章良性肿瘤患者的

照护章节)。

☆ 如何协助恶性肿瘤患者进行康复训练

照护者应根据患者的活动能力,鼓励患者进行早期功能康复训练。

(1)肢体康复:关节屈伸活动、上举活动,可耐受时可进行床上抬臀训练;同时鼓励患者逐步由卧位转为坐位、最后床边站立、尽早下地行走,预防因长期卧床导致的肌肉萎缩。

(2)呼吸康复:指导患者进行深呼吸训练和有效咳嗽(见第十章呼吸系统疾病患者的照护)。

(3)深静脉血栓预防:指导患者行踝泵运动或股四头肌收缩训练(见第十一章运动系统疾病患者的照护)。

☆ 如何做好恶性肿瘤患者术后的心理安抚

(1)关注患者心理状态:对于恶性肿瘤患者,照护者应给予更多关心,在患者情绪不佳时,应表示理解,鼓励患者适度的情绪表达,事后及时给予安慰和鼓励,多陪伴患者。

(2)增加沟通:及时与患者家属进行沟通,让患者家属多陪伴支持患者,给予患者战胜疾病的勇气与斗志。

(3)自杀/伤预警:在患者出现明显抑郁、自杀倾向时,应立即告知家属,共同陪护,同时清理床边可能患者伤害的道具、绷带、玻璃等器具,24小时陪护患者,以防走失或自杀。

☆ 恶性肿瘤终末期患者的照护要点有哪些

恶性肿瘤终末期是指患者经过治疗与护理,仍未有效控制癌细胞转移,患者身体器官和功能出现衰竭,进入临终状态。此阶段的照护重点是让患者在生命的最后阶段可以生活得安逸,能有尊严、平静地走完人生旅途。因此作为照护者应做到以下几点。

(1)舒适护理:终末期患者的舒适是最重要的护理要点,因此,如何在患者的终末期让患者有尊严的离开是照护者需要关注的问题。因此,要重视患者的疼痛主诉,患者疼痛时及时告知医生,给予镇痛药物。同时,协助患者进行皮肤清洁,不仅让患者舒适,更让患者在终末期有尊严。

（2）满足患者的心愿:陪伴患者,了解患者有无未了的心愿,给予患者家属与患者相处的时光,同时劝慰开解家属,告知家属珍惜与患者相处的时间,尊重患者的想法,了却患者的心愿。

（3）协助患者进行临终前的准备:大部分患者在此时会开始回顾过去、与自己和家人和解、立遗嘱、为自己准备身后事等,此时照护者需要做的是陪伴患者,根据患者的活动能力及时提供协助,并提醒患者适度休息,保存体力。

第三节 \ 化疗患者的照护

☆ 什么是化疗

是化学性治疗的简称,主要是利用化学合成的药物来杀伤肿瘤细胞,或抑制肿瘤细胞生长的治疗方法。但是化疗药物在杀灭肿瘤细胞的同时,也会伤害正常的细胞,从而让患者在化疗的过程中出现一系列的不良反应。但是尽管如此,化疗仍然是抗癌治疗中很重要的一种方式。

☆ 化疗药物对于照护者有伤害吗

化疗药物对于患者所产生的不良反应主要源于药物进入人体;对于护理人员在配制的过程中,可能会出现气溶胶吸入,也会对身体不利;但是对于照护者而言,只要照护者未接触患者化疗的药液,就不会对身体产生影响。

☆ 化疗的患者出现恶心、呕吐时如何照护

恶心、呕吐是化疗过程中最常见的不良反应,为了减轻恶心、呕吐的反应,照护者应注意以下几点。

（1）在患者开始治疗前的 1 小时内,告知患者尽量不要吃东西饮水,必要时根据医嘱,协助患者口服止吐药物。

（2）在患者治疗期间,为患者提供清淡、易消化的饮食,可适当多提供绿叶蔬菜和水果,告知患者饮食节制,勿过饥过饱。

☆　化疗的患者出现腹泻时如何照护

患者表现为大便次数增加(每日不少于 3 次)、大便不成形、水样便。慢性腹泻不仅会对患者的胃肠道黏膜造成损伤,同时还会导致患者消化吸收不良,加重患者的营养不良,另外还会导致患者失水量大,导致患者虚脱。因此,一旦患者出现腹泻,照护者应注意以下几点。

（1）立即告知医生,遵医嘱给予患者止泻的药物治疗,并告知医生患者用药后有无好转。

（2）同时注意饮食宜清淡卫生,减少芹菜、香蕉、火龙果等富含纤维素的食物摄入,以免加重患者腹泻。

☆　化疗的患者出现静脉炎时如何照护

化疗药物会刺激患者的血管,导致患者的血管出现发红、刺痛、血管硬化,甚至出现皮肤的硬结、溃疡等静脉炎的表现。因此照护者在患者输注化疗药物的过程中,注意观察患者输注处的皮肤情况,若患者出现胀痛不适时应立即停止输注,并呼叫护士。红肿处皮肤可遵医嘱给予喜辽妥进行涂抹,严禁自行给予热敷。

☆　如何预防化疗患者出现感染

化疗药物除了会杀灭癌细胞之外,还会杀死体内的免疫细胞,导致患者免疫能力下降,从而导致患者更容易出现感染。若患者在化疗过程中,出现发热、咳嗽、咽痛、皮肤脓肿等表现时,应引起重视,及时告知医务人员。照护者要做到以下几点。

（1）在接触患者前后应进行手消毒,若患者存在感冒咳嗽等症状时,应避免接触患者,若必须接触患者应佩戴口罩,保持社交距离。

(2)患者的餐具可煮沸消毒,食材应确保新鲜,尽量避免为患者提供隔夜饮食。

(3)指导患者多饮水,每日进行会阴部及骶尾部清洁,防止泌尿系统感染。

☆　**患者的化疗药物静脉输注的方式有哪几种,照护的要点有哪些**

患者的化疗药物一般通过深静脉或者中心静脉输注,因此患者一般会提前留置 PICC(经外周的中心静脉置管)或者静脉输液港。短期化疗的患者也会采用静脉留置针进行输注。照护者应注意以下几点。

(1)观察患者输液管路的固定贴膜是否翘起或松脱,穿刺处有无渗血,若出现以上情况,及时告知护士。

(2)为患者测量穿刺侧肢体的臂围,若臂围明显增加,且患者出现肢体胀痛时,应考虑患者是否出现化疗药物外渗,立即告知医务人员。

(3)告知患者穿刺侧肢体勿提重物并防止受压。

(4)患者能否进行淋浴,照护者应询问医务人员,沐浴过程中应注意 PICC 的保护,防止贴膜打湿,一旦潮湿、翘起,应及时告知医务人员进行更换。

第四节　放疗患者的照护

☆　**什么是放疗**

肿瘤放射治疗是利用放射线治疗肿瘤的一种局部治疗方法。通过放疗可以杀死或破坏癌细胞、抑制它们的生长、繁殖和扩散。

☆　放疗对于照护者有伤害吗

放疗主要是通过射线进行,射线是有穿透性的,因此对于照护者而言具有一定的伤害性,因此,患者进行放疗时,若患者可自行活动,建议照护者在外等待,若患者需陪同进入放疗室,建议照护者穿上防辐射服,以确保自身安全。对于放疗完成后,患者身上是不会残留放射源以及放射特质的,因此不会对周围人的健康造成威胁,照护者可放心。

☆　放疗的患者会有哪些不良反应,照护者应如何观察和应对

(1)感染:放疗与化疗一样,在杀灭患者癌细胞的同时也会攻击患者的正常细胞,因此放疗患者同样也会导致患者免疫力下降的表现,因此其观察照护要点与化疗患者相同。

(2)皮肤与黏膜损伤:表现为患者照射区皮肤出现红斑、水疱、破溃或明显瘙痒的情况。为预防此情况的出现,照护者在为患者进行皮肤护理时,禁止使用肥皂、酒精、碘伏,禁止使用粗糙的毛巾进行暴力擦拭,同时衣着宜宽松、质地应柔软;若患者出现照射区皮肤瘙痒时,告知患者勿抓挠,及时告知医务人员进行处理。外出时应给予紫外线的防护,防止阳光暴晒。若患者照射区域皮肤出现脱皮等现象,勿用手撕脱,以免皮肤破溃感染。指导患者保持口腔清洁,进食软食,切忌食用过凉、过热以及酸辣刺激性食物,进食后应给予患者温水漱口。

(3)其他:放疗还会对局部照射的器官功能造成影响,如患者可能出现血尿、胃肠道的溃疡或出血等,因此照护者应根据患者的放疗部位及疾病,细心观察患者有无以上异常表现,一旦出现,立即告知医务人员。

(林玲　娄湘红)

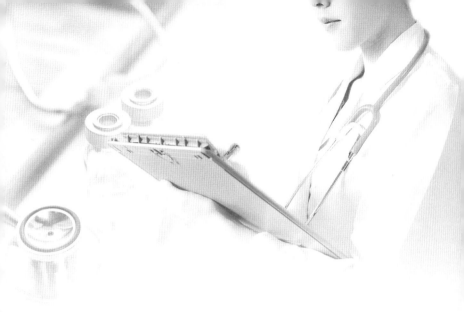

第四部分

常见应急预案及处理流程

一、患者跌倒的应急预案及处理流程

1. 患者跌倒的应急预案

（1）一旦发现患者跌倒或坠床,应立即呼叫医务人员。

（2）在医务人员到场前,询问患者有无不适,查看患者有无明显的外伤,安抚患者情绪。

（3）医务人员到场后,向医务人员如实描述患者跌倒的场景,协助医务人员进行伤情判断。

（4）协助医务人员为患者测量生命体征,在医务人员的指导下协助患者转运至病床,必要时陪同患者完善相关检查,排除患者出现骨折、颅脑外伤、内出血的情况。

（5）向上级领导汇报跌倒事件备案,并联系家属。

（6）有跌倒史的患者,要向其强调预防跌倒注意事项,告知患者如需下地活动、如厕时要有专人陪同。

2. 患者跌倒的处理流程（如下图）

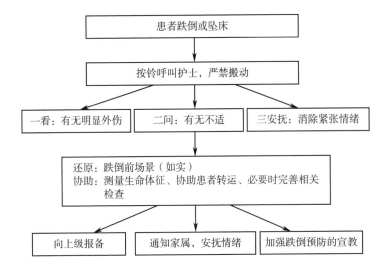

3. 演练脚本

场景:患者 11 床李某,70 岁,高血压病史,夜间下床上厕所过程中,不慎跌倒在床边。

角色扮演:照护者、患者、护士、医生、家属

患者:小王,小王,快过来,扶我一把。

照护者:(赶紧开灯,到患者床边)李老,您怎么了? 怎么躺在地上?

患者:我刚准备下床上厕所,结果突然脚发软,就坐在地上了。

照护者:(立即按铃呼叫护士),护士护士,11 床的李老下床上厕所时,不小心摔倒了,你赶紧过来看一下。李老,你不着急,有没有哪个地方磕到了,胳膊、腿、头,有没有哪里疼? 头晕不晕? 护士马上过来看您。

患者:头还有点晕,应该没有磕到哪里。

(医生、护士快速来到病房,查看患者,护士测量血压,医生查看患者有无外伤)

护士:患者血压 150/90 毫米汞柱,心率每分钟 85 次。

医生:好的,李老。您的血压有点高,其他地方还好,没有受伤,来,王阿姨,我们一起把李老扶到床上休息,暂时不要下地,如果需要解小便,可以使用尿壶。先休息下,有不舒服随时告诉护士。

(护士及照护者搀扶患者卧床休息)

护士:李老,您以后下床不要着急,先坐 30 秒,如果不晕,再悬腿坐 30 秒,头不晕,再下地;最好是让王阿姨搀扶您一下,老年人最怕摔倒,容易造成骨折,要引起注意啊。

患者:好的,好的,谢谢。

照护者:是啊,李老,您下地活动,一定要叫我;走路一定要慢,厕所有水,地面比较滑的时候,一定要小心,找我帮您处理。现在我先协助您床上解小便,然后您好好休息,

不舒服就叫我,我就在旁边。

（照护者告知上级、家属患者的跌倒及后续处理过程,夜间巡视查看患者,有无不适。）

二、患者误吸的应急预案及处理流程

1. 患者误吸的应急预案

若患者在进食或鼻饲时出现呛咳不止、呼吸困难、面色紫灰等情形时,判断患者可能出现食物误入呼吸道的情况。

（1）立即按铃呼叫医务人员,安抚患者情绪。

（2）如实向医务人员还原患者出现异常时的场景,协助医务人员进行病情判断。

（3）若患者意识清醒,可协助患者取站立前倾位,协助医务人员采取海姆立克急救法（五字口诀:剪刀、石头、布）。

◆ 剪刀:肚脐上 2 指。

◆ 石头:用手握住拳头顶住 2 指位置。

◆ 布:用一只手包住"石头",快速向后上后方冲击 5 次,直到患者把异物吐出来。

对于昏迷患者协助医务人员做好急救准备。

（4）必要时协助患者转运,在内镜下进行异物取出或采取气管切开等急救措施。

（5）向上级汇报并备案,联系家属,安抚家属情绪。

（6）抢救成功后,应做好患者防误吸的健康宣教,指导患者缓慢进食,进食时不要大笑或说话;对于长期鼻饲患者,鼻饲前须确认鼻胃管位置后,才可进行鼻饲操作,防止再次出现误吸。

2. 患者误吸的应急处理流程（如下图）

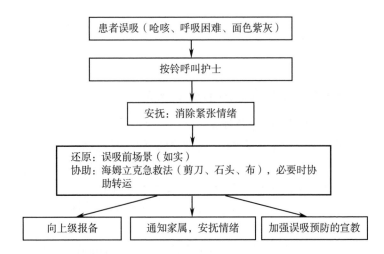

3. 演练脚本

场景：患者11床刘某,11岁,在吃花生过程中,因嬉笑打闹,突然呼吸不畅,当即出现面色紫绀。

角色扮演：照护者、患者、护士、医生

（患者突然无法言语,呛咳不止,面色发紫）

照护者：你怎么了? 不着急,不着急,我马上叫护士。

（患者手握脖颈处,无法回答,咳嗽不止）

照护者（立即按呼叫铃）：护士快过来,11床刘明在吃花生时不小心卡住了。面色紫了,现在咳嗽不止。

（护士及医生推急救车赶至病房）

护士：他刚才在吃什么? 怎么回事?

照护者：他刚才躺着在吃花生,然后看电视,笑着笑着,突然就呛进去了。

医生：好的,知道了。你帮我们一起把他扶起来。

（照护者与护士扶起患者,立于床边,医生采用海姆立克法为患者清除异物,腹部冲击两次后,患者咳出花生）

　　医生:咳出来了,这会儿好点儿了吗? 护士,给他测一下生命体征。

　　患者:好多了,就是喉咙有点痛。

　　护士:喉咙痛估计需要几天才会缓解,现在先躺着休息一会,我跟你测个血压和氧饱和度,下次不要躺着吃东西,更不要讲话、笑闹,刚刚很危险,你知道吗?

　　照护者:是的啊,小朋友,要听护士阿姨的话,接下来,喝水要是嗓子疼,吞不进去,一定要告诉我,吃东西要慢,好不好?

　　患者:好的,我知道了,谢谢。

　　（照护者告知上级、家属患者发生的情况及处理过程,后续关注患者吞东西有无困难,提供稀软食物。）

请扫描二维码观看演示视频

三、火灾的应急预案及处理流程

1. 发生火灾的应急预案

（1）发现发生火灾时,立即通知医务人员,评估火势大小。

（2）若火势较小,协助医务人员用现有的灭火器械,积极组织灭火。

（3）安抚患者情绪,协助查找失火的原因。

（4）若火势较大,立即拨打"119",报告准确方位。

（5）尽可能切断电源,防止火势蔓延。

（6）稳定患者情绪。听从医务人员安排,协助有序的疏散患者。撤离过程中禁止乘坐电梯,走安全通道,叮嘱患者用湿毛巾捂住口鼻,尽可能以最低的姿势或匍匐快速前进。

(7) 安全撤离后协助医务人员清点人数。

2. 发生火灾的处理流程(如下图)

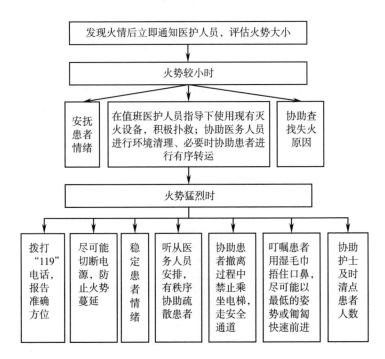

3. 演练脚本

场景:患者李某,陪护与患者在走廊散步,到病房门口时,突然发现窗帘起火。

角色扮演:照护者王某、患者李某、护士

患者:小王,我们房间的窗帘着火了。这可怎么办呀!

照护者:你别进去,我扶你去护士站,我去通知护士。

(边通知护士,边拨打 119 火警电话)

照护者:老李,你在护士站等我,我去把房间的电视和灯关掉,以免加剧火势。

患者:那你一定要小心呀。

(护士增派人手,协助患者转移)

患者:小王,我们不会有事吧。

照护者:老李,别担心,我们就听护士的安排,我陪着你,这个时候一定要有秩序,越慌乱越危险。

患者:好的,有你陪着我,我就安心多了。

(护士组织患者及陪护从安全通道有序撤离病区)

照护者:老李,我们走,用湿毛巾把口鼻捂住,避免吸入浓烟,贴着墙壁,尽量低地弯腰走。

患者:我们不能坐电梯吗? 这样不是更快一些。

照护者:电梯是用电的,发生火灾时,为了控制火势,一般都会切断电源,万一被困在电梯里就更危险了,还是走消防通道吧。

患者:好的,那我们快走吧。

(撤离至安全地带)

护士:我们科的患者都安全撤离了吧,我们现在按床号清点一下人数。

照护者:老李,你没什么不舒服吧。

患者:没有,我很好,你也没事吧。

照护者:我没事,那你先休息一下,我认识的陪护多,我去帮忙一起清点一下人数。

患者:好的,你去忙吧。

四、患者烫伤的应急预案及处理流程

1. 患者烫伤的应急预案

(1)当患者发生烫伤,应立即撤离热源,按铃呼叫医务人员。

(2)在医务人员到场前,询问患者烫伤的部位,查看烫伤部位的皮肤情况,安抚患者情绪。

（3）医务人员到场后,向医务人员如实描述患者烫伤的场景,协助医务人员评估患者烫伤的程度、面积。

（4）若皮肤未破,无水疱,协助医护人员用冷或冰水冲洗浸泡30分钟后擦干,保持局部皮肤清洁、干燥,协助护士遵医嘱使用烫伤药。

（5）若有水疱或皮肤破损者,则要协助医护人员保护小水疱,大水疱在无菌操作下抽出液,局部彻底消毒,协助护士遵医嘱使用烫伤药。

（6）向上级领导汇报烫伤事件备案,并联系家属。

（7）密切观察患者烫伤处皮肤情况,发现变化,及时报告医护人员。

（8）加强患者烫伤预防宣教,远离热水源及电气设备,使用取暖设施如热水袋等采取安全措施,如灌入热水袋内的水温为60~70℃,并装入布套,以免发生烫伤。

2. 患者烫伤的处理流程（如下图）

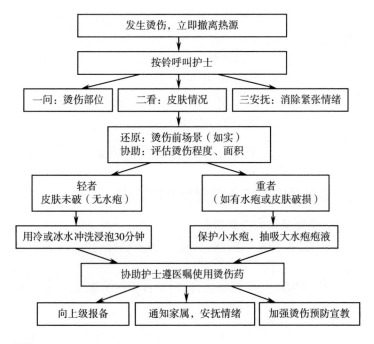

3. 演练脚本

　　场景:11床患者王某伸手拿手机,打翻了装有开水的杯子,导致手部烫伤。

　　角色扮演:照护者、患者王某、护士、医生

　　照护者:(听到声响,赶紧将水杯移至一旁)王阿姨,杯子里是刚倒的开水,您有没有哪里被烫到?

　　患者:我的手感觉好疼啊。

　　照护者:(立即按铃呼叫护士),护士护士,11床的王阿姨手被烫伤了,你赶紧过来看一下。(查看患者皮肤情况)王阿姨,您不要紧张,手不乱动,护士马上过来看您。

　　护士:(护士快速来到病房,查看患者)王阿姨,让我看看。(皮肤发红,暂无水疱,破溃,请照护者帮忙打盆冷水,并呼叫医生)。

　　照护者:协助护士将患者双手浸入冷水中浸泡。

　　患者:(医生到后)医生,我的手烫伤得严不严重啊?

　　医生:(查看皮肤后)还好,表皮一度烫伤,先冷水浸泡半小时,再涂点烫伤膏。

　　护士:王阿姨,现在为您冷水泡手,目的是进行烫伤局部皮肤的冷却处理,需要30分钟;稍后医生还将为您开些烫伤膏,等您手泡完后再涂擦药膏。现在请您泡手,有什么需要随时呼叫我。

　　(30分钟后)

　　照护者:王阿姨,浸泡时间到了,我给您把手的水擦干,再让护士看看您手上的皮肤吧!(按铃呼叫护士)

　　护士:(护士到达床边,观察烫伤皮肤)还疼吗?

　　患者:比刚才好多了。

　　护士:现在我给您涂点烫伤膏,(转向照护者)你就按照我的这种涂擦方法每日帮患者涂擦3次,擦的过程中,注意观察皮肤的情况。

　　照护者:好的,谢谢。我以后一定要将热水杯这些危险物品放得远一些。王阿姨,以后您有什么需要,记得喊我帮您拿,我就在您旁边。

　　患者:好的,好的,是我自己不小心,谢谢你们及时处理。

　　护士:不用谢,您好好休息,如果皮肤出现任何不舒服,随时告诉我。

　　(照护者告知上级、家属患者的烫伤及后续处理过程,巡视查看患者皮肤情况,有无不适)

五、患者猝死的应急预案及处理流程

1. 患者猝死的应急预案

患者突发意识丧失、呼之不应时,判断患者可能发生猝死。

(1)立即按铃呼叫护士,同时请其他患者或家属帮助呼叫其他医务人员,照护者不离开患者。

(2)医护人员到达前,应做到以下几点。

1)根据情况让患者就地平躺仰卧。若患者在房间或走廊地面发生猝死,将患者就地平放;若患者在厕所、开水间或电梯间等地方发生猝死,将患者移至门外安全开阔处并就地平放。若患者在床上发生猝死,立刻放平床铺、移除枕头。

2)将患者头偏向一侧,查看口腔有无异物并清除。

3)解开患者衣领和裤带。

(3)医护人员到达后,应做到以下几点。

1)如实描述患者猝死的场景,协助医护人员进行病情判断。

2)协助抢救,听从医护人员指令安排,如维持现场秩序、疏散人群、保护隐私、清理环境、患者转运等。

(4)向上级领导汇报猝死事件并备案,联系家属。

(5)患者抢救无效死亡,安抚家属,协助做好尸体料理和办理后续事宜。

2. 患者猝死的应急处理流程（如下图）

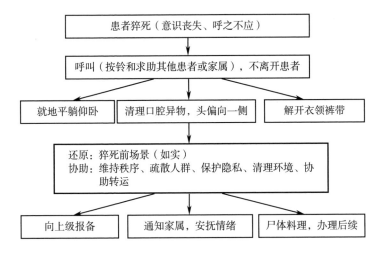

3. 演练脚本

　　场景:患者 12 床,张某,65 岁,冠心病史,现阑尾炎术后第 3 天,在卫生间如厕时突然倒地不起,呼之不应。

　　角色扮演:患者张某、照护者、护士、医生、11 床家属李某(男性,30 岁,同病房)

　　(患者张某在病房的卫生间如厕,照护者突然听到卫生间传来异样声响,过去查看发现患者倒在马桶边)

　　照护者:老张! 老张! 你怎么啦? 怎么倒在卫生间了?

　　(患者意识丧失、呼唤没有反应;按卫生间的紧急报警铃;守在患者身边未离开)

　　照护者:小李,快按床头呼叫铃,帮忙喊护士和医生过来,12 床老张在卫生间解大便时突然倒在马桶边,一直喊他没有任何反应。

　　小李:(立即按呼叫铃):护士! 快过来! 12 床患者突然倒在卫生间,怎么叫他都没反应!

　　照护者:小李,请帮我和护士一起把老张平移出卫生间,里面太狭窄并且湿漉漉的。

（将老张移到卫生间门外安全开阔地方,就地仰卧平躺;查看并清理患者口腔异物,解开患者的衣扣和裤带,将患者的头偏向一侧;继续守在患者身边并观察病情变化,等待医护人员,直到护士及医生到达患者房间）

护士:张某张某,患者无反应。患者颈动脉搏动消失。医生,患者发生心脏骤停。

医生:照护者帮忙清场,让无关人员暂时离开病房。护士,马上去推抢救车,我来实施CPR。

护士、照护者:好的。

（医生、护士完成专业性评估,立刻CPR抢救,护士携带急救物品及设备到场,遵医嘱实施相关措施;照护者应将同病房可以下床活动的患者和其他家属带离该病房,并关上房门;挪动病房的病床和椅子,留出足够抢救空间）

照护者:老张家属吗? 他突发意识丧失,医生护士正在抢救,你立刻来医院。

（协助抢救间隙,打电话通知家属到场）

医生:我们一起将患者转运至病床上,注意保护,避免第二次损伤。

护士:好的。

（医护人员持续CPR抢救,建立静脉通路、球囊辅助呼吸、除颤等）

医生:抢救进行40分钟了,患者没有任何恢复迹象,可以宣布抢救无效,患者死亡。

护士:好的。我已经记录了死亡时间。接下来按照死亡进行终末处理了。麻烦帮助一起进行尸体料理、消毒整理病房等工作。

照护者:好的。

（照护者告知上级、家属患者的猝死及后续处理过程,安抚家属情绪、协助家属办理后续事情）

六、导管滑脱的应急预案及处理流程

1. 发生导管滑脱的应急预案

（1）立即按铃呼叫医务人员，询问患者有无不适，安抚患者情绪。

（2）在医务人员到场前，禁止将滑脱的导管自行插回。查看导管滑脱的部位、种类和有无伤口，根据不同管道采取不同措施。

1）低危管道滑脱：若吸氧管滑脱，观察患者有无憋闷等不适；若尿管滑脱，观察患者有无排尿异常，清洁患者会阴部；若胃管滑脱，观察患者有无腹胀、呕吐等不适，清洁患者面部和口腔。

2）中危管道滑脱：立即用敷料盖住或按压局部伤口，若为伤口引流管滑脱，观察有无渗血、渗液。若为腹腔引流管滑脱，观察有无腹胀腹痛，恶心呕吐。

3）高危管道滑脱：抬高床头或半卧位，禁止患者大幅度活动。若为气管切开导管滑脱，保持患者呼吸道通畅，观察患者意识、面色、有无呼吸急促。若为胸腔闭式引流管滑脱：①如胸管从胸腔滑脱，立即用手捏闭伤口处皮肤防止继续漏气；②如引流管连接处脱离，立即双钳夹闭胸腔导管，或将管道反折；③若为脑室引流管滑脱，限制患者头部活动，观察患者有无意识不清、躁动、头痛、恶心、呕吐等。

（3）医护人员到场后，向医护人员如实描述患者导管滑脱的场景，协助医护人员进行伤情判断。

（4）协助医护人员为患者测量生命体征、伤口处理或重新置管。

（5）向上级领导汇报导管滑脱事件备案，并联系家属。

2. 发生导管滑脱的处理流程（如下图）

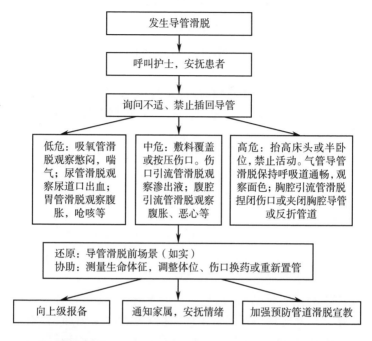

3. 演练脚本

　　场景：患者 12 床张某阑尾术后第三天，翻身时腹腔引流管不慎脱出。

　　角色扮演：患者、照护者、医生、护士

　　（患者不慎将引流管牵拉脱出）

　　患者：哎呀，我不小心撤掉管子了！

　　照护者：请不要惊慌，我来看看是哪里的管子。

　　患者：怎么办？怎么办啊？我会不会手术白做了啊？

　　照护者：您先放松点，你脱出的管子是腹腔引流管，我看了一下没有渗血渗液流出来。我先拿纱布盖着按压一下，您躺着不要乱动，我立刻通知护士。

　　（照护者按铃呼叫医务人员）

照护者:您肚子有没有不舒服的? 痛不痛? 肚子胀不胀?

患者:轻微有一点痛,不觉得胀。

（医生、护士携带换药用品到达）

照护者:医生,12床刚才翻身,不小心把腹腔引流管扯出来了。

医生:好的,好的,我先查看一下,护士,准备一下换药用的物品,拿到床边。谢谢。

护士:好的。

（医生、护士进行专业性评估、换药、处理,导管可以拔除,未造成不良影响）

照护者:张某,下次您翻身活动时一定要注意,不要牵扯到管道了,有事情就找我帮您处理,您不要担心,好好休息一下,我就在身边陪着您。

（照护者告知上级、家属患者导管滑脱的情况及后续处理过程,陪伴患者,查看有无不适）

七、患者走失的应急预案及处理流程

1. 患者走失的应急预案

（1）一旦发现患者走失,照护者应立即呼叫护士。

（2）在医务人员到场前,询问旁边患者和家属有无看到患者,拨打患者电话,并在同层病房寻找患者。

（3）医务人员到场后,照护者和护士一起查看监控录像寻找患者。

（4）找到患者后,和护士及保卫科一起将患者带回病房,安抚患者。

（5）向上级领导汇报走失事件备案,并联系家属。

2. 患者走失的处理流程（如下图）

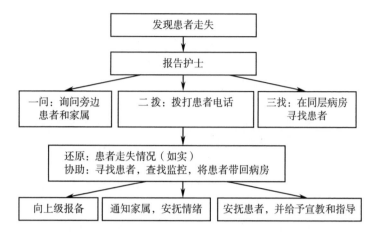

3. 演练脚本

场景:26床张老,75岁,阿尔茨海默病,照护者买饭回来后发现张患者不在病房。

角色扮演:患者、照护者、护士、医生、家属、护士长

（照护者发现26床阿尔茨海默病的患者张老不在病房,立即告知护士。）

照护者:护士甲,张老不见了,我买个饭的时间人就不知道哪儿去了?

（照护者询问旁边床的患者及家属未果;在同层病房寻找患者未发现患者踪迹）

护士:（联系患者家属）张先生,张老不在病房,请问是您接走了吗?

家属:没有啊,怎么回事?

护士:还请您不要太过忧心,我们正在全力寻找中,一有消息马上给您打电话联系,请您保持电话畅通。

护士:（立即报告护士长）护士长,我是护士,我们在交接班过程中发现26床张老不在病房,整个病房找遍了也

没看到人,照护者刚刚出去买午饭了,和患者不在一起,患者走失了。

护士长:立即报告管床医生,然后告知保卫科我们科有患者走失,让他们协助寻找,你叫上照护者还有其他护士,在其他楼层、楼梯口继续寻找患者。

(照护者和护士在其他楼层,楼梯口均未找寻到患者)

护士:(打电话给保卫科)你好,我们有个患者不见了,麻烦你们帮忙找一下,我们需要下去查看监控录像,寻找患者,感谢你们的支持。

(护士及照护者一同前往一楼监控室查看监控)

照护者:(告知保卫科患者基本情况及当日穿着)张老有阿尔兹海默症,总爱忘事,大约一米七高,身材消瘦,今天身穿蓝色衬衫黑色长裤,我是半个小时之前去买饭,大概五分钟就出来了,发现张老不在病房。

(照护者在监控中发现患者坐在一楼大厅中哭泣,立即通知一楼大厅保卫人员寻找并看护患者,照护者和护士至一楼大厅寻找患者;照护者和护士甲找到患者后,护士甲电话告知护士长、管床医生、其他护士及家属患者已找到,带患者返回病房)

护士:(测量患者生命体征并汇报医生)HR 为每分钟 86 次、R 为每分钟 20 次、BP 为 150/92 毫米汞柱、SPO$_2$ 为 97%。

医生:张老,您受惊了,有没有什么不舒服呀?

张老:没有不舒服,就是刚才在外面不知道怎么回来,有点害怕。

医生:张老,现在没事了,你好好休息,以后记得不要一个人出去了,你有什么事就和陈师傅说,您一个人出去很不安全,大家找不到您,也很担心。

张老:好的好的,我再也不一个人出去了。

照护者:(给予患者安抚、宣教及指导)是啊,张老,您有什么事就叫我,不要自己离开病房,您要离开的时候一定要告知我或者同病房的患者。您现在先休息休息,有事就叫我,我就在旁边。

（照护者告知上级、家属患者走失及后续处理过程,并安抚家属）

八、患者自杀的应急预案及处理流程

1. 患者自杀的应急预案

（1）一旦发现患者自杀,应立即按铃呼叫医务人员。

（2）在医务人员到场前,将患者置于最近的安全环境中,同时请求旁边人员拿出手机拍照自杀现场取证。

（3）询问患者有无不适,查看患者有无明显外伤,安抚患者情绪。

（4）医务人员到场后,向医务人员如实描述患者自杀的场景。

（5）拨打110报警,保护现场;疏散周围人群,制止周围人群拍照录像;并协助医护人员配合抢救。

（6）向上级领导汇报自杀事件备案,并联系患者家属。

2. 患者自杀的处理流程（如下图）

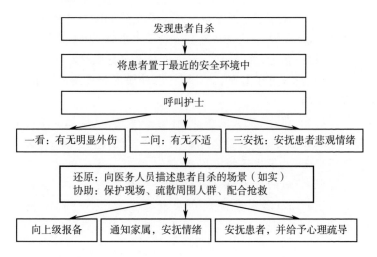

3. 演练脚本

场景:25床张某,女,46岁,骨肿瘤转移,于洗手间晾衣处上吊自杀。

角色扮演:患者、照护者、医生、护士、家属

(照护者发现25床骨肿瘤转移患者张女士于洗手间晾衣处上吊自杀,病房内有一位患者及家属)

照护者:(立即按铃呼喊护士)护士,护士,25床患者上吊自杀了。

(照护者一边将患者救下,置于病房空地上,同时一边请求旁边患者家属拿出手机拍照,进行自杀现场取证)

照护者:张姐、张姐,你听得到吗? 你感觉怎么样? 有没有哪里不舒服?

(护士及医师推急救车到赶至病房)

护士甲:怎么回事?

照护者:护士,她刚才说上厕所,我看她进去十几分钟也没出来,叫她也没有回应,立即踹开门,发现她在洗手间晾衣处用衣架上吊自杀,我赶紧把她放下来了。

医生:好的,知道了,张某、张某,你听得到吗?

(医生及护士立即进行抢救)

护士乙:(拨打110报警)警察局吗? ××医院2号楼3楼25床张三在卫生间上吊自杀了,现在已在抢救,我的联系电话是1……。

(照护者保留患者自杀用具,保护现场)

护士乙:(立即致电报告护士长)护士长,25床在卫生间上吊自杀了,我们已报警和联系家属了,并已经通知值班医生和主任,现在正在进行抢救。

护士长:收到,立即报告科主任,保卫处。

护士乙:李师傅,麻烦你电话通知患者的家属,谢谢。

照护者:(拨打患者家属电话,安抚家属)您好,我是张

女士的照护者李华,张女士刚刚在医院洗手间晾衣处上吊自杀,现在医生护士正在抢救中,请您立即赶往医院。

照护者:大家不要挤在门口,不能拍照,回自己病房去,不要影响医生抢救!(照护者疏散周围人群,制止周围人群拍照录像行为;并协助医护人员,听从指令进行抢救)

(患者呼吸心跳恢复,意识恢复,抢救成功)

照护者:张女士,生命就只有一条,要是没了,什么希望都没有了;您有什么困难都可以和我们说的,我们一起解决。您现在先休息休息,有事就叫我,我就在旁边。

(照护者清理病房危险品;告知上级、家属患者自杀及后续处理过程,并安抚家属,要求双人陪护)

(林玲　娄湘红　张艳　王娇娇　聂古月
陈智敏　王敏　刘倩　王璇　董江)

附表一：照护者护理质量二级质控巡查表

二级质控巡查

日期：　　　　　　　科室：　　　　　　　护理员：　　　　　　　巡查人：

项目	分值	考核要求	分值	考核形式	评分标准	得分
仪容仪表	5	着装、行为举止、个人卫生	5	现场查看	酌情给分	
照护职责	70	护理员能熟知患者：床号、姓名、性别、年龄、病情、饮食、皮肤、照护要点	5	现场查问	根据熟悉情况，酌情给分	
		维持患者口腔、头发、皮肤、手足干净	5	现场查看	未维持患者口腔、头发、皮肤、手足干净一项扣2分，最高扣5分	
		患者衣着整洁，穿着舒适	5	现场查看	患者衣裤不整洁扣5分	
		保持各种导管、引流管清洁通畅	5	现场查看	没有保持导管、引流管清洁通畅，扣5分	
		患者卧位舒适，符合病情要求，并有安全措施	5	现场查看	无安全措施扣5分	
		患者胡须、指（趾）甲是否修剪短	5	现场查看	患者胡须、指（趾）甲未修剪短一项扣2分，最高扣5分	

续表

项目	分值	考核要求	分值	考核形式	评分标准	得分
照护职责	70	是否干预治疗，随意评价患者身体状况	10	现场查看查问	干预治疗，随意评价一项扣5分	
		遵医嘱协助患者康复锻炼	5	现场查看查问	未协助患者康复锻炼扣5分	
		是否按时喂药	5	现场查看查问	未按时喂药扣5分	
		患者合理需求被忽视、不作为	5	现场查看查问	忽视患者合理需求、不作为扣5分	
		患者认可或满意，彼此关系融洽	10	现场查问	患者满意度低，酌情扣分，最高扣10分	
		陪同聊天、日晒，陪同看电视等，协助老人舒适并缓解焦虑	5	现场查看查问	酌情给分	
整体评价	25	1. 熟知患者整体情况	5	现场查问	酌情给分	
		2. 积极主动配合管床护士治疗	5	现场查问	酌情给分	
		3. 有强烈的主人翁意识	5	现场查问	酌情给分	
		4. 能清晰准确向管床护士表述患者情况	5	现场查问	酌情给分	
		5. 对患者病情观察记录明确完整	5	现场查看	酌情给分	

附表二：照护者护理质量一级质控巡查表

一级质控巡查

日期：　　　　科室：　　　　　　　　　　巡查人：

护理员：

项目	分值	考核要求	分值	考核形式	评分标准	得分
仪容仪表	20	1. 着整套工服	5	现场查看	未着整套工服扣 5 分	
		2. 举止稳重	5	现场查看	酌情给分	
		3. 个人卫生	5	现场查看	酌情给分	
		4. 仪表端庄	5	现场查看	酌情给分	
照护职责	60	1. 患者床单位整洁、干燥、平整，床上枕下床下无杂物，无碎屑	5	现场查看	床单位脏乱扣 5 分	
		2. 床头柜物品摆放整齐，且使用方便	5	现场查看	床头柜脏乱扣 5 分	
		3. 无脱岗、串岗	5	现场查看	脱岗串岗扣 5 分	
		4. 在患者没有特殊照护需求的情况下要求作息规律	5	现场查看	作息不规律扣 5 分	

续表

项目	分值	考核要求	分值	考核形式	评分标准	得分
照护职责	60	5. 院感防护	10	现场查看	无院感防护意识扣5分	
		6. 个人物品整理	5	现场查看	个人物品过多且乱扣5分	
		7. 不私自使用大功率电器	5	现场查看	私自使用大功率电器扣5分	
		8. 不私自携带陪护床	5	现场查看	私自携带陪护床扣5分	
		9. 不穿拖鞋	5	现场查看	穿拖鞋扣5分	
		10. 无聚集聊天	5	现场查看	聚集聊天扣5分	
		11. 无长时间刷手机	5	现场查看	长时间刷手机扣5分	
整体评价	20	1. 检查期间护理员配合程度	5	现场查看	酌情给分	
		2. 环境无异味	5	现场查看	酌情给分	
		3. 微笑服务	5	现场查看	酌情给分	
		4. 有安全意识	5	现场查看	酌情给分	

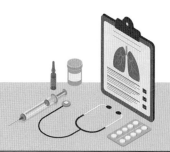

参考文献

［1］张欣.护理礼仪与形体训练［M］.长春:吉林出版社,2014:8-29.

［2］刘艳,黄俊波.实用护工手册［M］.成都:四川大学出版社,2018: 9-16.

［3］马水学.养老护理员从入门到精通［M］.北京:化学工业出版社, 2021:1-5.

［4］张勤.社交礼仪［M］.南京:南京大学出版社,2017:20-27.

［5］毛惠娜,王莉慧.护理员基础知识与技能［M］.北京:化学工业出版 社,2014:10-20.

［6］王爱平,孙永新.医疗护理员培训教程［M］.北京:人民卫生出版社, 2020:12.

［7］张利岩,应岚.医院护理员培训指导手册［M］.北京:人民卫生出版 社,2018:20.

［8］张林,马思玥,卢洪洲,等.新冠肺炎患者收治病区消毒隔离的专家 共识［J］.护士进修杂志,2020,35(21):1959-1963.

［9］蒋琪霞.压力性损伤护理学［M］.北京:人民卫生出版社,2015:55.

［10］陈丽娟,孙林利,刘丽红,等.2019版《压力性损伤/压力性损伤的 预防和治疗:临床实践指南》解读［J］.护理学杂志,2020,35(13): 41-43.

［11］马玉芬,成守珍,刘义兰,等.卧床患者常见并发症护理专家共识 ［J］.中国护理管理,2018,18(6):740-747.

［12］路璐,李慧芳,张修航,等.压力性损伤的临床研究进展［J］.中华 保健医学杂志,2020,22(5):558-560.

［13］张焱,陈桂园.预见性干预对居家长期照护老年人压力性损伤发 生风险影响的研究［J］.护士进修杂志,2020,35(1):18-22.

［14］徐元元,史广玲,张燕红,等.预防 ICU 患者大便失禁性皮炎的循证实践［J］.中华护理杂志,2021,56(6):811-817.

［15］王泠,郑小伟,马蕊,等.国内外失禁相关性皮炎护理实践专家共识解读［J］.中国护理管理,2018,18(1):3-6.

［16］李小寒,尚少梅.基础护理学［M］.6 版.北京:人民卫生出版社,2017:205.

［17］孙长颢.营养与食品卫生［M］.北京:人民卫生出版社,2017:216-217.

［18］中国营养学会.中国居民膳食指南［M］.北京:人民卫生出版社,2022:179.

［19］顾景范,孙长颢.临床营养学［M］.北京:人民卫生出版社,2020:159-182.

［20］陈晓华,蒋艳,陈群,等.新冠肺炎疫情期间发热门诊及隔离病区患者院内转运实践［J］.中国护理管理,2020,20(9):1356-1361.

［21］刘雪晴,黄素芳,胡露红,等.综合医院发热门诊新型冠状病毒肺炎诊断性胸部 CT 检查转运管理［J］.中华护理杂志,2020,55(S1):517-520.

［22］刘益,孟倩倩,张洪磊,等.急诊危重患者院内转运质量评价指标的构建［J］.中华护理杂志,2021,56(3):336-341.

［23］金艳,刘杨正,白涛,等.新型冠状病毒肺炎患者安全转运的管理［J］.护理学杂志,2020,35(11):54-56.

［24］刘晃含,付沫,丁娟.医护人员对危重症患者院内转运的认知及实施现状调查［J］.中华现代护理杂志,2020,26(2):183-186.

［25］苏海,郭宏.成人四肢血压测量的中国专家共识［J］.中华心血管病杂志,2021,49(10):963-971.

［26］刘力生.中国高血压防治指南［J］.心脑血管病防治,2019,19(1):1-44.

［27］顾淑芳,孙娜,王雪萌,等.预防留置尿管相关性尿路感染的护理研究进展［J］.护士进修杂志,2017,32(10):889-891.

［28］郭莉,石锋,李秀容,等.留置导尿管相关性感染的临床特征与危险因素分析［J］.中华医院感染学杂志,2017,27(10):2245-2247,

2255.

［29］张波,桂莉.急危重症护理学[M].4版.北京:人民卫生出版社,
2017:62.

［30］王莹,夏欣华,王欣然,等.预防成人经口气管插管非计划性拔管
护理专家共识[J].中华护理杂志,2019,54(6):822-828.

［31］李庆印,陈永强.重症专科护理[M].北京:人民卫生出版社,
2018:431.

［32］杨佳妮,刘华华,丁晓芸,等.胸部手术成人患者围术期胸腔引流
护理研究进展[J].护理学杂志,2019,34(21):103-106.

［33］金鑫,王若天,钱坤,等.数字化胸腔引流系统在胸腔镜下肺结节
楔形切除术中的应用价值[J].中国微创外科杂志,2018,18(12):
1115-1117.

［34］中华医学会呼吸病学分会哮喘学组.支气管哮喘防治指南(2020
年版)[J].中华结核和呼吸杂志,2020,43(12):1023-1048.

［35］中国居民营养与慢性病状况报告(2020年)[J].营养学报,2020,
42(6):521.

［36］支气管哮喘患者自我管理中国专家共识[J].中华结核和呼吸杂
志,2018,41(3):171-178.

［37］中华医学会结核病学分会.非结核分枝杆菌病诊断与治疗指南
(2020年版)[J].中华结核和呼吸杂志,2020,43(11):918-946.

［38］施毅.中国成人医院获得性肺炎与呼吸机相关性肺炎诊断和
治疗指南(2018年版)[J].中华结核和呼吸杂志,2018,41(4):
255-280.

［39］中华医学会呼吸病学分会慢性阻塞性肺疾病学组,中国医师协会
呼吸医师分会慢性阻塞性肺疾病工作委员会.慢性阻塞性肺疾病
诊治指南(2021年修订版)[J].中华结核和呼吸杂志,2021,44(3):
170-205.

［40］HUANG K,YANG T,XU J,et al.Prevalence,risk factors,and manage-
ment of asthma in China:a national cross-sectional study[J].Lancet,
2019,394(10196):407-418.

［41］SPRUIT M A,SINGH S J,GARVEY C,et al.An official American

Thoracic Society/European Respiratory Society statement：key concepts and advances in pulmonary rehabilitation［J］.Am J Respir Crit Care Med,2013,188（8）:e13-e64.

［42］栾孟晓,栾永.纳米技术在疼痛治疗中的应用进展［J］.实用医学杂志,2022,38（13）:1701-1706.

［43］李凯礼宓,李蕊,王雪强.音乐治疗改善疼痛的研究进展［J］.中国康复医学杂志,2022,37（1）:112-116.

［44］张国妹,万冬花,陈文昭,等.冷敷对人工全膝关节置换术后疼痛及关节活动度的影响［J］.当代护士（上旬刊）,2020,27（4）:50-51.

［45］王叶琴,刘梅.骨折患者对疼痛及止痛药物的认知及应对方式研究［J］.海峡药学,2017,29（9）:222-223.

［46］于永红,杨文静.良肢位摆放对不同肢体功能障碍患者的效果分析［J］.实用临床护理学电子杂志,2018,3（29）:107-110.

［47］吕红,芦凤娟,武彩霞,等.护理人员踝关节扭伤防治的循证证据［J］.中国实用护理杂志,2016,32（16）:1228-1230.

［48］张跃钟,胡跃林,江东.关节镜在慢性踝关节不稳治疗中的应用［J］.中国微创外科杂志,2016,16（9）:845-847.

［49］王亦璁.骨与关节损伤［M］.北京:人民卫生出版社,2007:1072.

［50］居家宝,刘洋,陈建海,等.复杂性肩关节脱位术后功能分析［J］.中华肩肘外科电子杂志,2021,9（2）:154-158.

［51］李超,邱峰,丁俊峰,等.非创伤性寰枢关节旋转半脱位的诊断进展［J］.中医正骨,2020,32（7）:19-22.

［52］李乐之,路潜.外科护理学［M］.5版.北京:人民卫生出版社,2012:133-139,167-178,202,723-797.

［53］胡艳丽,王娟,杨丽.颈椎病的预防与保健［J］.中国疗养医学,2021,30（4）:357-359.

［54］周谋望,岳寿伟,何成奇,等."腰椎间盘突出症的康复治疗"中国专家共识［J］.中国康复医学杂志,2017,32（2）:129-135.

［55］腰椎间盘突出症诊疗中国疼痛专家共识［J］.中国疼痛医学杂志,2020,26（1）:2-6.

［56］王澍寰.临床骨科学［M］.上海:上海科学技术出版社,2005:

552-557.

[57] 姜云清.创伤骨折患者体位护理的方法及注意事项[J].中国卫生标准管理,2017,8(5):158-160.

[58] 宋杨.分析骨折患者体位护理的安全问题及对策[J].中国伤残医学,2020,28(16):90-91.

[59] 朱丽娟,游彩芬,彭洁.脊椎损伤患者的临床护理干预体会[J].首都食品与医药,2018,25(5):51.

[60] 金鹏飞.闭合性胫骨干骨折不愈合的危险因素分析[D].唐山:华北理工大学,2018.

[61] 王俊,熊竹,唐盛平.骨关节感染危险因素、诊断与防治研究进展[J].世界最新医学信息文摘,2017,17(83):150-151.

[62] 徐秀娟.急性化脓性骨髓炎术后观察及护理[J].中国伤残医学,2019,27(6):62-63.

[63] 王敏.负压封闭引流技术治疗慢性化脓性骨髓炎的效果观察与护理干预体会[J].实用临床护理学电子杂志,2019,4(52):122.

[64] 徐震超.脊柱结核治疗的研究进展[J].临床与病理杂志,2017,37(10):2209-2214.

[65] 赵丹,李俊,王丽丽,等.模拟居家环境下自我护理模式对全髋关节置换术后患者出院准备度的影响[J].实用骨科杂志,2022,28(3):282-287.

[66] 吴欣娟,关玉霞.消化内科护理工作指南[M].北京:人民卫生出版社,2016:68.

[67] 陈伟伟,高润霖,刘力生.《中国心血管病报告2017》概要[J].中国循环杂志,2018,33(1):1-8.

[68] 周明成.心血管疾病心脏康复现状与发展及思考[J].实用心脑肺血管病杂志,2021,29(9):6-9.

[69] 张艳杰,杨巧芳.郑州市慢性心力衰竭患者、照护者健康素养水平及其相关性的调查研究[J].实用心脑肺血管病杂志,2020,28(7):129-135.

[70] 黄婷,颜羽,杨奕,等.综合性护理干预在心源性呼吸困难患者中的应用观察[J].中国社区医师,2017,33(31):131-132.

［71］国家卫生计生委合理用药专家委员会,中国医师协会.心力衰竭合理用药指南(第2版)［J］.中国医学前沿杂志(电子版),2019,11(7):1-78.

［72］林燕,嵇克刚.心源性水肿的中西医治疗进展［J］.中国医药科学,2020,10(10):21-24.

［73］中国高血压防治指南修订委员会.中国高血压防治指南(2018年修订版)［J］.中国心血管杂志,2019,24(24):24-56.

［74］KOKUBO Y,PADMANABHAN S,IWASHIMA Y,et al. Gene and environmental interactions according to the components of lifestyle modifications in hypertension guidelines［J］.Environ Health Prev Med,2019,24(1):19.

［75］CHOBANIAN A V.Guidelines for the Management of Hypertension［J］.Med Clin North Am,2017,101(1):219-227.

［76］国家心血管病中心.中国心血管健康与疾病报告2021［M］.北京:科学出版社,2022.

［77］中华医学会,中华医学会杂志社,中华医学会全科医学分会,等.冠心病心脏康复基层指南(2020年)［J］.中华全科医师杂志,2021,20(2):150-165.

［78］中国医师协会心血管内科医师分会预防与康复专业委员会.经皮冠状动脉介入治疗术后运动康复专家共识［J］.中国介入心脏病学杂志,2016,24(7):361-369.

［79］曹克将,陈柯萍,陈明龙,等.2020室性心律失常中国专家共识(2016共识升级版)［J］.中国心脏起搏与心电生理杂志,2020,34(3):189-253.

［80］中华医学会胸心血管外科分会瓣膜病外科学组.心脏瓣膜外科抗凝治疗中国专家共识［J］.中华胸心血管外科杂志,2022,38(3):11.

［81］董念国,廖崇先.心肺移植学［M］.北京:科学出版社,2019:169-171.

［82］李燕君,曾珠.心脏移植护理学［M］.北京:人民卫生出版社,2014:154-155.

［83］周华,祁海啸,林雪峰,等.儿童难治性特发性血小板减少性紫癜西药治疗的研究进展［J］.医学综述,2021,27(5):957-961.

［84］TAYLOR J，RICKEY A，JOHNSON C，et al.Management of a Patient with Refractory Idiopathic Thrombocytopenic Purpura［J］.Am Surg，2016，82（3）：E56-E57.

［85］徐园，王阳阳，王钰，等．血友病性关节炎患者自我管理困境的质性研究［J］.中华护理杂志，2021，56（4）：534-539.

［86］中华医学会血液学分会血栓与止血学组，中国血友病协作组．血友病治疗中国指南（2020年版）［J］.中华血液学杂志，2020，41（4）：265-271.

［87］涂美娟，邹祖霞，范行丽，等．血友病患者家庭静脉注射治疗现状调查［J］.血栓与止血学，2021，27（2）：186-188.

［88］尤黎明，吴瑛．内科护理学［M］.7版．北京：人民卫生出版社，2022：27.

［89］西磊．个体化延续性护理对癫痫患儿及家庭生活质量影响的研究［D］.呼和浩特：内蒙古医科大学，2019.

［90］屠静．前庭康复训练联合认知行为疗法对慢性主观性头晕的疗效观察［D］.苏州：苏州大学，2017.

［91］张炜．以家庭为中心的护理在脑梗死偏瘫患者及家庭照顾者中的应用［D］.咸阳：陕西中医药大学，2020.

［92］林昆哲，王守森．神经外科患者低钠血症的病因及治疗方式研究新进展［J］.中华神经医学杂志，2019，18（8）：851-855.

［93］陈丽娟，陈华婕，王静，等．综合护理干预对肾性高血压患者的应用效果及血压情况影响分析［J］.心血管病防治知识，2020，10（29）：54-56.

［94］吴东颖．留置气囊导尿管出现肉眼血尿的原因分析与护理对策［J］.当代护士（上旬刊），2019，26（5）：136-137.

［95］柳静虹，姚明珠，张亚琴．失禁护理树状流程图在出血性脑卒中患者局部皮肤管理中的应用［J］.齐鲁护理杂志，2022，28（15）：98-101.

［96］董敏．综合性尿控管理对前列腺癌根治术后短期尿失禁患者尿失禁症状的改善效果［J］.全科护理，2022，20（21）：2975-2977.

［97］朱芳蓉．集束化护理对慢性肾脏疾病患者生活质量的影响［J］.慢

性病学杂志,2021,22(7):1091-1093.

[98] 潘之,张玉琴,朱玲桂.慢性肾脏病相关瘙痒临床管理的研究进展[J].临床皮肤科杂志,2022,51(7):445-448.

[99] 孙雪峰.《中国肾性贫血诊疗的临床实践指南》解读[J].中国实用内科杂志,2021,41(9):785-788.

[100] 孟瑞霞.慢性肾脏疾病合并急性肾损伤的危险因素及预后分析[D].兰州:兰州大学,2017.

[101] 陈海燕,夏菁,杨琴,等.老年慢性肾脏疾病血液透析患者的护理诊断[J].护理研究,2020,34(23):4294-4296.

[102] 弓凤敏,侯立功,焦泉钧,等.Orem护理体系对慢性肾脏疾病患者自护能力的影响[J].实用中西医结合临床,2019,19(1):158-160.

[103] 徐莎,伍钱溶.针对性强化护理干预在经皮肾镜碎石术患者中的应用效果[J].中国当代医药,2021,28(18):242-245.

[104] 杨俊霞,韩先珍,章明慧.多模式镇痛护理对肾结石术后患者疼痛程度及心理状况的影响[J].天津护理,2020,28(2):226-228.

[105] 崔智,陈洪波.草酸钙肾结石形成机理的研究进展[J].临床医学研究与实践,2021,6(21):196-198.

[106] 曾舒琼.舒适护理干预对肾结石患者围术期的效果心理状态和预后的影响[J].实用医技杂志,2021,28(5):712-714.

[107] 叶桂荣.肾移植护理现状[J].国际护理杂志,1996,15(5):199-202.

[108] 唐艳,邱涛,李金珂,等.肾移植患者腹泻危险因素及护理研究进展[J].护理研究,2022,36(8):1446-1449.

[109] 郑瑾,李新长,薛武军.中国医疗保健国际交流促进会肾脏移植分会2019年学术年会暨第四届华夏肾脏移植论坛会议纪要[J].中华移植杂志(电子版),2019,13(4):332-334.

[110] 赵弘,杨立.肾移植术后糖尿病的干预方式研究进展[J].实用器官移植电子杂志,2022,10(3):283-288.

[111] 刘琼珩,周意.肾移植术后人微小病毒B19感染致纯红细胞再生障碍性贫血的护理[J].护士进修杂志,2021,36(1):68-69.

[112] 李果,赵上萍,王妙维,等.肾移植受者术后早期离床活动水平及

影响因素[J].四川医学,2021,42(10):1021-1025.

[113] 王殿珍,曾彤,石佩,等.肾移植受者实施快速康复外科护理进展
[J].实用器官移植电子杂志,2020,8(5):393-397.

[114] 陈红,余婷,吴慧青,等.肾移植受者体力活动现状及影响因素研
究[J].护理学杂志,2020,35(15):39-42.

[115] 林韦彤,刘立芳,万晶晶,等.肾移植受者恐惧疾病进展现状及影
响因素研究[J].中华护理杂志,2022,57(1):73-78.

[116] 郭瑞玲,马向鹰,黄瑞娟,等.心理弹性对肾移植受者生活质量影
响的研究进展[J].内蒙古医学杂志,2022,54(2):207-210.

[117] 陈雪梅.护理干预对肾性高血压患者的影响[J].实用临床护理
学电子杂志,2018,3(14):16,19.

[118] 杨秀玲,张婉金.递进式目标护理联合营养护理对尿毒症血液透
析患者负性情绪、营养状况及自我管理能力的影响[J].临床医
学研究与实践,2022,7(30):187-189.

[119] 霍晋熠,李阳,刘洋洋.基于循证医学的护理干预对糖尿病维持
性血液透析患者皮肤瘙痒及营养不良的效果[J].护理实践与研
究,2022,19(15):2282-2285.

[120] 吴天霞.前馈控制护理对血液透析患者的干预效果研究[J].基
层医学论坛,2022,26(27):21-23.

[121] 陈月琴,管学妹,张琴,等.透析前集束化护理管理对慢性肾脏
病血液透析患者的影响[J].徐州医科大学学报,2019,39(6):
466-469.

[122] 李凤燕,刘永存,张宏昭.预见性护理干预在尿路结石体外冲击
波碎石术患者中的效果观察[J].护理实践与研究,2022,19(9):
1344-1347.

[123] 马睿.糖尿病的护理现状概述[J].中西医结合心血管病电子杂
志,2018,6(14):108-109.

[124] 张爱珍.临床营养学[M].北京:人民卫生出版社,2018:108.

[125] 常丽,王凌侠,崔晓静,等.恶性肿瘤舒缓护理干预改善化疗毒副
反应及其生活质量的研究进展[J].中西医结合心血管病电子杂
志,2017,5(24):13-14.

［126］周永红,钟华娟,徐珊珊,等.60例临终患者社区优质服务与家庭照护相结合的临终关怀实践[J].护理学报,2016,23(14):71-75.

［127］李春燕.美国INS2016版《输液治疗实践标准》要点解读[J].中国护理管理,2017,17(2):150-153.

55检